PROCEDIMENTOS EM
MEDICINA DE EMERGÊNCIA

EDITORES

HENRIQUE HERPICH
HÉLIO PENNA GUIMARÃES

PROCEDIMENTOS EM MEDICINA DE EMERGÊNCIA

São Paulo
2023

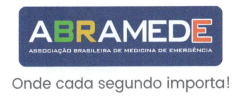

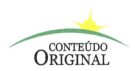

©TODOS OS DIREITOS RESERVADOS À EDITORA DOS EDITORES LTDA.
©2023 - São Paulo
Produção editorial: *Villa*
Capa: *Villa*
Imagem de abertura de capítulo: *Freepik*

Dados Internacionais de Catalogação na Publicação (CIP)
(Câmara Brasileira do Livro, SP, Brasil)

Procedimentos em medicina de emergência / editores Hélio Penna Guimarães, Henrique Herpich. --
-- São Paulo : Editora dos Editores, 2024.

Vários autores.
Bibliografia.
ISBN 978-85-85162-89-4

1. Emergências médicas 2. Medicina intensiva 3. Procedimentos médicos 4. Profissionais de saúde - Formação I. Guimarães, Hélio Penna. II. Herpich, Henrique.

23-170582

CDD-616.025
NLM-WB-100

Índices para catálogo sistemático:

1. Emergências médicas   616.025

Eliane de Freitas Leite - Bibliotecária - CRB 8/8415

RESERVADOS TODOS OS DIREITOS DE CONTEÚDO DESTA PRODUÇÃO.
NENHUMA PARTE DESTA OBRA PODERÁ SER REPRODUZIDA ATRAVÉS DE QUALQUER MÉTODO, NEM SER DISTRIBUÍDA E/OU ARMAZENADA EM SEU TODO OU EM PARTES POR MEIOS ELETRÔNICOS SEM PERMISSÃO EXPRESSA DA EDITORA DOS EDITORES LTDA, DE ACORDO COM A LEI Nº 9610, DE 19/02/1998.

Este livro foi criteriosamente selecionado e aprovado por um Editor científico da área em que se inclui. A *Editora dos Editores* assume o compromisso de delegar a decisão da publicação de seus livros a professores e formadores de opinião com notório saber em suas respectivas áreas de atuação profissional e acadêmica, sem a interferência de seus controladores e gestores, cujo objetivo é lhe entregar o melhor conteúdo para sua formação e atualização profissional.

Desejamos-lhe uma boa leitura!

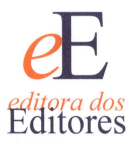

EDITORA DOS EDITORES
Rua Marquês de Itu, 408 — sala 104 — São Paulo/SP
CEP 01223-000
Rua Visconde de Pirajá, 547 — sala 1.121 — Rio de Janeiro/RJ
CEP 22410-900

+55 11 2538-3117
contato@editoradoseditores.com.br
www.editoradoseditores.com.br

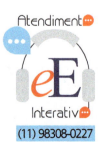

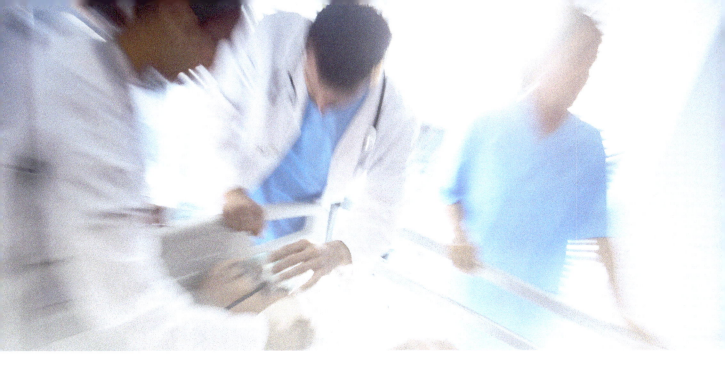

SOBRE OS EDITORES

HENRIQUE HERPICH

Médico pela Universidade Federal de Ciências da Saúde de Porto Alegre (UFCSPA). Membro do Comitê Editorial do Jornal Brasileiro de Medicina de Emergência (JBMEDE). Ex-coordenador nacional da Comissão Acadêmica da Associação Brasileira de Medicina de Emergência (2020-2022). Ex-embaixador do Brasil na Associação Internacional de Estudantes de Medicina de Emergência - ISAEM (2019-2022). Mentee no Programa de Liderança em Medicina de Emergência Global da EMRA/ACEP.

HÉLIO PENNA GUIMARÃES

Médico especialista em Medicina de Emergência, Medicina Intensiva e Cardiologia. Mestrado em Dirección Médica y Gestión Clínica (UNED) – Instituto Carlos III-Espanha. Máster em Gestão de Serviços da Saúde (MBA) pela Fundação Getúlio Vargas-FGV. Doutor em Ciências pela Universidade de São Paulo-USP. Título Superior de Medicina de Emergência pela Associação Brasileira de Medicina de Emergência (TSME). Presidente da Associação Brasileira de Medicina de Emergência-ABRAMEDE – Gestões 2020-2021/2022-2023. Presidente da Federação Latino Americana de Medicina de Emergência-FLAME-Gestão-2023-2025. Médico do Departamento de Pacientes Graves(DPG) e Unidade Móvel de Emergência (UME) do Hospital Israelita Albert Einstein (HIAE). Professor afiliado da Escola Paulista de Medicina-Universidade Federal de São Paulo (EPM-UNiFESP) e Médico diarista da UTI da Disciplina de Cirurgia Cardiovascular da EPM-UNIFESP. Professor Titular de Medicina de Emergência do Centro Universitário São Camilo - CUSC-SP.

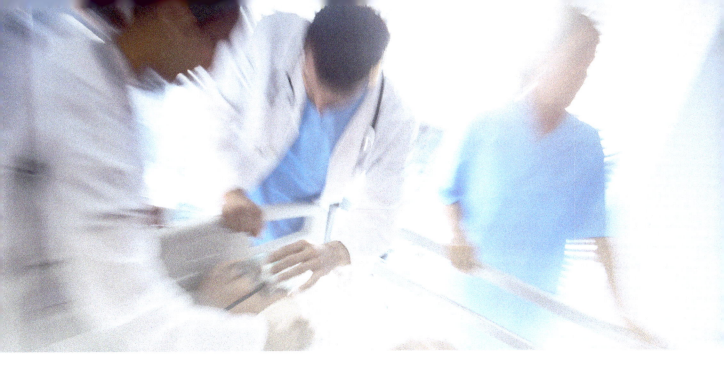

SOBRE OS AUTORES

ANA CAROLINA SAMPAIO FREIRE

Graduanda do Curso de Medicina da Faculdade de Medicina da Universidade de Brasília (UnB). Coordenadora Estadual do Distrito Federal da Comissão Acadêmica da Associação Brasileira de Medicina de Emergência (ABRAMEDE). Ex-presidente da Liga de Emergência e Trauma da Universidade de Brasília (LETUnB).

ANA CLAUDIA TONELLI DE OLIVEIRA

Médica Internista do HCPA, com mestrado em clínica médica e doutorado em cardiologia e ciências cardiovasculares, ambos pela UFRGS, Porto Alegre, Brasil. Fellowship de curta duração em Ultrassonografia à beira do leito no Massachusetts General Hospital em Boston, USA. Clinical felowship em medicina perioperatória pela McMaster University e Fellowship em pesquisa clínica pelo Population Health Research Institute ambos em Hamilton, Canadá. Coordenadora do programa de capacitação em ultrassonografia a beira do leito para residentes de Medicina Interna do HCPA, Porto Alegre, Brasil. Professora do curso de Medicina Unisinos, São Leopoldo, Brasil.

ANDERSON DE SOUZA MENDONÇA JUNIOR

Graduado em Medicina pelo Centro Universitário de Volta Redonda (UniFOA). Ex-Coordenador Estadual do Rio de Janeiro da Comissão Acadêmica da Associação Brasileira de Medicina de Emergência (ABRAMEDE). Médico militar, atuando no setor de emergência do Hospital de Força Aérea do Galeão (HFAG).

CAIO VIEIRA BARBOSA CARNEIRO

Graduando do Curso de Medicina da Universidade Anhembi Morumbi (UAM), Coordenador Nacional da Comissão Acadêmica da Associação Brasileira de Medicina de Emergência (ABRAMEDE). Ex-presidente da Liga de Urgência e Emergência da Universidade Anhembi Morumbi (UREMMA)

CALILA OLIVEIRA ALVES

Acadêmica de Medicina pela Universidade Federal do Sul da Bahia (UFSB). Bacharel Interdisciplinar em Saúde pela UFSB (2016-2019). Ex coordenadora estadual da Bahia da Comissão Acadêmica da Associação Brasileira de Medicina de Emergência (2020-2023). Membro pesquisadora do Núcleo de Estudos em Pesquisas em Saúde (NEPS) da UFSB.

CAROLINA FAGUNDES DALL'OGLIO

Médica residente em Medicina de Emergência no Hospital de Pronto Socorro de Porto Alegre - RS. Ex-Coordenadora Estadual do Paraná na Comissão Acadêmica da Associação Brasileira de Medicina de Emergência (ABRAMEDE).

DANILO ARAÚJO GUIMARÃES

Médico. Mestrando em Atenção à Saúde - PUC/GO. Especialista em Medicina de Emergência e Cirurgia Geral.

DÁRIO LUIGI FERRAZ GOMES

Acadêmico de Medicina pela Universidade de Gurupi (UnirG). Coordenador Estadual do Tocantins na Comissão Acadêmica da Associação Brasileira de Medicina de Emergência.

DEBORAH FRANCEZ MACCARI

Formada em Medicina pela Faculdade Evangélica do Paraná. Residência Médica em Medicina de Emergência pelo Hospital Universitário do Oeste do Paraná. Médica Reguladora e intervencionista do SAMU -CONSAMU.

DENNY FABRICIO MAGALHAES VELOSO

Professor Associado da UFSJ. Médico Urologista. Mestre e Doutor em Cirurgia Especialista em Cirurgia Robótica.

DIEGO AMOROSO

Especialista em Medicina de Emergência pelo Hospital das Clínicas da Faculdade de Medicina da Universidade de São Paulo (FMUSP). Médico pela Faculdade de Medicina de Mogi das Cruzes. Médico do Grupamento de Resgate (GRAU-SP). Médico Intervencionista do Serviço de Atendimento Móvel de Urgência (SAMU). Médico na International Health Care. Editor Médico da Elsevier. Diretor Nacional do The Difficult Airway Course®. Instrutor do Advanced Trauma Life Support (ATLS®).

ERIVELTON ALESSANDRO DO NASCIMENTO

Mestre em Ciências Cardiovasculares pela Universidade Federal Fluminense (UFF); Residencia em Cardiologia pela UFF; Eletrofisiologista pelo Instituto Nacional de Cardiologia; Membro Habilitado do Departamento de Estimulação Cardíaca Artificial da Sociedade Brasileira de Cirurgia Cardiovascular; Eletrofisiologista do Hospital Universitário Antônio Pedro - UFF; Coordenador do Serviço de Estimulação Cardíaca Artificial do Instituto Estadual de Cardiologia Aloysio de Castro (IECAC); Eletrofisiologista do Instituto Cardiovascular do CHN (Niteroi/RJ); Prof. Titular do Curso de Medicina do Centro Universitário de Volta Redonda (UniFOA).

EUGÊNIO FRANCO

Médico. Especialização em Medicina de Emergência pela Escola de Saúde Pública do Ceará.

GABRIEL ANDRADE SILVA RODRIGUES

Graduando em Medicina da Universidade Estadual do Maranhão. Coordenador Estadual do Maranhão na Comissão Acadêmica da ABRAMEDE. Membro da Liga Acadêmica de Cardiologia da UEMA (Lacardio). Membro da Liga Acadêmica de Trauma e Emergência de Caxias (LATECA). Ex-Diretor de Esporte do Centro Acadêmico Aluísio Bitencourt de Albuquerque (CAMABA).

GABRIEL DIAS DE OLIVEIRA

Graduando do Curso de Medicina da Universidade Federal de Pelotas (UFPel). Ex-coordenador Estadual do Rio Grande do Sul da Comissão Acadêmica de Medicina de Emergência (ABRAMEDE). Ex-Presidende da Liga de Emergências Médicas e Trauma da UFPel (LEMT). Coolaborarador. Coolaborador no estudo IMPACTO-MR no Hospital Escola da UFPel.

GISELE TORRENTE

Graduação em enfermagem pela Universidade Federal de São Paulo (UNIFESP); Residência em enfermagem em nefrologia pela Universidade Federal de São Paulo (UNIFESP); Título de especialista em Urgência e Emergência pelo Colégio Brasileiro de Enfermagem em Emergência (COBEEM); Mestrado em ciências da saúde pela Universidade Federal do Amazonas (UFAM); Doutorado em enfermagem na Universidade Federal de Santa Catarina (UFSC); Professora na disciplina de enfermagem clínica na Universiade Estadual do Amazonas; Coordenadora da Liga Academica de Trauma e Emergência em Enfermagem (LATEENF); Membro do Laboratório de Tecnologia e Educação em Saúde (LABTECS); Enfermeira do Serviço de Atendimento Móvel de Urgência (SAMU - SEMSA).

GUSTAVO MOREIRA

Médico emergencista pelo Hospital Santa Marcelina (SP). MBA em gestão de saúde pelo Instituto Israelita de Ensino e Pesquisa Albert Einstein (SP). Médico emergencista no Hospital Israelita Albert Einstein (GO).

HADASSA CRISTINA PIEDADE INÁCIO

Graduanda em Medicina pela Pontifícia Universidade Católica de Minas Gerais, campus Poços de Caldas (2018-2023). Coordenadora Estadual de Minas Gerais da Comissão Acadêmica da Associação Brasileira de Medicina de Emergência (2020-2022).

HENRIQUE HERPICH

Médico pela Universidade Federal de Ciências da Saúde de Porto Alegre (UFCSPA). Membro do Comitê Editorial do Jornal Brasileiro de Medicina de Emergência (JBMEDE). Ex-coordenador nacional da Comissão Acadêmica da Associação Brasileira de Medicina de Emergência (2020-2022). Ex-embaixador do Brasil na Associação Internacional de Estudantes de Medicina de Emergência - ISAEM (2019-2022). Mentee no Programa de Liderança em Medicina de Emergência Global da EMRA/ACEP.

JOÃO CLÁUDIO CAMPOS PEREIRA

Especialista em Medicina de Emergência pela ABRAMEDE. Especialização em Cirurgia Cardiovascular pela UFPR. Mestre em Ensino das Ciências da Saúde (afogamento). Professor do Curso de Medicina das Faculdades Pequeno Príncipe, das disciplinas de Emergência, Trauma e Propedêutica, Preceptor do internato de emergência. Médico do SIATE (Sistema Integrado de Atendimento ao Trauma em Emergência) – Curitiba. Médico do Resgate Aéreo do BPMOA (Batalhão da Polícia Militar de Operações Aéreas), Diretor de recomendações da SOBRASA (Sociedade Brasileira de Salvamento Aquático). Diretor médico da ABRES (Associação Brasileira de Resgate e Salvamento), Membro do comitê nacional de APH da ABRAMEDE (Associação Brasileira de Medicina de Emergência).Diretor médico do SAMU Litoral – Paranaguá Secretário da SBAIT (Sociedade Brasileira de Atendimento Integrado ao Traumatizado) - Capítulo Paraná. Médico coordenador da Operação Verão Paraná (SIATE e SAMU). Professor da pós-graduação em APH policial da ESPC (Escola Superior da Polícia Civil), Professor da pós-graduação em Resgate e Transporte aeromédico das Faculdades Inspirar. Professor da pós-graduação em Urgência e Emergência das Faculdades Pequeno Príncipe. Professor da pós-graduação em Psicologia das Faculdades Pequeno Príncipe. Instrutor do curso de Operador Aerotático do GOA (Grupamento de Operações Aéreas da Polícia Civil do Paraná),Instrutor do ATLS,Instrutor da Escola Estadual de Saúde do Paraná.

JOÃO VÍTOR PEIXOTO FROZI

Médico formado pela Universidade do Vale do Rio dos Sinos - Unisinos. Coordenador Estadual da Comissão Acadêmica da Associação Brasileira de Medicina de Emergência – ABRAMEDE (2020-2022).

JOSÉ RIBAMAR BALBY NETO"

Médico pela Universidade Federal do Maranhão (UFMA). Médico assistente da sala vermelha do Hospital Municipal Djalma Marques. Pós Graduado em Medicina Intensiva. Preceptor de Urgência e Emergência do internato da Universidade Estadual do Maranhão e da Universidade Ceuma.

JULIANA PEREIRA

Médica Emergencista pelo Hospital de Pronto Socorro de Porto Alegre. Especialista em Medicina de Emergência pela ABRAMEDE. MBA em Gestão em Saúde pela Fundação Getúlio Vargas.

JULIO FLÁVIO MEIRELLES MARCHINI

Pós-doutorado no Brigham and Women's Hospital; Professor Colaborador do Departamento de Clínica Médica do HCFMUSP.

LETÍCIA LEMOS RIOS VITAL

Médica formada pelo Centro Universitário de João Pessoa (Unipê). Ex-coordenadora estadual da Comissão Acadêmica da ABRAMEDE.

LUCAS CERTAIN

Médica Internista do HCPA, com mestrado em clínica médica e doutorado em cardiologia e ciências cardiovasculares, ambos pela UFRGS, Porto Alegre, Brasil. Fellowship de curta duração em Ultrassonografia à beira do leito no Massachusetts General Hospital em Boston, USA. Clinical felowship em medicina perioperatória pela McMaster University e Fellowship em pesquisa clínica pelo Population Health Research Institute ambos em Hamilton Canadá. Coordenadora do programa de capacitação em ultrassonografia a beira do leito para residentes de Medicina Interna do HCPA, Porto Alegre, Brasil. Professora do curso de Medicina Unisinos, São Leopoldo, Brasil.

MARCIO AUGUSTO MARQUES INÁCIO

Médico pela Faculdade de Medicina de Valença (1994). Advogado pela Universidade Padre Anchieta (2010) Cirurgião Geral pelo Hospital Adventista Silvestre (1997). Especialista em Hepatologia Clínica pela Sociedade de Gastroenterologia do Rio de Janeiro (1998). Coordenador da Residência Médica em Cirurgia Geral - Complexo Hospitalar Prefeito Edivaldo Orsi (2012 - 2016). Mestre em Saúde Coletiva pela Faculdade de Medicina São Leopoldo Mandic - Campinas; (2023). MBA em Gestão em Saúde pela FGV (2019-2020). Professor Titular da Disciplina de Direito Médico, Tecnologias para Gestão de Unidades de Saúde e Gestão da Qualidade e Segurança do Paciente e Professor Adjunto da Disciplina de Medicina Legal da Faculdade de Medicina São Leopoldo Mandic - Campinas (2015 - 2017). Membro da Câmara Técnica de Direito Médico do CFM (2023). Auditor do Sistema de Gestão da Qualidade para Acreditação de Instituições de Saúde pela ONA e Accreditation Canada Survevor Orientation Program (2016). Pós-Graduação em Direito Processual do Trabalho e Direito do Trabalho na PUC Campinas (2015).

MARIA LUISA ROCHA

Graduanda do Curso de Medicina do Centro Universitário de Brasília. Ex-Coordenadora Estadual do Distrito Federal da Comissão Acadêmica da Associação Brasileira de Medicina de Emergência (ABRAMEDE). Vice-Presidente da Liga Unificada de Neurociências do Distrito Federal.

MARINA HELLER

Médica pela Faculdades Pequeno Príncipe. Residente de Medicina de Emergência do Hospital Cruz Vermelha do Paraná. Ex - Coordenadora Estadual do Paraná na Comissão Acadêmica da Associação Brasileira de Medicina de Emergência (ABRAMEDE).

MARINA PERES BAINY

Graduada em Medicina pela Universidade Federal de Pelotas (UFPel). Médica Intensivista. Mestre em Saúde e Comportamento, pela Universidade Católica de Pelotas. Professora Responsável pela Disciplina de Medicina Intensiva e Emergência do curso de Medicina da UFPel. Professora Regente do Estágio de Urgência e Emergência do curso de Medicina da UFPel.

MARINA TEIXEIRA SILVA

Graduanda em Medicina pelo Centro Universitário de Mineiros GO. Ex-coordenadora da Comissão Acadêmica da ABRAMEDE.

NAGELE DE SOUSA LIMA

Emergencista e cardiologista. Médico do Hospital de Urgência de Teresina. Presidente da Regional Piauí da Associação Brasileira de Medicina de Emergência (ABRAMEDE-PI).

NAIARA PATRÍCIA FAGUNDES BONARDI

Residente em Medicina de Emergência do Hospital das Clínicas da Universidade Federal de Minas Gerais. Ex-coordenadora estadual da Comissão Acadêmica da ABRAMEDE.

NILTON FREIRE DE ASSIS NETO

Médico Emergencista pela Escola Paulista de Medicina da Universidade Federal de São Paulo (EPM-UNIFESP). Médico do departamento de emergência do Hospital Israelita Albert Einstein. Membro do American College of Emergency Physicians (ACEP). Membro da Associação Brasileira de Medicina de Emergência (ABRAMEDE).

PATRICK CAVALCANTI SIQUEIRA

Graduando do Curso de Medicina da Faculdade de Ciências Médicas e da Saúde da Pontifícia Universidade Católica de São Paulo (PUC-SP). Coordenador Estadual de São Paulo da Comissão Acadêmica da Associação Brasileira de Medicina de Emergência (ABRAMEDE). Instrutor BLS e BFA pela American Safety & Health Institute.

PAULO CÉSAR MONTEIRO FLORÊNCIO

Graduando do Curso de Medicina da Universidade Federal do Delta do Parnaíba (UFDPar). Coordenador Estadual do Piauí da Comissão Acadêmica da Associação Brasileira de Medicina de Emergência (ABRAMEDE). Ex-Presidente da Liga de Trauma, Urgência e Emergência do Delta do Parnaíba (LATURE).

RENATO AUGUSTO TAMBELLI

Médico Emergencista. Título de Especialista pela ABRAMEDE. Pós-graduado em Medicina de Emergência pelo Hospital Israelita Albert Einstein. Diarista e Plantonista da Unidade de Emergência do HCFAMEMA. Membro da ABRAMEDE.

RODRIGO CASELLI BELÉM

Médico emergencista pela ABRAMEDE. Cirurgião geral e de trauma pelo Colégio Brasileiro de Cirurgiões. Fellow do Colégio Americano de Cirurgiões - FACS. Coordenador do Centro de Trauma do Hospital Brasília. Cirurgião de Trauma do Hospital de Base do Distrito Federal. Supervisor do Programa de Residência em Cirurgia do Trauma do Hospital de Base do Distrito Federal. Instrutor do ATLS - Núcleo Brasília.

TAINARA TORRES DA COSTA

Médica pela Universidade Federal Fluminense (UFF). Ex-coordenadora regional da Comissão Acadêmica da Associação Brasileira de Medicina de Emergência (2020-2021).

THIAGO QUEIROZ DE SOUZA

Graduado em Enfermagem pela Universidade do Estado do Amazonas (UEA). Ex-coordenador Estadual da Comissão Acadêmica da Associação Brasileira de Medicina de Emergência (ABRAMEDE) do estado do Amazonas. Residente de Enfermagem no Programa de Urgência e Emergência no Hospital Sírio Libanês.

WELLINGTON JOSÉ DOS SANTOS

Cirurgia geral e Especialista em Cirurgia do trauma. Diretor do capítulo do Distrito Federal da SBAIT. Professor do departamento de cirurgia da Universidade Católica de Brasília.

YAGO SOARES FONSECA

Acadêmico de Medicina pela Universidade Federal do Sul da Bahia (UFSB). Bacharel Interdisciplinar em Saúde pela UFSB (2016-2019). Coordenador estadual da Bahia da Comissão Acadêmica da Associação Brasileira de Medicina de Emergência. Membro pesquisador do Núcleo de Estudos em Pesquisas em Saúde (NEPS) da UFSB.

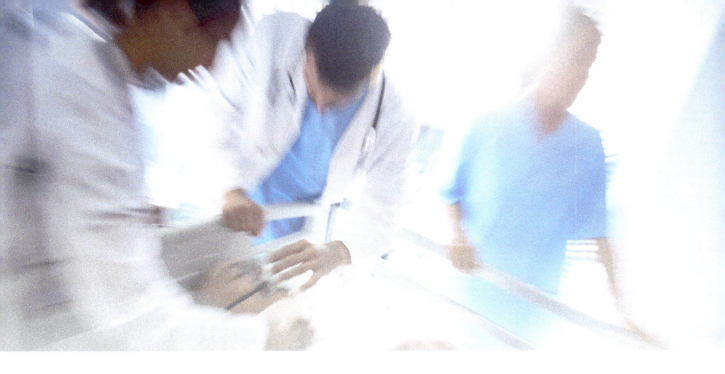

PREFÁCIO

42 autores e dois editores, entre alunos de graduação em medicina, residentes e preceptores. Assim começou o projeto "procedimentos em medicina de emergência "capitaneado pela sempre ativa e dedicada Comissão acadêmica da Associação Brasileira de Medicina de Emergência (ABRAMEDE), que tem sido incansável nestes anos de associação... este é o segundo livro produzido pela comissão e com certeza repetirá o sucesso do primeiro livro "Manual de Medicina de Emergência para graduação dos editores Lucas Junqueira e Hélio Penna Guimarães.

A comissão também tem se destacado por ser a "divisão de base" da ABRAMEDE... deste time tem saído as jovens lideranças da associação começando ainda na graduação e, na sequência para a residência médica e cargos de liderança na Medicina de Emergência brasileira e mundial (sim são alguns os egressos desta comissão agora na ME em outros países).

Tenho profundo orgulho e esperança ao acompanhar está geração nova e olhar para mais um trabalho brilhante que se consolida nesta edição!

E que venham muito mais livros, artigos e principalmente novos emergencistas para seguir firme o caminho de êxito da ME brasileira!

Obrigado Henrique Herpich, todos os autores deste manual e toda comissão acadêmica por mais este trabalho.

Sempre em frente!

Hélio Penna Guimarães

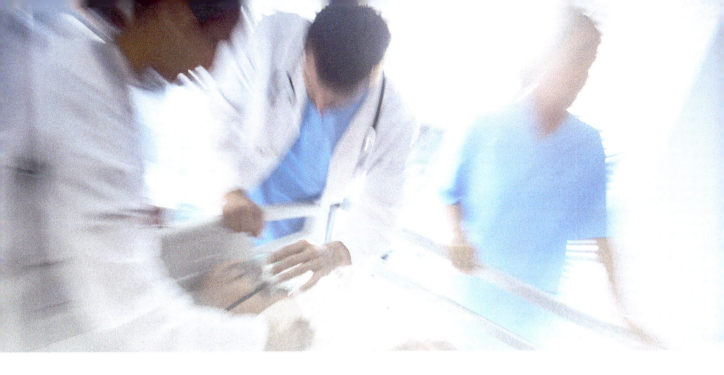

SUMÁRIO

1 ACESSO VENOSO PERIFÉRICO 1
TAINARA TORRES DA COSTA | JULIANA PEREIRA

2 PRESSÃO ARTERIAL INVASIVA 7
THIAGO QUEIROZ DE SOUZA | GISELE TORRENTE

3 CATETER DE SHILLEY 13
GABRIEL DIAS DE OLIVEIRA | MARINA PERES BAINY

4 MARCAPASSO TRANSVENOSO 23
CALILA OLIVEIRA ALVES | YAGO SOARES FONSECA | JULIO FLÁVIO MEIRELLES MARCHINI

5 TORACOCENTESE 29
HADASSA CRISTINA PIEDADE INÁCIO | MARCIO AUGUSTO MARQUES INÁCIO

6 TORACOSTOMIA – DRENAGEM DE TÓRAX 35
ANA CAROLINA SAMPAIO FREIRE | RODRIGO CASELLI BELÉM

7 CRICOTIREOTOMIA 49
MARINA HELLER | CAROLINA FAGUNDES DALL'OGLIO | JOÃO CLÁUDIO CAMPOS PEREIRA

8 PARACENTESE 59
GABRIEL ANDRADE SILVA RODRIGUES | JOSÉ RIBAMAR BALBY NETO

9 PUNÇÃO LOMBAR 67
CAROLINA FAGUNDES DALL'OGLIO | MARINA HELLER | DEBORAH FRANCEZ MACCARI

10 BLOQUEIOS NERVOS-PERIFÉRICOS 79
MARINA TEIXEIRA SILVA | DANILO ARAÚJO GUIMARÃES

11 PRINCÍPIOS BÁSICOS DA ULTRASSONOGRAFIA EM MEDICINA DE EMERGÊNCIA 91
PATRICK CAVALCANTI SIQUEIRA | RENATO AUGUSTO TAMBELLI

12 TERAPIAS ELÉTRICAS 99
ANDERSON DE SOUZA MENDONÇA JUNIOR | ERIVELTON ALESSANDRO DO NASCIMENTO

13 PERICARDIOCENTESE 105
DÁRIO LUIGI FERRAZ GOMES | GUSTAVO MOREIRA

14 TORACOTOMIA DE REANIMAÇÃO 113
MARIA LUISA ROCHA | ANA CAROLINA SAMPAIO FREIRE | WELLINGTON JOSÉ DOS SANTOS

15 SEQUÊNCIA RÁPIDA DE INTUBAÇÃO 121
HENRIQUE HERPICH | DIEGO AMOROSO

16 DISPOSITIVOS EXTRAGLÓTICOS 127
LETÍCIA LEMOS RIOS VITAL | EUGÊNIO FRANCO

17 ULTRASSONOGRAFIA NA PCR 135
CAIO VIEIRA BARBOSA CARNEIRO | NILTON FREIRE DE ASSIS NETO

18 ACESSO VENOSO CENTRAL 143
PAULO CÉSAR MONTEIRO FLORÊNCIO | JOÃO VÍTOR PEIXOTO FROZI | NAGELE DE SOUSA LIMA

19 CATETERISMO VESICAL 155
NAIARA PATRÍCIA FAGUNDES BONARDI | DENNY FABRICIO MAGALHAES VELOSO

20 ULTRASSONOGRAFIA NO TRAUMA 167
JOÃO VÍTOR PEIXOTO FROZI | HENRIQUE HERPICH | ANA CLAUDIA TONELLI DE OLIVEIRA

21 RESTRIÇÃO DO MOVIMENTO DA COLUNA 175
PATRICK CAVALCANTI SIQUEIRA | LUCAS CERTAIN

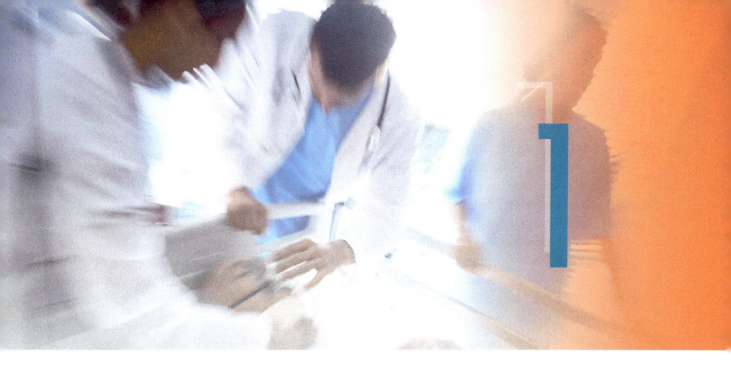

ACESSO VENOSO PERIFÉRICO

| TAINARA TORRES DA COSTA | JULIANA PEREIRA |

A punção de um sítio venoso para instalação de um acesso periférico é um dos procedimentos mais comuns no ambiente de saúde, sendo necessário na maioria dos pacientes hospitalizados para a iniciação de terapia endovenosa, podendo ser realizada tanto pela equipe médica como pela equipe de enfermagem. Tendo como base os Estados Unidos, onde são realizadas aproximadamente um bilhão de punções venosas por ano, pode-se ter uma ideia do volume realizado no Brasil.

Esse procedimento revolucionou a prática médica, permitindo a infusão de fluidos de hidratação, medicamentos, suprimento sanguíneo e nutricional por uma via periférica mais facilmente acessível, menos dolorosa e de curta permanência. Ademais, desde seu surgimento, a técnica vem passando por aperfeiçoamentos, como o uso de cateteres mais maleáveis e plásticos, fixadores próprios que garantem maior aderência e menor contaminação, e o uso de dispositivos como o ultrassom (USG) para guiar a punção.

Reconhecimento da anatomia

Para que a punção venosa seja realizada com sucesso, é necessário, além de dominar bem a técnica, conhecer a anatomia dos sítios periféricos mais utilizados. É importante levar em conta a idade do paciente, a urgência do procedimento, focar em vasos mais visíveis, de fácil acesso e mobilização. Deve-se evitar locais próximos a articulações, sítios infectados, membros com fístulas arteriovenosas, locais puncionados recentemente ou com cirurgias prévias. Preferencialmente, opta-se por veias dos membros superiores, devido à acessibilidade, durabilidade e menor risco de complicações (como o tromboembolismo).

Os principais sítios anatômicos de punção são:

1) **Arco venoso dorsal da mão:** drenado pelas veias metacarpais e dorsais, amplamente utilizado para infusão de medicamentos e soluções de hidratação.

2) **Veia basílica do pulso e antebraço:** sítio menos usado comumente, localizado na porção ulnar (mais medial) do antebraço. Pode ser utilizado dispondo o braço do paciente fletido e posicionado sobre a cabeça do paciente.

3) **Veia cefálica do pulso e antebraço:** localizada na porção radial (mais lateral) do antebraço, é uma veia mais interna, porém acessível quando preciso.

4) **Veias medianas antecubitais:** dividem-se em veia cubital mediana, basílica e cefálica, localizadas na fossa cubital. São as mais utilizadas no dia a dia para retirada de sangue e infusão de componentes, por conta da facilidade de acesso, maior calibre dos vasos e possibilidade de imobilização.

5) **Veia cefálica e basílica acima do espaço antecubital:** são pouco utilizadas na prática médica, localizam-se acima da fossa cubital na região do bíceps e possuem maior calibre.

6) **Veia jugular externa:** localizada ao nível do ângulo da mandíbula e correndo perpendicularmente ao longo do pescoço, posterior ao esternocleidomastoideo, até o terço médio da clavícula. Deve ser considerada em última instância, em razão de sua proximidade com vasos de grande calibre, preferencialmente por profissionais experientes.

7) **Arco venoso dorsal do pé:** Formado pelas veias digitais dorsais e metatarso dorsal.

8) **Veia safena magna e safena parva:** A primeira sobe medial ao tornozelo, e a segunda lateral, podem ser acessadas para terapia endovenosa caso necessário, porém é importante ressaltar o risco de tromboembolismo.

Indicações

- Parada cardiorrespiratória (PCR) e demais emergências com necessidade de administração urgente de soluções (p. ex., analgésicos, drogas endovenosas).

- Necessidade de medicações com indicação de administração endovenosa ou melhor *performance* por esta via (p. ex., soluções salinas, aporte nutricional, drogas endovenosas).

- Impossibilidade de administração por via oral (p. ex., pacientes com rebaixamento do nível de consciência, acometimentos neurológicos, trauma de face ou vômitos incoercíveis).

- Realização de procedimentos cirúrgicos.

- Transfusão de hemoderivados.

- Coleta de hemoderivados para doação ou testes laboratoriais.

- Administração prolongada ou intermitente de medicamentos (p. ex., terapia antimicrobiana).

- Infusão de contraste endovenoso para realização de exames (p. ex., tomografia com contraste iodado).

Contraindicações

A punção deve ser evitada em locais edemaciados, infectados, com queimaduras, punções anteriores recentes, fístulas arteriovenosas, cirurgias prévias (p. ex., mastectomias), escleroses, flebites, celulites, com risco de trombose ou de má circulação da solução administrada. Deve-se evitar também áreas de trauma ou fraturas.

Materiais necessários

Os materiais listados a seguir serão utilizados para proteção individual, assepsia do sítio a ser puncionado, realização do procedimento e fixação do cateter:

- Bandeja para materiais.

- Equipamentos de Proteção Individual (EPIs), como luvas de procedimento e óculos de proteção.
- Algodão ou gaze estéril.
- Solução antisséptica (álcool 70% ou clorexidina alcoólica 0,5%).
- Garrote.
- Esparadrapo ou micropore ou tegaderm (para fixação);
- Seringa de 10 mL.
- Dispositivo intravenoso escolhido (cateter agulhado ou cateter sobre agulha).
- Conectores (de duas ou três vias, "torneirinha", tubo em "Y").
- Ampola de soro fisiológico 0,9%.
- Anestésico local (se necessário).
- *Descarpack* (descarte de perfurocortantes).

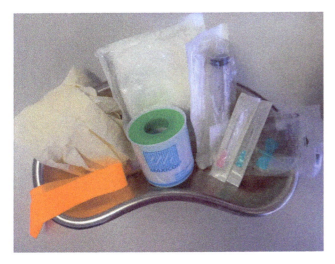

Figura 1.1 Bandeja de materiais utilizados na punção de acesso venoso periférico.
Fonte: Acervo pessoal dos autores.

Tipos de cateteres

A escolha do cateter dependerá do vaso a ser puncionado, da idade do paciente, do estado clínico e hemodinâmico do paciente, e do tipo de solução a ser infundida.

Cateter agulhado (*Scalp ou Butterfly*)

O cateter agulhado geralmente é utilizado para a administração imediata de fluido ou medicamento, sem a necessidade de manutenção do mesmo por um período prolongado. Quanto maior for o número indicado, menor será o diâmetro do cateter.

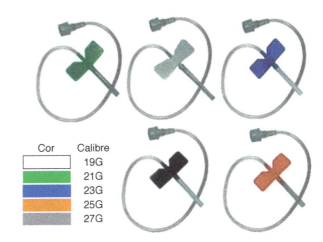

Figura 1.2 Tipos de cateter agulhados e respectivos tamanhos.
Fonte: Google imagens.

Cateter sobre agulha de material plástico flexível (Jelco ou Abocath)

O cateter sobre agulha de material flexível é utilizado para punção venosa em situações em que será administrado grande volume de solução e pretende-se manter o acesso por um período prolongado (de 48 horas a 96 horas, dependendo do material). Punciona-se o vaso com uma agulha longa e de grosso calibre, por dentro da qual está inserido o cateter, evitando perfurações acidentais do manipulador, e facilitando a progressão do mesmo a partir do momento em que se visualiza o fluxo de sangue.

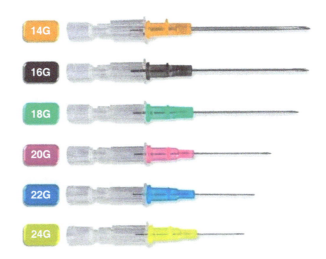

Figura 1.3 Tipos de cateter sobre agulha e respectivos tamanhos.
Fonte: Google imagens.

Tamanho do cateter

O sistema utilizado para medir o diâmetro externo (DE) do cateter é o Sistema de Gauge, o qual possui sua correspondência em milímetros na faixa real. Quanto maior for o número na embalagem, menor será o diâmetro real do cateter. Os números 24-22G são os mais utilizados em Neonatologia e Pediatria. Já os números 20-14G são mais aderidos em procedimentos em pacientes adultos.

O tamanho 22G é indicado para administração de fluidos e antibióticos; 20G-18G é indicado para administração de hemocomponentes e infusão de contraste para realização de exames (p. ex., tomografia); 16G é indicado para administração de fluidos em situações que requerem grande monta de volume em pouco tempo.

Preparação e passo a passo do procedimento

1) É preciso ter todo o material a ser utilizado disposto próximo.
2) Realize a higiene adequada das mãos.
3) Paramente-se com os EPIs necessários e disponíveis.
4) Posicione o membro a ser puncionado corretamente em uma superfície rígida e sob boa iluminação.
5) Verifique a visualização, a palpação e o calibre do vaso (técnicas como pedir ao paciente para abrir e fechar a mão, ou suspender o membro na altura do coração favorecem a dilatação do vaso).
6) Posicione o garrote a um palmo (5-10 cm) de distância do sítio a ser puncionado, comprimindo o suficiente para dilatar o fluxo venoso.
   - **Dica:** cuidado para não ocluir o fluxo arterial.
7) Palpe o vaso com o dedo indicador e o dedo médio para sentir o pulso, elasticidade e patência da veia.
8) Informe ao paciente que começará o procedimento; ele sentirá o gelado da solução alcoólica e, após isso, a inserção do cateter com possível desconforto ou dor.
9) Realize a assepsia do local com a gaze e solução alcoólica de escolha.
   - **Dica:** tracione a pele para baixo no local de punção, estabilizando o vaso a ser puncionado com a mão não dominante e facilitando a fixação após o procedimento.
10) Introduza o cateter com a mão dominante, com o bisel voltado para cima, em uma angulação de 30-45°, avançando 1-2 mm no sentido do fluxo. Ao conseguir posicionar corretamente o cateter dentro da luz do vaso, haverá perda da resistência e retorno de sangue visível.
11) Reduza a angulação do cateter para 10-15°, progredindo com a parte flexível do cateter enquanto retira a agulha, ao mesmo tempo, até que este esteja totalmente dentro do vaso.
12) Comprima o cateter sobre a pele e, então, retire totalmente a agulha.
13) Retire o garrote.
14) Acople o conector de escolha para o procedimento a ser realizado (coleta de sangue, infusão de soro fisiológico ou medicamentos).

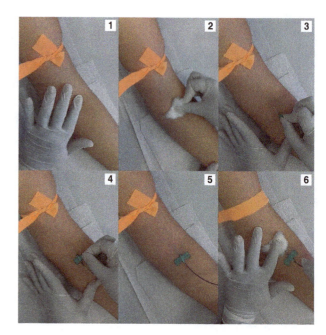

Figura 1.4 Passo a passo do procedimento de punção de acesso venoso periférico em fossa antecubital. (1) Posicionar o garrote a um palmo do local a ser puncionado e palpar o vaso. (2) Realizar a assepsia com solução alcoólica. (3) Inserir o cateter com a mão dominante, com bisel para cima, com ângulo de 30-45° em relação à pele. (4) Ao sentir a perda de resistência e observar o refluxo de sangue, diminuir a angulação do cateter para 10-15°. (5) Realizar a fixação do cateter com o curativo de escolha. (6) Comprimir o local com um algodão para retirar a agulha, retirando o garrote.
Fonte: Acervo pessoal dos autores.

15) Verifique se o posicionamento do cateter está correto a partir da injeção de solução salina com uma seringa de 10 mL, e confirme se há retorno de sangue.

- **Atenção:** se houver qualquer sinal de infiltração ou se o paciente relatar dor, é preciso retirar o cateter e refazer o procedimento em outro sítio.

16) Fixe o cateter com o curativo de escolha.

17) Identifique a data e hora em que foi feito o procedimento, se este for um acesso de maior permanência.

18) Descarte o material perfurocortante no *Descarpack*.

19) Retire os EPIs e higienize corretamente as mãos.

20) Informe o paciente sobre os cuidados que ele deve ter com o acesso.

Uso de anestésico

O botão anestésico pode ser realizado para diminuir a dor durante a punção. Podem ser usados anestésicos locais como lidocaína 2% na dose de 0,2 mL/kg ou bupivacaína 0,5% na dose de 0,2 mL/kg.

- **Dica:** adicionar bicarbonato para aquecer a solução e proporcionar mais conforto ao paciente, injetar devagar e distrair o paciente.

Utilização da ultrassonografia na punção venosa periférica

Indicado em caso de punções com dificuldade de acesso, após inúmeras tentativas falhas realizadas por profissionais experientes. Geralmente, a dificuldade de acesso está presente em pacientes sem veias palpáveis ou visíveis, obesos, com histórico de uso de drogas intravenosas ou que passaram por cirurgias que deformam a anatomia.

O USG auxilia na melhor visualização do vaso e facilita a canulação, principalmente usado em pacientes neonatos e pediátricos, determinando a patência do vaso. Os procedimentos de assepsia são os mesmos realizados no procedimento às cegas, bem como a colocação de um garrote. A solução salina pode ser utilizada como meio condutor do som. Deve-se inserir a agulha entre 30-45° imediatamente atrás do transdutor, progredindo o cateter conforme visualizado no monitor.

- **Dica:** o calibre das artérias e veias periféricas são menores do que de vasos centrais, portanto, é preciso avaliar os aspectos básicos como elasticidade do vaso e pulsação, para diferenciar uma veia de uma artéria.

Complicações

Apesar de ser um procedimento extremamente comum e relativamente simples, o acesso venoso periférico não deixa de ser um método invasivo que pode gerar complicações. Veja as principais complicações a seguir:

- **Flebite:** complicação que pode ser mecânica (em razão da irritação do endotélio do vaso pela cânula do cateter) ou química (por conta da administração de produtos químicos irritantes ou vesicantes, como alguns antibióticos, cloreto de potássio e soluções hiperosmolares). Há presença de sinais flogísticos (calor, rubor, edema e dor) e enrijecimento da estrutura venosa. Para evitá-la, é necessário selecionar corretamente o tipo de cateter utilizado, a duração da terapia (evitar manter o cateter por mais de 72-96 horas), os componentes do fluido e as condições do acesso. Na ocorrência de flebite, deve-se remover o cateter imediatamente e puncionar em outro sítio.

- **Transfixação de vaso e hematoma:** complicação recorrente na abordagem de vasos periféricos e centrais, por conta da espessura do endotélio. É necessário remover imediatamente a agulha e comprimir o local diretamente até estancar o sangramento.

- **Infiltração tecidual:** ocorre quando há transfixação do vaso durante a infusão da solução em questão, sendo uma complicação comum. É preciso ter cuidado com soluções causadoras de necrose, como vasopressores, soluções hipertônicas e medicamentos quimioterápicos. Em soluções que possuam antídotos, basta aplicá-los para reverter o dano.

- **Lesão nervosa:** os sintomas associados à lesão nervosa em punções de vasos periféricos inclui dor, parestesia, formigamento e dormência do local acometido. O nervo pode ser lesado em razão da perfuração pela agulha do cateter, compressão por hematomas, sangramentos por lesões no feixe nervoso ou efeito do extravasamento de substâncias.

- **Infecção local e celulite:** a presença de um dispositivo endovenoso propicia a quebra da barreira epitelial e a translocação de microrganismos infecciosos. Os sítios com maior chance de infecções se localizam nos membros inferiores e na parte mais distal dos membros superiores. A celulite é a infecção mais comum associada aos dispositivos de acesso periférico, geralmente associada a não higienização adequada do sítio de punção ou da troca de curativos.

- **Complicações menos frequentes:** embolia venosa, tromboembolismo, tromboflebite supurativa, espasmo venoso.

Cuidados pós-procedimento

- Higienização correta pelos profissionais que cuidarão do acesso antes e depois de manipulá-lo.
- Utilização adequada de EPIs.
- Desinfecção de conectores antes de serem utilizados.
- Atenção diária com a troca de curativo e sua identificação correta.
- Atenção para a troca do sistema de infusão no horário predeterminado.
- Manter a perviedade do cateter com solução fisiológica a 0,9%, bem como higienizá-lo para que não haja mistura de fluidos.

Remoção do cateter

A recomendação para troca do cateter em sítio periférico é de 72 horas (quando material de teflon) e 96 horas (quando material de poliuretano). Caso haja necessidade de mantê-lo por mais tempo, é preciso avaliar a integridade do cateter, da pele, do tempo e do tipo de prescrição. Em caso de suspeita de infecção, de alguma das complicações supracitadas ou não funcionalidade, o cateter deverá ser trocado.

Em pacientes neonatos, pediátricos ou com trama venosa escassa, é possível manter o acesso venoso periférico quanto tempo for necessário para a conclusão da terapia, salvo em casos de infecção.

Acesse o vídeo com demonstração do procedimento

Bibliografia recomendada

Araújo S. Acessos Venosos Centrais e Arteriais Periféricos – Aspectos Técnicos e Práticos. Revista Brasileira Terapia Intensiva, 2003;15(2):70-82.

Carlotti APCP. Acesso Vascular. Medicina (Ribeirão Preto). 2012;46(2):208-14.

Rickard CM, Webster J, Wallis MC, Marsh N, McGrail MR, French V et al. Routine Versus Clinically Indicated Replacement of Peripheral Intravenous Catheters: A Randomised Controlled Equivalence Trial. Lancet. 2012;380(22):1066-74.

O'Grady NP, Alexander M, Dellinger EP, Gerberding JL, Heard SO, Maki DG et al. Guidelines for the Prevention of Intravascular Catheter-Related Infections. Centers for Disease Control and Prevention. MMWR Recomm Rep. 2002;51(RR-10):1-29.

Carmagnani MIS, Fakih T, Canteras LMS, Tereran N. Procedimentos de Enfermagem – Guia Prático. 2. ed. Rio de Janeiro: Guanabara Koogan, 2017.

Centers for Disease Control and Prevention. Guidelines for the Prevention of Intravascular Catheter-Related Infections, 2011. Washington: CDC; 2011.

Medeiros AJC, Pimenta FCF, Palmeira AMA, Melo ABP. Procedimento Operacional Padrão POP/CM/008/2016 Acesso Venoso Periférico. Hospital Universitário Lauro Wanderley. Disponível em: http://www2.ebserh.gov.br/documents/220250/4092009/POP+008+ACESSO+VENOSO+PERIFERICO.pdf/5de508da-eb8a-4a1e-860a-3d2aed7c4f49

O'Grady NP, Alexander M, Dellinger EP, Gerberding JL, Heard SO, Maki DG et al. Guidelines for the Prevention of Intravascular Catheter-Related Infections. Centers for Disease Control and Prevention. MMWR Recomm Rep. 2002;51(RR-10):1-29.

Tenuto C. Enfermagem: passo a passo da punção venosa periférica. 3 fev. 2020. Disponível em: https://pebmed.com.br/enfermagem-passo-a-passo-da-puncao-venosa-periferica/. Acesso em: 9 jul. 2023.

Danski MTR, Johann DA, Vayego SA, Oliveira GRL, Lind J. Complicações Relacionadas ao Uso do Cateter Venoso Periférico: Ensaio Clínico Randomizado. Acta Paul Enferm. 2016;29(1):84-92.

Marino PL. Cateteres Vasculares. In: Compêndio de UTI. Disponível em: https://statics-submarino.b2w.io/sherlock/books/firstChapter/122087829.pdf. Acesso em: 9 jul. 2023.

Neves U. Acesso Venoso Periférico: Como Dominar a Técnica e o Melhor Tipo de Curativo. 21 mar. 2019. Disponível em: https://pebmed.com.br/acesso-venoso-periferico-como-dominar-a-tecnica-e-o-melhor-tipo-de-curativo/. Acesso em: 9 jul. 2023.

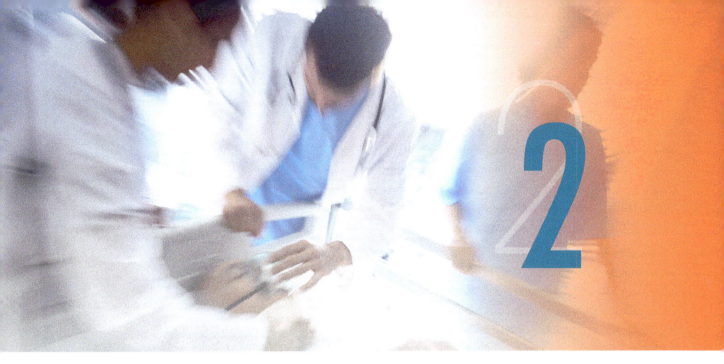

PRESSÃO ARTERIAL INVASIVA

| THIAGO QUEIROZ DE SOUZA | GISELE TORRENTE |

A instabilidade hemodinâmica é um comprometimento significativo em salas de emergências, politraumas, semi-intensiva, entre outros ambientes de cuidados críticos. Monitorar parâmetros vitais de forma fidedigna é primordial para a tomada de decisão dos profissionais de saúde a fim de estabilizar o paciente.

A pressão arterial (PA) é caracterizada como o produto da multiplicação do débito cardíaco e resistência vascular periférica, e tem como objetivo garantir a perfusão e oxigenação adequada para tecidos e órgãos. É um parâmetro cardiovascular importante para a avaliação clínica e hemodinâmica em casos de instabilidade, como hipotensão ou hipertensão. Tal monitorização pode ser feita de duas formas: não-invasiva (oscilométrico e auscultatório) e invasiva (cateter arterial).

Os métodos não-invasivos garantem a mensuração da pressão arterial sistólica e diastólica de forma fidedigna, desempenhando de modo satisfatório a monitorização da PA em pacientes com baixa instabilidade, por meio do uso de instrumentos de simples manuseio, sem necessidade de técnicas invasivas, porém apresentam significância clínica discrepante quando comparada com o método de mensuração invasiva, especialmente em casos de hipotensão superestimada.

Por outro lado, a pressão arterial invasiva (PAI) se tornou uma ferramenta de escolha para o parâmetro de pressão arterial de modo acurado, tendo capacidade de detectar, de maneira intravascular e contínua, a pressão arterial média de pacientes críticos que necessitam de rigorosa monitorização hemodinâmica. A partir de um transdutor, o sinal fisiológico é traduzido para um sinal elétrico que se revela em formas de onda de pressão em um monitor, denominadas curvas pressóricas.

Ressalta-se que a monitorização de PAI não é uma técnica simples, e que demanda ao profissional médico ou enfermeiro (Resolução Cofen nº 390/2011) conhecimento para realizar a punção, instalação cuidadosa do sistema e manipulação correta, pois cada detalhe colabora para a avaliação e determinação de condutas no paciente.

Pretende-se, neste capítulo, explanar sobre indicações e contraindicações do procedimento, bem como as etapas para realizá-lo, pontuando seus cuidados e possíveis complicações.

Indicações do procedimento

- Emergências hipertensivas;
- estados de choque;
- em uso de drogas vasoativas;
- intra e pós-operatório de cirurgias vasculares, torácicas, abdominais e neurológicas;
- monitorização da pressão intracraniana;
- pacientes que necessitam de obtenção frequentes de amostras de sangue para gasometria arterial, como no caso de pacientes com insuficiência respiratória e grave anormalidade do equilíbrio ácido-base.

Contraindicações do procedimento

- Deficiência de circulação contralateral;
- doença vascular periférica;
- doenças hemorrágicas ou uso de anticoagulantes e trombolíticos;
- área de punção infectada;
- queimaduras nos locais de punção;
- aterosclerose avançada;

- fenômeno de Raynaud;
- tromboangeíte obliterante (doença de Buerger).

Passo a passo do procedimento

Organização e checagem dos materiais/ equipamentos

Os materiais utilizados para a punção e instalação da PAI estão citados nos Quadros 2.1 e 2.2.

Quadro 2.1 Materiais e equipamentos para punção da pressão arterial invasiva.

Materiais para punção arterial
Mesa auxiliar
Equipamento de Proteção Individual (óculos, máscara, gorro e luva estéril)
Soluções degermantes
Bandeja de pequena cirurgia ou acesso venoso profundo
Cateteres arteriais específicos ou cateteres venosos periféricos do tipo flexível
Seringas descartáveis
Anestésico local injetável (xilocaína a 2% sem vasoconstritor)
Gases estéreis
Campos cirúrgicos estéreis
Esparadrapos comuns, hipoalergênicos e cirúrgicos
Caixa para descarte de materiais perfurocortantes

Fonte: Acervo pessoal dos autores.

Quadro 2.2 Materiais e equipamentos para a instalação da pressão arterial invasiva.

Equipamento do sistema de PAI
Transdutor de pressão descartável
Suporte e sensor de transdutor de pressão invasiva
Cabo de pressão reutilizável (específico para o transdutor de pressão)
Módulo de pressão invasiva
Monitor fisiológico
Bolsa pressórica ou pressurizadora com manômetro
Sistema completo de monitorização descartável (um para cada via a ser monitorada)
Bolsa de soro fisiológico 0,9% com ou sem heparina
Suporte para soro

Fonte: Acervo pessoal dos autores.

O sistema consiste na utilização de um cateter intravascular e um transdutor que vão realizar a transdução da pressão, pelo preenchimento de seus canais, que transferem a pressão hidrostática do local de medição ao transdutor, sendo este o local de conversão do sinal fisiológico para sinal elétrico que, por fim, é apresentado no monitor.

Avaliação e preparo do paciente

Precedendo a punção da arterial radial, é necessário confirmar a presença de fluxo sanguíneo colateral adequado por meio do Teste de Allen, para casos em que a artéria radial se encontre ocluída descartando o risco de isquemia do membro (Figura 2.1). O uso de ultrassonografia pode ser utilizado para a identificação da circulação colateral do membro e para guiar o procedimento de punção, aumentando a taxa de sucesso na primeira tentativa.

Para realização do teste, é necessário:

- identificar e comprimir a artéria radial e ulnar até que a palma da mão do paciente se torne pálida;
- se o paciente estiver acordado, peça-o que comprima e relaxe a mão;
- libere a artéria ulnar e observe o retorno da circulação.

Resultados

O teste é considerado normal (circulação colateral presente) se apresentar retorno da circulação entre 5 e 7 segundos. Caso o tempo de enchimento ultrapasse, é indicado que escolha outro local para a punção para prevenir isquemia desse membro.

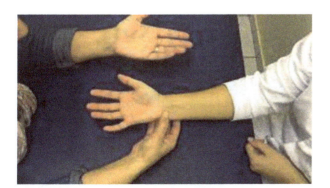

Figura 2.1 Demonstração da Técnica de Allen passo a passo.

Fonte: Acervo pessoal dos autores.

Após a realização do Teste de Allen e da escolha do local de punção, chegou o momento de inserir o cateter na artéria. Estão descritas duas técnicas que possibilitam esse acesso, sendo elas a *dissecação do vaso* e a *punção arterial percutânea* (esta mais segura e indicada em ambiente de emergência e cuidados críticos) podendo ou não ser guiada por ultrassom.

A primeira escolha para a seleção do local de punção arterial percutânea é a artéria radial e, posteriormente, a artéria femoral. A escolha pela artéria radial está relacionada a pacientes com instabilidade hemodinâmica por ser menos propensa a fenômenos vasomotores.

Organização e checagem do material

- Realizar montagem e testagem previa do circuito da PAI (é essencial que o sistema seja montado com técnica asséptica para evitar infecção e preenchido totalmente com soro fisiológico a 0,9% ou glicosado a 5% com ou sem anticoagulante, e livre de bolhas de ar).
- Ligar e testar o monitor.

Punção arterial

- Considera-se adequado a realização do procedimento em no mínimo dois profissionais.
- Posicionar paciente – eixo flebostático.

Considera-se de extrema importância o posicionamento do transdutor de pressão em relação ao paciente. O paciente em posição supina ou com cabeceira elevada permite uma boa aferição da pressão, desde que a posição do transdutor esteja e permaneça sempre alinhada com o eixo flebostático para garantir uma medição precisa.

O eixo flebostático é a medida da posição equivalente ao nível cardíaco, padronizado sobre o 4º espaço intercostal na linha hemiclavicular média (Figura 2.2).

Para mensurar e localizar o eixo, faz-se uso de uma régua de nível ou *laserlight* para garantir o correto posicionamento.

- Colocar o membro selecionado em dorsiflexão do punho.
- Realizar paramentação (gorro, máscara, escovação com solução degermante, capote estéril e luvas).
- Fazer antissepsia no local da punção com pinça.
- Posicionar campos cirúrgicos estéreis.

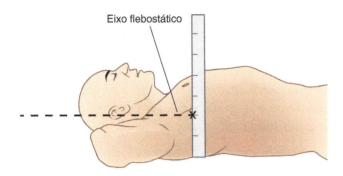

Figura 2.2 Posição da localização do eixo flebostático, também conhecido como eixo zero.
Fonte: Acervo pessoal dos autores.

- Aplicar anestésico local (xilocaína 2%).
- Utilizar ultrassom caso apropriado.
- Palpar artéria radial 1 cm acima do local da punção.
- Introduzir lentamente o cateter com o bisel voltado para cima, com angulação de 45° à pele.
- Diminuir para 15° assim que houver refluxo de sangue visível (penetração do vaso).
- Introduzir o fio-guia até o final.
- Introduzir o silicone até que esteja totalmente dentro do vaso e retirar o mandril ou fio-guia.
- Aplicar pressão distal acima do local de punção para diminuir o retorno de sangue.
- Conectar o cateter ao equipo de PAI já preenchido com soro pressurizado com pressão de 300 mmHg.
- Fixar o cateter com dispositivo adesivo, se possível transparente.

Mensuração da PAI

É necessário que o sistema seja "zerado" todas as vezes em que for instalado pela primeira vez ou que houver mudança de posição do paciente, como uma forma de calibragem para que a pressão das duas extremidades fique nivelada à pressão atmosférica e produza uma linha referencial de base igual a zero. Salienta-se a importância do nivelamento em relação ao eixo flebostático uma vez que sua inadequação pode provocar mensurações e alterações errôneas na observação da pressão.

Para realização da "zeragem", é necessário que, após a lavagem da via por meio da abertura da torneira de três vias (*three-way*), seja acoplado ao transdutor, liberado e realizado o *flush* e, depois disso, colocado em contato com a pressão atmosférica com a abertura da *three-way* para o ambiente.

O passo seguinte é realizar a mudança da *three-way* para que o transdutor seja fechado para o vaso e aconteça o acionamento da função de "autozero" manualmente, que resulta na visualização da zeragem da linha no monitor, retornando a *three-way* com a abertura para o cateter com o transdutor, para que se reestabeleça o fluxo e a mensuração da pressão intravascular.

Manutenção

O sistema precisa ser mantido com soro fisiológico 0,9% pressurizado a 300 mmHg, em um fluxo contínuo de 3 a 5 mL/h, impedindo que o refluxo da artéria não retorne para o cateter, mantendo assim a permeabilidade do sistema, precisão da pressão e observação contínua para prevenção de risco de embolia gasosa.

Curvas pressóricas

Para fins de precisão da pressão arterial com apresentação no monitor, é realizado o Teste de Onda Quadrada. O teste é baseado na realização de um *flush* rapidamente liberado, que revela no monitor uma onda que sobe acentuadamente, forma um "quadrado" e retorna à linha de base para que se avalie as ondas subsequentes. Alguns fatores podem afetar a resposta dinâmica do sistema, como utilização de extensão, soro glicosado, presença do sistema de coleta de amostra, entre outras.

- **Curva normal:** a curva de uma pressão arterial normal representa as etapas de uma contração cardíaca por meio da composição de uma onda que refletem a ejeção rápida do ventrículo esquerdo para a artéria aorta (inflexão ascendente), fechamento da válvula aórtica com início da diástole (incisura dicrótica) e o fim da diástole. Na realização do Teste de Onda Quadrada, apresentam-se oscilações de 1,5 a 2 antes da retomada do traçado (Figura 2.3).

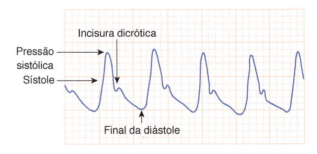

Figura 2.3 Onda de pressão arterial normal.
Fonte: Acervo pessoal dos autores.

- **Curva superamortecida (*overdamped*):** apresenta oscilação < 1,5 no traçado e pressão sistólica subestimada. Causas: bolhas de ar no sistema, coágulo de sangue no cateter, bolsa de pressão abaixo de 300 mmHg, vazamento no sistema de pressão, entre outras.

- **Curva subamortecida (*underdamped*):** apresenta oscilações > 2 no traçado e pressão diastólica com valores subestimados. Causas: pequenas bolhas de ar, movimento excessivo do cateter e tubos de pressão muito rígidos.

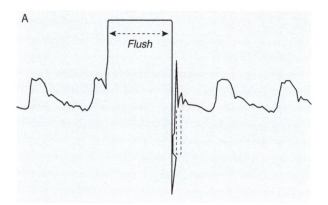
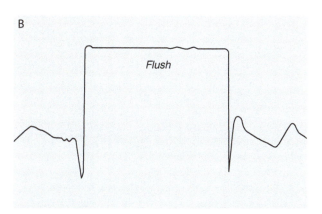
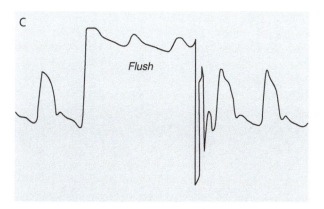

Figura 2.4 Teste de Onda Quadrada. (A) Onda normal. (B) Superamortecida. (C) Subamortecida.

Fonte: Acervo pessoal dos autores.

Complicações

Quadro 2.3 Possíveis complicações no uso da pressão arterial invasiva.

Complicações no uso da PAI	
Embolização arterial e sistêmica	Hemorragias
Insuficiência vascular	Injeção acidental de drogas
Necrose	Trombose
Isquemia	Espasmos arteriais
Dor local	Hematoma local
Infecções	Fístula arteriovenosa

Fonte: Acervo pessoal dos autores.

Cuidados pós-procedimento

Quadro 2.4 Principais cuidados pós-procedimento.

Cuidados pós-procedimento
Manter cuidados com o local de inserção do cateter
Atentar para riscos de complicações
Fixar bem o equipamento e limitar comprimento equipos
Atentar e reparar vazamentos e bolhas
Analisar morfologia da curva
Limitar o comprimento dos equipos
Manter o cateter o mínimo de tempo necessário
Trocar sistema a cada 72 horas
Realizar lavagem do sistema após coleta de gasometria
Ajustar alarmes para a clínica do paciente

Fonte: Acervo pessoal dos autores.

Acesse o vídeo com demonstração do procedimento

Bibliografia recomendada

Saugel B, Kouz K, Meidert AS, Schulte-Uentrop L, Romagnoli S. How to Measure Blood Pressure Using an Arterial Catheter: A Systematic 5-Step Approach. Critical Care. 2020;24(1):172.

Guyton AC, Hall JE. Tratado de Fisiologia Médica. 12. ed. Rio de Janeiro: Elsevier, 2017.

Scher LMDL, Ferriolli E, Moriguti JC, Lima NKC. Pressão Arterial Obtida pelos Métodos Oscilométrico e Auscultatório Antes e Após Exercício em Idosos. Arq. Bras. Cardiol. 2010;94(5):656-62.

Lima MV, Ochiai ME, Vieira KN, Cardoso JN, Brancalhão EC, Puig R, Barreto ACP. Uso da Monitorização Hemodinâmica Contínua Não Invasiva na Insuficiência Cardíaca Descompensada. Arq. Bras. Cardiol. 2012;99(3):843-7.

Gwenaëlle J, Gritti K, Carré C, Fleury N, Lang A, Courau-Courtois J et al. Modalities of Invasive Arterial Pressure Monitoring in Critically Ill Patients. Medicine. 2015;94(39:e1557.

Rezer F, Guimarães HP, Guerra GM. Implantation of the Invasive Blood Pressure Catheter: An Integrative Review of the Literature. Rev. Pre. Infec. e Saúde. 2018;4:7542.

Lobo SMA, Rezende E, Mendes CL, Rea-Neto Á, David CM, Dias FS et al. Consenso Brasileiro de Monitorização e Suporte Hemodinâmico — Parte V: Suporte Hemodinâmico. Revista Brasileira de Terapia Intensiva. Revista 2006;18(2):161-76.

Neto AS, Dias RD, Velasco IT. Procedimentos em Emergência. 2. ed. Barueri: Manole; 2106.

Morton PG, Fontain DK. Fundamentos dos Cuidados Críticos em Enfermagem: Uma Abordagem Holística. Rio de Janeiro: Guanabara Koogan; 2014.

Shiloh AL, Savel RH, Paulin LM, Eisen LA. Ultrasound-Guided Catheterization of the Radial Artery: A Systematic Review and Meta-Analysis of Randomized Controlled Trials. Chest. 2011;139(3):524-9.

Viana RAPP, Torre M. Enfermagem em Terapia Intensiva: Práticas Integrativas. Barueri: Manole; 2017.

Knobel E. Condutas no Paciente Grave. 4. ed. São Paulo: Atheneu; 2016.

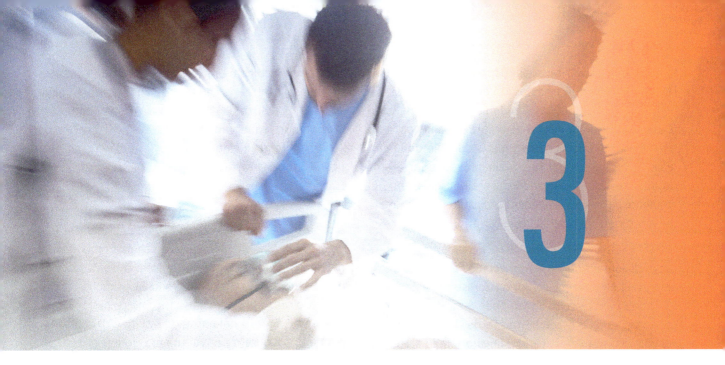

CATETER DE SHILLEY

GABRIEL DIAS DE OLIVEIRA | MARINA PERES BAINY

A lesão renal aguda (insuficiência renal aguda– IRA) é uma das principais causas de morbidade e mortalidade, principalmente em ambiente hospitalar. Apesar das melhorias na terapia renal substitutiva (TRS) durante as últimas décadas, a taxa de mortalidade associada à IRA em pacientes criticamente enfermos permanece alta.

Atualmente, existem várias modalidades de TRS disponíveis e, no Brasil, destacam-se a hemodiálise, a diálise peritoneal e o transplante renal, sendo a primeira delas a mais prevalente. De acordo com o último censo brasileiro de diálise, estima-se que, em julho de 2018, o número total de pacientes em diálise foi de 133.464, com média de aumento anual na última década de 23,5 pacientes por milhão da população. Destes, 92,3% estavam em hemodiálise, 7,7% em diálise peritoneal e 22,1% em fila de espera por transplante renal.

A hemodiálise requer acesso a vasos sanguíneos capazes de fornecer fluxo sanguíneo extracorpóreo rápido de 300 a 425 mL/min por 3 a 4 horas, três vezes por semana. Quando há necessidade aguda de hemodiálise em ambiente hospitalar, como lesão renal aguda, acesso arteriovenoso [AV] de hemodiálise trombosado ou situações de envenenamento, um cateter de duplo lúmen não tunelizado (cateter de Shilley®) de grande calibre é usado com mais frequência. Nas situações em que a duração da hemodiálise com cateter for provavelmente superior a uma ou duas semanas ou quando sua realização for em um ambiente ambulatorial crônico, um cateter de hemodiálise em túnel, Permcath®, deve ser priorizado.

Os cateteres de hemodiálise geralmente apresentam dois lúmens principais conectados a duas portas de cores azul e vermelha, conforme apresentado na Figura 3.1, porém um terceiro lúmen pode estar presente para coleta de sangue e administração de drogas. Por convenção, a porta vermelha identifica o lúmen "arterial", que extrai o sangue corporal, ou seja, do orifício mais distal do átrio direito, e a porta azul identifica o lúmen "venoso", para o retorno do sangue do equipamento de diálise para o paciente, isto é, a abertura mais proximal ao átrio direito.

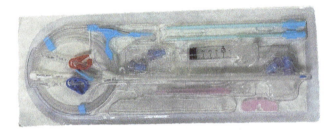

Figura 3.1 Cateter de Shilley.
Fonte: Acervo pessoal dos autores.

A via sanguínea contínua viabilizada pelo *design* de lúmen duplo permite fluxos sanguíneos rápidos e uma técnica de hemodiálise que pode ocorrer sem a utilização de heparina.

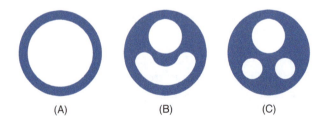

Figura 3.2 Ilustração do corte transversal dos cateteres de acordo com a quantidade de lúmens. (A) Cateter mono lúmen. (B) Cateter duplo-lúmen. (C) Cateter triplo lúmen.
Fonte: Acervo pessoal dos autores.

Comparado com um cateter típico usado para acesso venoso central, o cateter de hemodiálise é maior, 11,5 a 15,5 French (Fr), para fornecer uma alta taxa de fluxo, o que requer um introdutor de 12 Fr a 16 Fr correspondente, resultando em uma venotomia com cerca de 4 a 5 mm de diâmetro.

Os cateteres de hemodiálise não tunelizados, como o cateter de Shilley, são projetados para uso de curto prazo (< 2 semanas) e são os cateteres preferidos para acessos vasculares de hemodiálises agudas (imediatas ou de emergência) em ambiente hospitalar. Esses cateteres não devem ser usados para hemodiálise crônica, de longo prazo ou ambulatorial, assim como os pacientes não devem sair do hospital portando esse tipo de dispositivo pelo alto risco de desenvolvimento de infecção e pelo potencial risco de deslocamento.

A maioria dos cateteres de hemodiálise não tunelizados apresenta uma ponta cônica, sendo relativamente rígidos em temperatura ambiente para facilitar sua inserção, mas este geralmente ganha flexibilidade com a temperatura corporal para minimizar o potencial de trauma vascular. Por conta dessa característica do material mais rígido, os cateteres não tunelizados podem perfurar as grandes veias ou mesmo o coração, sendo obrigatória a verificação do correto posicionamento da ponta do cateter.

Indicações e contraindicações

Quadro 3.1 Indicações ao uso de cateter de Shilley.

Indicações do procedimento
■ Paciente com necessidade de acesso vascular por curto período (21 a 30 dias)
■ Paciente que necessita de hemodiálise de urgência
■ Pacientes dialíticos com intercorrências em acesso definitivo prévio
■ Paciente com contraindicação ao uso de acesso vascular definitivo para quimioterapia
■ Pacientes que necessitam de plasmaferese para o tratamento de doenças autoimunes

Fonte: Adaptado de Yuo TH, Oliver MJ, 2021.

Quadro 3.2 Contraindicações ao uso de acesso venoso central.

Contraindicações do procedimento
▪ Infecção no potencial local de inserção
▪ Distorção anatômica por trauma ou anomalia congênita
▪ Coagulopatia, incluindo anticoagulação e terapia trombolítica
▪ Condições patológicas como síndrome da veia cava superior
▪ Trombose venosa atual no vaso escolhido
▪ Injúria ou procedimento prévio no vaso escolhido
▪ Obesidade mórbida
▪ Pacientes não cooperativos

Fonte: Adaptado de Roberts JR, Custalow CB, 2019.

Materiais e equipamentos

A implantação de um cateter de Shilley deve obedecer aos passos de implantação de um acesso venoso central e, portanto, deve ser obtido após técnica de assepsia com paramentação completa (ou cirúrgica), uso de gorro, óculos de proteção, máscara, avental e luva estéreis, conforme ilustrado na Figura 3.3.

Quadro 3.3 Materiais necessários para o procedimento.

Materiais
Em uma superfície estéril, você deve dispor:
▪ Soluções antissépticas
▪ Pinças para assepsia
▪ *Kit* do cateter, contendo dilatador rígido do cateter de Shilley, fio-guia metálico, agulha metálica, seringas e conectores
▪ Anestésico local com xilocaína a 2% sem vasoconstritor
▪ Frascos com solução salina
▪ Campos cirúrgicos estéreis
▪ Fios de sutura
▪ Porta-agulha, pinças de fixação e tesoura
▪ Esparadrapos
▪ É recomendável a utilização de aparelho de ultrassonografia com transdutor linear de alta frequência.

Fonte: Acervo pessoal dos autores.

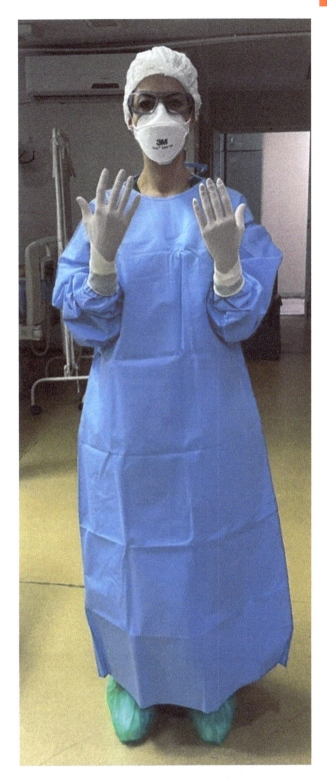

Figura 3.3 Paramentação completa necessária para a execução do procedimento.
Fonte: Acervo pessoal dos autores.

Passo a passo do procedimento

Etapa 1: escolha do vaso

Como com qualquer cateter venoso central, os cateteres de hemodiálise podem ser inseridos em qualquer uma das veias centrais (jugular interna, ou subclávia), bem como em um acesso venoso profundo (femoral). A escolha do local de acesso vascular e cateter deve ser orientada pela urgência da diálise, tipo de diálise, história de acesso anterior e condição médica geral do paciente. Nesse sentido, recomenda-se que, antes da antissepsia, seja feita uma inspeção ultrassonográfica nos possíveis locais de punção, a fim de escolher o melhor sítio e diminuir o risco de complicações no procedimento.

A veia jugular interna direita é a veia preferida para acesso centrais de hemodiálise, porque ela segue um trajeto diretamente para a veia cava superior conforme ilustrado na Figura 3.4. A colocação de cateteres na veia jugular interna esquerda requer que o cateter faça dois ângulos retos antes de atingir a veia cava superior, o que pode causar dificuldades durante a inserção, havendo, também, maior incidência de disfunção do cateter, particularmente com os não tunelizados. Em uma revisão retrospectiva de 532 cateteres, aqueles que foram inseridos na veia jugular interna do lado esquerdo tiveram taxas mais altas de infecção e disfunção em comparação com aqueles inseridos na direita.

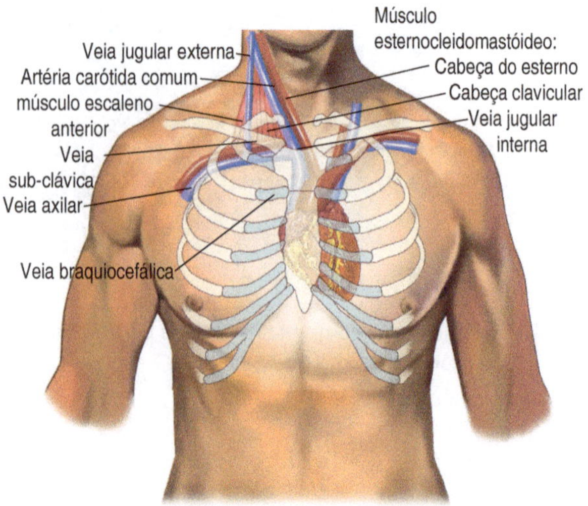

A inserção de cateter de hemodiálise em um acesso venoso profundo pode ser necessária, particularmente no cenário de oclusão bilateral das veias torácicas centrais. Como vantagens, a escolha por esse sítio evita complicações torácicas comuns, como pneumotórax e embolia aérea, e a literatura sugere que não há diferenças significativas nas taxas de infecção entre os acessos jugular e femoral. Caso opte por esse sítio um cateter mais longo será necessário, maior que 24 cm (ponta a cubo) será adequado para a maioria dos adultos de tamanho médio para que a ponta do cateter alcance a veia cava inferior. Cateteres de hemodiálise curtos (menos de 15 cm de comprimento) têm maiores taxas de recirculação quando a ponta do cateter é posicionada na veia ilíaca.

A veia subclávia tem alta incidência de estenose e trombose e, em geral, deve ser evitada. Nesse sentido, não há recomendação de uso desse local para acesso de curta permanência no contexto de emergência.

Por se tratar da via de acesso mais comumente utilizada, descreveremos a seguir o passo a passo para inserção correta do cateter na veia jugular interna direita.

Etapa 2: preparação geral

O cateter de Shilley, assim como os demais dispositivos venosos centrais ou profundos, devem ser inseridos a partir da técnica de Seldinger modificada. Inicialmente, devemos solicitar, conforme ilustrado na Figura 3.5, o *kit* com o cateter, uma bandeja de

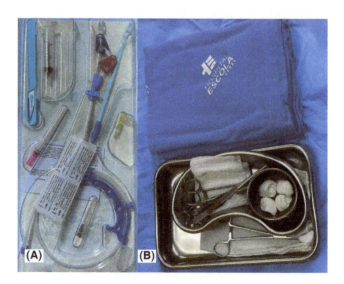

Figura 3.4 Relações anatômicas importantes para a escolha do local de acesso.
Fonte: Acervo pessoal dos autores.

Figura 3.5 (A) *Kit* completo do cateter de Shilley. (B) Bandeja com materiais necessários para o procedimento.
Fonte: Acervo pessoal dos autores.

procedimentos específica para obtenção de acesso venoso, campos cirúrgicos estéreis, avental e luvas também estéreis, procedendo aos passos convencionais de assepsia e antissepsia do operador e do paciente. A observação cuidadosa durante todo o processo de preparação do ambiente, incluindo o cuidado com a bandeja, para que não ocorra quebra da técnica asséptica, é indispensável para evitar contaminação local, pois esta agregaria importante risco ao paciente.

Além disso, é recomendado que a punção venosa seja guiada por ultrassom, podendo ser realizada a técnica estática de punção (avaliação anatômica da veia com demarcação do ponto de punção) ou a técnica dinâmica (possibilita a visualização em tempo real da introdução da agulha no vaso).

A seguir descrevemos a técnica estática:

a) Localize a veia jugular interna com cuidado para distingui-la da artéria carótida, utilizando, preferencialmente, o transdutor linear, conforme ilustrado na Figura 3.6.

b) Marque a posição da veia na superfície da pele com uma caneta indelével. Marcar as bordas do esternocleidomastoideo também pode ser útil para orientação.

c) Remova o transdutor de ultrassom e o gel.

A partir disso, você deve seguir esses passos:

1) **Preparação da pele:** para acesso venoso jugular, uma ampla preparação da pele, que inclui o pescoço e o tórax acima da linha do mamilo, permite que o operador realize a tentava de canulação em um alvo ipsilateral alternativo se o plano inicial falhar. Se o acesso difícil for antecipado, preparamos o pescoço e o tórax bilateralmente.

2) **Posicionamento:** caso tolerado pelo paciente, a posição que maximiza o diâmetro da veia jugular interna é a de Trendelenburg, na qual o paciente é posicionado em decúbito dorsal, com um leve rebaixamento da cabeceira do leito em um nível de 10 a 15°.

A maioria dos pacientes pode ser posicionada com segurança nesse decúbito, porém, pacientes gravemente enfermos, obesos ou aqueles que se apresentam em risco ventilatório podem desenvolver deterioração do *status* respiratório, o que exige monitoramento cuidadoso.

Além disso, o diâmetro da veia jugular complacente varia com o ciclo respiratório, ocorrendo na inspiração o surgimento de pressão intratorácica negativa, o que causa o colapso venoso, enquanto na expiração ocorre acentuação de sua distensão. Para aumentar o diâmetro da veia jugular, os pacientes cooperativos podem ser solicitados a realizar uma manobra de Valsalva; já naquelas situações em que isso não é possível, uma leve compressão abdominal pode ser útil.

A posição da cabeça do paciente também influencia na distensão da veia jugular e na sua relação com a artéria carótida, conforme ilustrado na Figura 3.8. A sobreposição entre esses vasos aumenta progressivamente com a rotação lateral da cabeça a partir de uma posição neutra. Limitar a rotação da cabeça minimiza a sobreposição dos vasos e diminui o risco de punção arterial. Embora uma posição neutra da cabeça forneça a distância máxima entre a artéria e a veia, pode ser necessária alguma rotação dela para expor

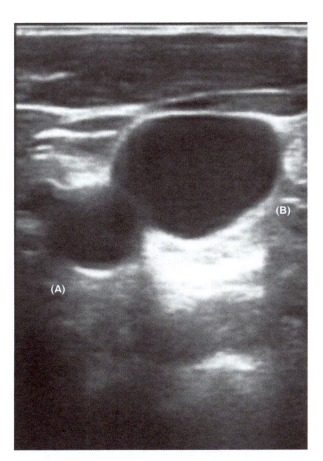

Figura 3.6 (A) Imagem ultrassonográfica da artéria carótida e (B) da veia jugular interna direita.

Fonte: Cortesia do Dr. Rafael Szortyka.

adequadamente a face anterior do pescoço. Essas diferenças anatômicas podem influenciar o sucesso da canulação ou a incidência de complicações, considerando a técnica guiada por pontos de referência. Nesse contexto, a visualização por ultrassom da penetração da agulha na veia permite ajustes em tempo real.

3) **Acesso à veia:** desde que a veia jugular interna direita seja localizada por meio do ultrassom, as marcações cutâneas podem ser usadas para guiar o cateterismo jugular isoladamente (técnica estática). A orientação por ultrassom, observando a introdução da agulha no vaso desejado (técnica dinâmica), reduz o número de tentativas de canulação, assim como a cateterização inadvertida da artéria carótida. Essa técnica possui rápida curva de aprendizado e pode diminuir o tempo de execução do procedimento. Caso o ultrassom não esteja disponível, ainda que não seja a recomendação padrão, a utilização de técnicas de referência anatômica pode ser uma estratégia alternativa.

Ao usar ultrassom a partir da técnica dinâmica de acesso venoso jugular, as seguintes etapas devem ser realizadas:

i)   Confirme o curso, a permeabilidade e a posição da veia em relação aos pontos de referência da superfície.

ii) Prepare o local por meio da antissepsia e aplique campos estéreis que cubram toda a superfície do paciente, deixando exposto apenas o sítio de punção em questão.

iii) Coloque o gel na extremidade do transdutor de ultrassom e introduza em uma bainha estéril.

iv) Aplique meio de condução de ultrassom estéril (p. ex., lubrificante solúvel em água) ou utilize solução salina como meio condutor se o anteriormente descrito não estiver disponível.

v)   Identifique a veia jugular interna e centralize a imagem na tela do aparelho de ultrassom (visão transversal) ou obtenha uma visão longitudinal, tomando cuidado para distinguir a veia da artéria.

vi) Infiltre a pele no local pretendido da punção com lidocaína a 1%.

vii) Insira a agulha, que foi colocada em uma seringa, na pele, e avance lentamente em direção à veia sempre realizando pressão negativa em seu êmbolo.

viii) Ainda que a ponta da agulha possa não ser visualizada, a profundidade do vaso é mostrada no monitor de ultrassom e deve orientar a profundidade da inserção da agulha.

ix) Se estiver usando a visão longitudinal (eixo longo), observe diretamente a agulha penetrar na veia a partir do monitor do ultrassom.

x)   Enquanto mantém a pressão negativa na seringa, avance a agulha lentamente até que ocorra um fluxo livre de retorno do sangue nela.

xi) Remova o transdutor do ultrassom e complete a canulação da veia da maneira padrão.

A partir do momento em que se tem certeza de que a veia jugular interna foi puncionada, o processo de inserção do cateter de Shilley segue a técnica de Seldinger:

i)   Confirme a posição da agulha aspirando facilmente o sangue venoso.

ii) Remova a seringa do *hub* da agulha e certifique-se que não haja fluxo pulsátil, descartando, desta forma, a possibilidade de canulação inadvertida da artéria.

iii) Insira o fio-guia com ponta em J através da agulha na veia e avance suavemente. No caso de identificação de resistência no trajeto durante a progressão do fio guia, este não deve ser forçado a penetrar no vaso, sob pena de lesão de vascular ou de estruturas adjacentes.

iv) Remova a agulha enquanto mantém o controle do fio-guia.

v)   Faça um pequeno corte na pele contíguo ao fio usando uma lâmina de bisturi com a face cortante voltada para cima.

vi) Com uma das mãos, avance o dilatador sobre o fio-guia usando um movimento de torção. Mantenha atenção e segure sempre o fio-guia com a outra mão.

vii) Retire o dilatador enquanto o fio-guia estiver estabilizado.

viii) Passe o cateter sobre o fio-guia e mantenha o fio-guia sob controle. Em hipótese alguma você deve soltar o fio-guia antes de ter certeza de que o cateter está estável.

ix) Estabilize o cateter e remova o fio-guia.

x) Avalie o fluxo sanguíneo através do cateter e execute múltiplas lavagens com solução salina em cada uma das vias.

xi) Suture o cateter com segurança e aplique o curativo com técnica estéril.

4) Confirmação da posição do cateter: para a confirmação da localização da ponta do cateter jugular, pode-se utilizar um ou mais dos seguintes métodos: radiografia de tórax, ultrassom, fluoroscopia e ecocardiografia transesofágica. Em geral, os cateteres funcionam bem com a ponta situada em qualquer veia principal. No entanto, a posição da ponta abaixo do ideal pode estar relacionada a complicações tardias.

O método mais comumente utilizado para avaliação da posição do cateter, assim como para a exclusão de um potencial pneumotórax acidental, é a radiografia de tórax. No entanto, estudos questionam a necessidade de radiografia de rotina para cateteres jugulares internos direitos não complicados inseridos na primeira passagem da agulha. A ultrassonografia à beira do leito já representa uma modalidade alternativa para confirmar o posicionamento do cateter e para detectar pneumotórax, porém em fase inicial de utilização.

A ponta distal dos cateteres jugulares deve estar na porção inferior da veia cava superior. Para minimizar a probabilidade de complicações cardíacas, algumas diretrizes recomendam o posicionamento da ponta do cateter fora do átrio direito e acima da reflexão pericárdica. Em relação a isso, cabe ressaltar que a borda superior direita do coração na radiografia de tórax não é um determinante confiável da posição do átrio direito. Por outro lado, a carina e o ângulo traqueobrônquico direito representam marcos confiáveis para a reflexão pericárdica, e os cateteres do lado direito geralmente devem ser posicionados acima desse ponto.

5) Reposicionamento do cateter: o mau posicionamento ocorre em até um terço das inserções do cateter jugular. Se o cateter estiver mal posicionado dentro do sistema venoso, ele pode ser usado para administração de fluidos em circunstâncias de emergência, mas deve ser reposicionado assim que possível.

Se a ponta do cateter jugular for posicionada muito profundamente, o cateter pode ser reposicionado à beira do leito usando técnica estéril, removendo as suturas, tracionando o cateter alguns centímetros e novamente fixando o mesmo na pele.

Se um cateter não estiver suficientemente introduzido ou estiver mal colocado no vaso de escolha, será necessário substituí-lo por um fio-guia em condições estéreis, pois a porção do cateter que fica externa ao corpo não é estéril e nunca deve ser introduzida no vaso, nem mesmo se estiver sob um curativo estéril, sob pena de contaminação.

Possíveis complicações

Uma variedade de complicações está associada à presença de cateteres venosos centrais. Algumas destas são precoces e, na maioria das vezes, detectadas no momento de implantação do acesso, bem como complicações de longo prazo (> 1 semana), como mau funcionamento do cateter, estenose ou trombose da veia central e infecção relacionada ao cateter. O Quadro 3.4 apresenta as principais complicações esperadas relacionadas ao procedimento e à presença do cateter.

Quadro 3.4 Possíveis complicações precoces e tardias associadas ao procedimento e à presença do cateter.

Precoces	Tardias
▪ Sangramento	▪ Infecção
▪ Punção arterial	▪ Tromboembolismo venoso
▪ Arritmias	▪ Estenose venosa
▪ Embolia aérea	▪ Mau funcionamento do cateter
▪ Lesão do ducto torácico (quando optado por acesso subclávio ou jugular esquerdo)	▪ Embolização por cateter
	▪ Perfuração miocárdica
▪ Mau posicionamento do cateter	▪ Lesão nervosa

Fonte: Adaptado de Young MP, Yuo TH, 2021.

Cuidados pós-procedimento

Acessos venosos centrais são fontes rotineiras de infecções em pacientes críticos. Nesse sentido, a implantação do cateter de Shilley por meio de técnica estéril e os cuidados após o procedimento são considerações fundamentais para o manejo adequado do dispositivo.

A melhor profilaxia contra complicações continua sendo evitar o uso de cateteres venosos centrais para hemodiálise, a menos que seja necessário. Quando a colocação do cateter de hemodiálise é necessária, o uso da orientação ultrassonográfica costuma prevenir complicações relacionadas ao acesso venoso central, porém deve haver um plano para removê-lo assim que for possível.

Seguir protocolos de segurança na passagem desses dispositivos, como os *checklists*, manter técnica asséptica rigorosa, educação continuada e vigilância por meio medidas de controle de infecção pela equipe são obrigatórios para minimizar as complicações relacionadas aos cateteres venosos centrais.

Use cateteres de hemodiálise apenas para hemodiálise. O uso de cateteres de hemodiálise para outros fins (p. ex., administração de fluidos, sangue/hemoderivados ou nutrição parenteral) deve ser restrito a circunstâncias em que nenhum acesso vascular alternativo seja viável.

Não há indicações na literatura de que a substituição rotineira de cateteres diminua o risco de infecções. Portanto, a substituição de um cateter se dará somente quando houver indicações clínicas para tal.

Bibliografia recomendada

Palevsky PM. Renal Replacement Therapy (Dialysis) in Acute Kidney Injury in Adults: Indications, Timing, and Dialysis Dose. UpToDate. 2021. Disponível em: https://www.uptodate.com/contents/renal-replacement-therapy-dialysis-in-acute-kidney-injury-in-adults-indications-timing-and-dialysis-dose. Acesso em: 25 abr. 2021.

Neves PDMM, Sesso RCC, Thomé FS, Lugon JR, Nascimento MM. Brazilian Dialysis Census: Analysis of Data from the 2009-2018 Decade. J Bras Nefrol. 2020;42(2):191-200.

Yuo TH, Oliver MJ. Central Venous Catheters for Acute and Chronic Hemodialysis Access and Their Management. UpToDate, 2021. Disponível em: https://www.uptodate.com/contents/central-catheters-for-acute-and-chronic-hemodialysis-access-and-their-management. Acesso em: 28 abr. 2021.

Lok CE, Huber TS, Lee T, Shenoy S, Yevzlin AS, Abreo K et al. KDOQI Clinical Practice Guideline for Vascular Access: 2019 Update. AJKD. 2020;75(4)Suppl 2:S1-S164. Disponível em: https://www.ajkd.org/article/S0272-6386(19)31137-0/fulltext. Acesso em: 10 jul. 2023.

Azevedo AC, Lima IF, Brito V, Centeno MJ, Fernandes A. Tamponamento Cardíaco: Uma Complicação Rara da Cateterização Venosa Central – Relato de um Caso Clínico. Rev Bras Anestesiol. 2018;68(1):104-8.

Roberts JR, Custalow CB. Roberts and Hedges' Clinical Procedures in Emergency Medicine and Acute Care. 7th ed. Elsevier; 2019.

Fan PY, Schwab SJ. Vascular Access: Concepts for the 1990s. J Am Soc Nephrol. 1992;3(1):1-11.

Flato UAP, Guimarães HP. Guia de Ecografia para Pronto-socorro e UTI. São Paulo: Atheneu; 2010.

Engstrom BI, Horvath JJ, Stewart JK, Sydnor RH, Miller MJ, Smith TP, Kim CY. Tunneled Internal Jugular Hemodialysis Catheters: Impact of Laterality and Tip Position on Catheter Dysfunction and Infection Rates. Journal of Vascular and Interventional Radiology. 2013;24(9):1295-302. Disponível em: http://europepmc.org/article/med/23891045. Acesso em: 10 jul. 2023.

Parienti JJ, Thirion M, Mégarbane B, Souweine B, Ouchikhe A, Polito A et al. Femoral vs Jugular Venous Catheterization and Risk of Nosocomial Events in Adults Requiring Acute Renal Replacement Therapy: A Randomized Controlled Trial. JAMA. 2008;299(20):2413-22.

Little MA, Conlon PJ, Walshe JJ. Access Recirculation in Temporary Hemodialysis Catheters as Measured by the Saline Dilution Technique. Am J Kidney Dis. 2000;36(6):1135-9.

Androes MP, Heffner AC. Placement of Jugular Venous Catheters. UpToDate. 2021. Disponível em: https://www.uptodate.com/contents/placement-of-jugular-venous-catheters. Acesso em: 25 abr. 2021.

Hemodialysis Adequacy 2006 Work Group. Clinical Practice Guidelines for Hemodialysis Adequacy, Update 2006. Am J Kidney Dis. 2006;48(Suppl 1):S2-90.

Seldinger SI. Catheter Replacement of the Needle in Percutaneous Arteriography; A New Technique. Acta Radiol. 1953;39(5):368-76.

Denys BG, Uretsky BF. Anatomical Variations of Internal Jugular Vein Location: Impact on Central Venous Access. Crit Care Med. 1991;19(12):1516-9.

Vaughan RW, Wise L. Intraoperative Arterial Oxygenation in Obese Patients. Ann Surg. 1976;184(1):35-42.

Wang R, Snoey ER, Clements RC, Hern HG, Price D. Effect of Head Rotation on Vascular Anatomy of the Neck: An Ultrasound Study. J Emerg Med. 2006;31(3):283-6.

Sulek CA, Gravenstein N, Blackshear RH, Weiss L. Head Rotation During Internal Jugular Vein Cannulation and the Risk of Carotid Artery Puncture. Anesth Analg. 1996;82(1):125-8.

Nguyen BV, Prat G, Vincent JL, Nowak E, Bizien N, Tonnelier JM et al. Determination of the Learning Curve for Ultrasound-Guided Jugular Central Venous Catheter Placement. Intensive Care Med. 2014;40(1):66-73.

Abood GJ, Davis KA, Esposito TJ, Luchette FA, Gamelli RL. Comparison of Routine Chest Radiograph Versus Clinician Judgment to Determine Adequate Central Line Placement in Critically Ill Patients. J Trauma. 2007;63(1):50-6.

Lessnau KD. Is Chest Radiography Necessary After Uncomplicated Insertion of a Triple-Lumen Catheter in the Right Internal Jugular Vein, Using the Anterior Approach? Chest. 2005;127(1):220-3.

Vezzani A, Brusasco C, Palermo S, Launo C, Mergoni M, Corradi F. Ultrasound Localization of Central Vein Catheter and Detection of Postprocedural Pneumothorax: An Alternative to Chest Radiography. Crit Care Med. 2010;38(2):533-8.

Aslamy Z, Dewald CL, Heffner JE. MRI of Central Venous Anatomy: Implications for Central Venous Catheter Insertion. Chest. 1998;114(3):820-6.

Schuster M, Nave H, Piepenbrock S, Pabst R, Panning B. The Carina as a Landmark in Central Venous Catheter Placement. Br J Anaesth. 2000;85(2):192-4.

Young MP, Yuo TH. Overview of Complications of Central Venous Catheters and Their Prevention. UpToDate. 2021. Disponível em: https://www.uptodate.com/contents/overview-of-complications-of-central-venous-catheters-and-their-prevention. Acesso em: 15 maio 2021.

Webster J, Osborne S, Rickard CM, New K. Clinically-Indicated Replacement Versus Routine Replacement of Peripheral Venous Catheters. Cochrane Database Syst Rev. 2013;3:CD007798.

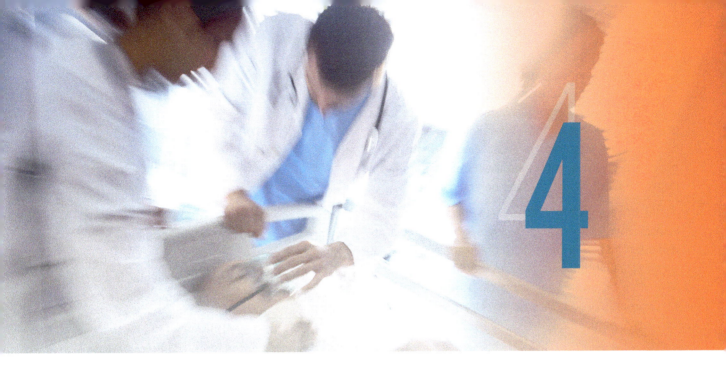

MARCAPASSO TRANSVENOSO

CALILA OLIVEIRA ALVES | YAGO SOARES FONSECA | JULIO FLÁVIO MEIRELLES MARCHINI

O marcapasso cardíaco provisório transvenoso (MPTV) é um dispositivo utilizado para pacientes com bradiarritmias sintomáticas, capaz de controlar a frequência cardíaca e garantir a contratilidade e o fornecimento do débito cardíaco. Apesar de a técnica para realização do procedimento ser mais invasiva, é mais segura quando comparada ao marcapasso transcutâneo.

No departamento de emergência, além de estar apto para o reconhecimento precoce das indicações do procedimento e da decisão sobre a passagem do MPTV, é imprescindível que o médico emergencista tenha domínio da técnica, bem como saiba identificar e manejar as possíveis complicações para garantia da estabilidade clínica e hemodinâmica do paciente.

Indicações do procedimento

A principal indicação do marcapasso provisório é a bradicardia sintomática, mais frequentemente em razão de bloqueio infranodal. Em alguns casos, é possível aguardar diretamente o implante do marcapasso permanente, mas nos casos em que o paciente procura o departamento de emergência, em geral, é porque a bradiarritmia é associada a instabilidade hemodinâmica e sintomas importantes. Nesse caso, o marcapasso provisório é fundamental para melhorar os sintomas e impedir a piora da instabilidade hemodinâmica.

As indicações profiláticas estão descritas para pacientes com alto risco de progressão para bradiarritmias sintomáticas, o que inclui bradicardias associadas a infarto agudo do miocárdio (IAM), bloqueio de ramo alternante ou bifascicular, bloqueio atrioventricular do segundo grau Mobitz II, e do terceiro grau com ritmo de escape lento.

Escolha do tipo de marcapasso provisório

Existem dois tipos de marcapasso disponíveis em departamento de emergência: marcapasso transcutâneo (MPTC) e marcapasso transvenoso (MTV). O MPTC é mais rápido e prático, e, portanto, pode ser aplicado rápida e facilmente. No entanto, com a movimentação do paciente, sudorese e tempo de fixação, as pás do MPTC podem perder sua aderência e inadvertidamente haver a perda de comando do marcapasso. O MPTC deve ser escolhido quando há risco imediato de instabilidade pela bradicardia, pois não há tempo de instalação do MTV. O MPTC também oferece uma camada de segurança ao paciente durante a instalação do MTV.

O MTV exige preparo do ambiente e maior tempo para instalação, mas resulta em uma instalação mais segura para o paciente. Via de regra, o MTV sempre será instalado, pois a maioria das causas de bradicardia é prolongada e não será revertida rapidamente.

Contraindicações do procedimento

Não há contraindicações absolutas ao procedimento.

Materiais/equipamentos

Material para limpeza e antissepsia local

Solução com material degermante à base de clorexidina (utilizar antes da paramentação com luva de procedimento) ou solução alcoólica à base de clorexidina (utilizar se já estiver paramentado).

Material para paramentação de procedimento invasivo com barreira total

- Capote estéril de mangas compridas;
- Luvas estéreis;
- Máscaras;
- Óculos de proteção;
- Touca cirúrgica.

Material para anestesia local

- Injeção de lidocaína 0,5-2% sem vasoconstritor, preferencialmente.

Kit marca-passo (ver Figura 4.1)

- Introdutor;
- Guia e dilatador;
- Capa protetora (conhecido popularmente como *camisinha*);

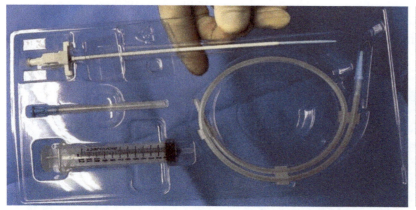
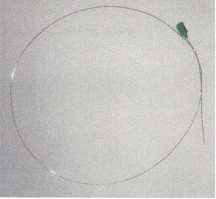

Figura 4.1 *Kit* marcapasso provisório.
Fonte: Acervo pessoal dos autores.

- Cabo-eletrodo;
- Cabo conector;
- Pinos conectores;
- Conector jacaré (grampo metálico);
- Seringa (5 ou 10 mL);
- Gerador.

Material de sutura
- Porta-agulha;
- Tesoura;
- Fio 3-0.

Equipamento de monitoramento e intervenção
- Aparelho ultrassom;
- Desfibrilador/cardioversor;
- Aparelho de eletrocardiograma ou outro monitor.

Outros materiais
- Gaze;
- Agulhas estéreis;
- Campos cirúrgicos;
- Drogas para analgesia e sedação;
- Bisturi;
- Seringas estéreis (3, 5 e 10 mL).

Preparação do paciente/ passo a passo do procedimento

A passagem do MPTV pode ser realizada por meio de duas técnicas, uma guiada por eletrocardiograma (ECG) e outra "às cegas", e o passo a passo de ambas será abordado neste capítulo.

i) É preciso definir a técnica a ser utilizada antes de iniciar o procedimento, para que toda a equipe esteja ciente dos passos a serem seguidos. Antes de qualquer uma das técnicas, as etapas em comum a ambas são:

ii) Comunicar ao paciente sobre o procedimento ao qual ele será submetido e explicar brevemente a sequência de eventos que serão realizados.

iii) Garantir a monitorização multiparamétrica do paciente para avaliação durante todo o procedimento.

iv) Posicionar o paciente de forma adequada, a fim de garantir visualização e manejo dos pontos anatômicos de referência para punção vascular.

v) Documentar a bradicardia.

vi) Revisar a lista de materiais necessários.

vii) Realizar sedação e analgesia.

viii) Realizar antissepsia das mãos e paramentação (capote, luvas, touca, máscara e óculos de proteção).

ix) Realizar assepsia e antissepsia local fazendo fricção na área em movimentos circulares, no sentido da região central para a periferia, e abranger uma superfície maior do que a necessária para realização do procedimento. Em seguida, colocar os campos.

x) Anestesiar o local com a injeção de lidocaína (dose total de 5-300 mg [0,5-60 mL], conforme concentração).

xi) Solicitar a outro membro da equipe (devidamente paramentado e seguindo as indicações para antissepsia) que abra os *kits* sem contaminar o material estéril.

xii) Fazer a punção da veia jugular direita (primeira opção) ou veia subclávia esquerda (segunda opção) guiada por ultrassom.

xiii) Garantido o acesso, passar o guia e retirar a agulha.

xiv) Passar o introdutor com o dilatador. Caso haja necessidade, realizar um pequeno corte na pele com bisturi. Quando houver progressão completa do introdutor, retirar concomitantemente o dilatador e o guia.

Realizadas estas etapas, prosseguir com o passo a passo conforme a técnica escolhida.

Técnica guiada por ECG

A realização dessa técnica se baseia na morfologia do traçado eletrocardiográfico formado à medida em que se progride com o cabo-eletrodo na região endocavitária. Para isso, é necessário conectar a via distal (parte preta, ou negativa) do cabo do marcapasso ao eletrodo, que corresponde ao V do monitoramento do paciente. Nessa técnica, o gerador só é conectado e ligado ao final do procedimento para confirmar o posicionamento.

Após a conexão do cabo do marcapasso ao eletrodo, procede-se então à sua colocação no introdutor. O registro do eletrocardiograma endocavitário permitirá identificar a região onde o eletrodo está. Inicialmente, o eletrocardiograma é similar ao eletrocardiograma de superfície. À medida em que o eletrodo avança para o átrio, verifica-se aumento da amplitude da onda P, que terá maior amplitude no átrio. A amplitude do complexo QRS será baixa, quando comparada à amplitude da onda P, que terá mudança de polaridade conforme a progressão pelo átrio, conforme observado na ilustração (Figura 4.2).

Nesse ponto, o operador deve direcionar o cabo para o ventrículo direito. Caso ocorra passagem para a veia cava inferior em vez do ventrículo direito, haverá redução da amplitude da onda P e do complexo QRS (voltando a se assemelhar ao ECG de superfície). Ao atravessar para o ventrículo direito, será possível identificar diminuição da amplitude da onda P e aumento importante da amplitude do complexo QRS. A partir daí, deve-se prosseguir com a passagem do eletrodo de modo cauteloso (Figura 4.3 A) até que seja visto registro que corresponde ao impacto na parede do ventrículo (Figura 4.3 B), ou seja, morfologia de supradesnivelamento do segmento ST (não há nenhuma relação dessa morfologia com IAM).

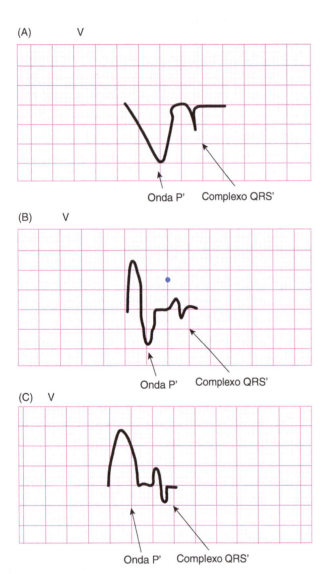

Figura 4.2 Traçado eletrocardiográfico endocavitário na progressão do eletrodo no átrio direito e principais características morfológicas em (A) parte alta do átrio direito, (B) meio do átrio direito e (C) parte baixa do átrio direito. Chama atenção como a onda P é maior do que o complexo QRS, mas nem todos os casos são tão chamativos assim.

Fonte: Adaptada de Martins, 2019.

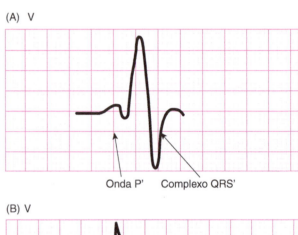
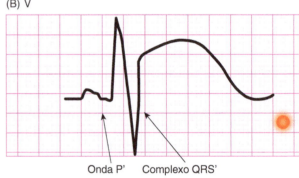

Figura 4.3 (A) Morfologia do traçado eletrocardiográfico endocavitário no ventrículo direito e (B) momento do impacto, com registro da morfologia de supradesnivelamento do segmento ST.

Fonte: Adaptada de Martins, 2019.

Ainda, é possível confirmar o impacto do cabo-eletrodo no ventrículo direito por meio de ultrassonografia na janela subcostal. Nesse ponto, deve-se desconectar a via distal do ECG e conectar ao gerador. Pode-se proceder com o teste do gerador.

Configuração e teste dos parâmetros do gerador

Para configuração do gerador, serão realizados ajustes no modo, na frequência cardíaca, na sensibilidade e no limiar de comando ventricular. A configuração de cada um desses parâmetros será descrita a seguir:

1) **Modo:** a configuração do modo compreende 3 dos 5 parâmetros estabelecidos pela North American Society of Pacing and Eletrophisiology (NASPE) e pelo British Pacing and Eletrophisiology Group (BPEG), que criaram o código ICHD para nomenclatura internacional dos modos de estimulação artificial cardíaca. Tratam-se, em ordem, dos parâmetros de câmara estimulada, câmara sentida e resposta ao evento.

   O parâmetro câmara estimulada pode ser configurado em A (átrio), V (ventrículo) ou D (ambos, dupla câmara). Já câmara sentida pode ser configurada em A (átrio), V (ventrículo), D (ambos, dupla câmara) ou 0 (nenhum). E o item resposta ao evento pode ser determinado em T (deflagra MP), I (inibe MP), D (deflagra + inibe MP) ou 0 (nenhuma).

   Para determinação da configuração do modo do MPTV, duas configurações devem ser consideradas: V00 (estímulo ventricular, nenhuma sensibilidade e nenhuma resposta) e VVI (estímulo ventricular, sensibilidade ventricular e inibição do marcapasso na presença de atividade ventricular normal). Frente à escolha do modo V00, o marca-passo funcionará independentemente de batimentos próprios do paciente, enquanto no modo VVI haverá inibição do marca-passo se houver estímulo e formação de QRS próprios do paciente.

2) **Frequência cardíaca:** deve ser ajustada conforme a necessidade mínima para melhoria do perfil hemodinâmico do paciente. Em geral, a frequência cardíaca de 50-60 bpm é escolhida exceto se o paciente estiver instável. Nesse caso, a frequência cardíaca de 80-100 bpm pode contribuir para a estabilidade do paciente.

3) **Limiar de comando:** trata-se da energia fornecida ao marca-passo (medida em mV). A definição do limiar de comando é testada com a FC programada do marca-passo acima da que o paciente apresenta. Inicia-se o teste com comando máximo. O comando é diminuído gradualmente. No limiar de comando, haverá perda de comando. No traçado eletrocardiográfico, serão vistas espículas dissociadas dos QRS. O limiar de comando abaixo de 1 V ou 1 mA atesta para um cabo de marca-passo bem-posicionado. No ambiente do departamento de emergência e transporte do paciente intra ou extra-hospitalar, recomendamos deixar o marcapasso em comando máximo (ou seja 10 V ou 10 mA).

4) **Sensibilidade:** o limiar de sensibilidade é testado com FC programada do marca-passo abaixo da que o paciente apresenta. Logicamente, se o paciente não apresenta frequência própria ou é muito lenta, não será possível testá-la. Assim, procede-se com o ajuste da sensibilidade para o menor valor, como 0,1 mV (corresponde ao aumento da sensibilidade, pois são inversamente proporcionais) e progressivamente aumenta-se o valor numérico (corresponde à diminuição da sensibilidade, pois são inversamente proporcionais). Inicialmente, o marca-passo deve sinalizar que detecta o batimento intrínseco do paciente. Isso é sinalizado por um sinal luminoso (em modelos mais antigos) ou por um ícone (em modelos mais modernos). Em determinado momento, com o aumento do valor numérico da sensibilidade, o gerador deixará de detectar o batimento intrínseco do paciente. Quando isso ocorrer, o marca-passo deixará de sinalizar a detecção do batimento intrínseco e começará a estimular (aparecimento de espículas). Esse é o limiar de sensibilidade. Feita essa identificação, a programação da sensibilidade no MP deve ser 50% desse valor, ou seja, se o limiar de sensibilidade for 8 mV, o valor da programação deve ser de 4 mV. Não esquecer de restabelecer o valor da FC encontrada em etapa anterior para ajuste correto do dispositivo.

Complicações

As complicações relacionadas ao MPTV podem ser classificadas conforme a etapa de realização do procedimento, que incluem a punção para obtenção do acesso venoso central, cateterismo cardíaco e falhas no marca-passo.

Complicações relacionadas ao acesso

- Infecção;
- Pneumotórax;
- Hematoma no local da punção;
- Lesão tecidual;
- Embolia aérea e trombose venosa (menos comuns).

Complicações relacionadas a passagem do cabo-eletrodo

- Mau posicionamento do eletrodo;
- Perfuração do septo;
- Perfuração da parede livre, que pode resultar em hemopericárdio, tamponamento e morte.

Complicações relacionadas à disfunção do marca-passo

- Falha em acionamento (falha de disparo ou de captura);
- Falha em sensibilidade (sensibilidade diminuída ou sensibilidade aumentada);
- Pseudodisfunção (*crosstalk* ou taquicardia mediada por marca-passo).

A conduta frente às complicações é, na maioria dos casos, avaliação da cirurgia cardíaca. Levando em consideração o risco de tamponamento cardíaco, é de fundamental importância que o emergencista esteja apto a perceber essa condição e manejar o paciente por meio da punção de Marfan.

Cuidados pós-procedimento

Após a realização do procedimento, os cuidados necessários são:

- Registrar no prontuário os parâmetros estabelecidos no novo gerador, bem como o ritmo;
- Trocar diariamente o curativo da região onde foi realizado o implante para evitar que sejam desenvolvidas infecções;
- Manter o paciente em repouso enquanto estiver com o MPTV;
- Garantir monitorização eletrocardiográfica frequente.

O tempo de internamento e observação devem ser indicados pelo médico, mediante avaliação das necessidades do paciente. Terminado o tempo indicado, o paciente poderá receber alta e proceder com a retirada do MPTV ou ser indicado para passagem de marca-passo definitivo.

Bibliografia recomendada

ACC/AHA/HRS 2008 Guidelines for Device-Based Therapy of Cardiac Rhythm Abnormalities – A Report of the American College of Cardiology/American Heart Association Task Force on Practice Guidelines (Writing Committee to Revise the ACC/AHA/NASPE 2002 Guideline Update for Implantation of Cardiac Pacemakers and Antiarrhythmia Devices). Circulation. 2008;117(21):e350-e408. doi: 10.1161/CIRCUALTIONAHA.108.189742.

Chue CD, Kwok CS, Wong CQ, Patwala A, Barker D, Zaidi A et al. Efficacy and safety of the Subcutaneous Implantable Cardioverter Defibrillator: A Systematic Review. Heart. 2017;103(17):1315-22. doi: 10.1136/heartjnl-2016-310852.

Chen CF, Jin CL, Liu MJ, Xu YZ. Efficacy, Safety, and In-Hospital Outcomes of Subcutaneous Versus Transvenous Implantable Defibrillator Therapy: A Meta-Analysis and Systematic Review. Medicine (Baltimore). 2019;98(19):e15490. doi: 10.1097/MD.0000000000015490.

Harrigan RA, Chan TC, Moonblatt S, Vilke GM, Ufberg JW. Temporary Transvenous Pacemaker Placement in the Emergency Department. J Emerg Med. 2007;32(1):105-11. doi: 10.1016/j.jemermed.2006.05.037.

Martins RF. Passagem de Marca-passo Provisório Transvenoso – ECG na Sala de Emergência. 2019. Disponível em: https://www.youtube.com/watch?v=WYfL8RuJD5g. Acesso em: 5 maio 2021.

Wanderley APB, Alencar JCG, Marchini JFM. Marca-passo e dispositivos implantáveis no departamento de emergência. *In:* Velasco IT, Neto RAB, Souza HP, Marino LO, Marchini JFM, Alencar JCG. Medicina de Emergência: Abordagem Prática. Barueri: Manole; 2020:1538-45.

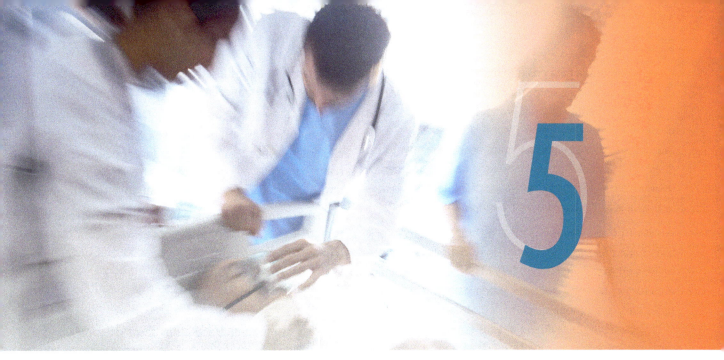

TORACOCENTESE

HADASSA CRISTINA PIEDADE INÁCIO | MARCIO AUGUSTO MARQUES INÁCIO

A toracocentese é um procedimento percutâneo invasivo, geralmente eletivo, no qual uma agulha, cânula ou cateter é introduzido no espaço pleural com o objetivo de remover ar ou fluidos para fins terapêuticos ou diagnósticos. É uma técnica conveniente para categorização de derrames pleurais em transudatos (desequilíbrio entre as pressões hidrostática e oncótica intravasculares) ou exsudatos (aumento da permeabilidade das membranas dos capilares ou obstrução linfática). A toracocentese ainda pode ser utilizada de forma terapêutica, a fim de aliviar sintomas do derrame pleural, como dispneia, tosse, hipoxemia ou dor pleurítica.

Indicações do procedimento

Conforme já citado, a toracocentese é indicada tanto para fins terapêuticos quanto para fins diagnósticos, e é majoritariamente utilizada em pacientes com derrame pleural.

Quando usada para fins terapêuticos, geralmente é indicada para diminuir sintomas respiratórios de pacientes com acometimentos pleurais grandes e pode ser utilizada para resolução do derrame pleural. A toracocentese terapêutica é também indicada para acompanhamento do quadro inflamatório, como nos casos de derrame parapneumônico, e para pacientes com derrames neoplásicos sem indicação clínica para outro tipo de tratamento.

Para os fins de diagnóstico, a toracocentese é utilizada para diferenciação de derrames pleurais em transudativos ou exsudativos, coleta de material de bioquímica e cultura e, por fim, pode ser usada para coleta de material para anatomopatológico. A biópsia pleural, nesses pacientes, deve ser realizada apenas em quadros de derrame pleural exsudativo de causa desconhecida.

Contraindicações do procedimento

A principal contraindicação relativa da toracocentese são os pacientes em terapia com anticoagulantes e pacientes com distúrbios de coagulação. Também deve-se avaliar a real indicação do procedimento em pacientes em uso de trombolíticos e fibrinolíticos.

Outras contraindicações relativas são infecção cutânea, herpes-zóster, piodermite ou queimaduras no local do procedimento e variações anatômicas que impedem o médico de identificar os pontos adequados. O procedimento também está relativamente contraindicado em casos de esplenomegalia.

Sugere-se, ainda, que derrames pleurais que se apresentam inferiores a 10 mm à radiografia de tórax em decúbito lateral não sejam puncionados rotineiramente. Por conta da dificuldade de punção, a chance de que ocorra uma complicação, nesses casos, é muito maior.

Embora não seja uma contraindicação absoluta, a toracocentese também deve ser realizada com cautela nos casos de pacientes em ventilação mecânica, uma vez que a pressão positiva existente poderá aproximar o pulmão da agulha que será inserida durante o procedimento, havendo mais chances de pneumotórax.

Para evitar complicações nos casos de contraindicações relativas, é indicado realizar o procedimento guiado por ultrassonografia.

Materiais e equipamentos

Para realização da toracocentese serão necessários: solução antisséptica, preferencialmente com clorexidine; luvas, máscara, avental, óculos, gorro e campos cirúrgicos estéreis; gazes estéreis; lidocaína 2% sem vasoconstritor; agulhas estéreis calibre 10 × 4,5 mm, 30 × 8 mm e 30 × 10 mm; seringas estéreis (20, 10 mL ou mais); cateter intravenoso 14 e 16; equipo de macrogotas para soro; frascos de vidro a vácuo ou frascos coletores; tubos para coleta de material; e curativo.

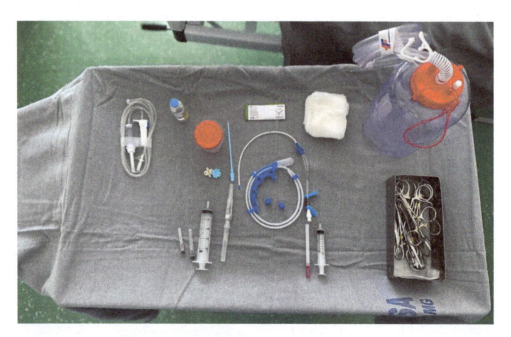

Figura 5.1 Materiais necessários para realização de toracocentese.
Fonte: Cortesia de Dr. Ricardo Nacarato.

Técnica

Antes do início, é sempre importante explicar ao paciente o que será feito, verificando também o lado correto do procedimento, a fim de evitar punções desnecessárias. É sempre prudente que a toracocentese seja realizada no ambiente em que haja o menor risco de desenvolvimento de infecções. O médico e o paciente devem estar em posições ergonomicamente confortáveis para o procedimento. A paramentação do profissional deve ser realizada para início do processo.

Assim que confirmados tais orientações, o procedimento de toracocentese deverá ser realizado nas seguintes etapas:

Preparação e anestesia

1) O paciente deve ser posicionado sentado na beira da cama, com os braços apoiados em travesseiros sobre uma mesa acessória, como a mesa de Mayo, permitindo que as escápulas do paciente se lateralizem e que os espaços intercostais (EIC) se abram.

2) Identificar, minuciosamente, o local de maior nível de derrame pleural por meio da ausculta e da percussão. O local da punção deverá ser um ou dois EIC posteriores abaixo do local em que se detecta macicez à percussão e/ou abolição ou diminuição do frêmito toracovocal. Toda punção de toracocentese deverá ser realizada acima da nona costela, com vistas a evitar lesão hepática, esplênica ou diafragmática

3) Utilizar degermante no local de punção para limpeza e, posteriormente, realizar antissepsia.

4) Colocar campo estéril e utilizar lidocaína estéril 2% para anestesiar o local. O anestésico deverá ser aspirado na seringa de 10 mL, com agulha 20 × 10 mm. Aplicar o anestésico em planos superficiais e profundos até a pleura parietal (alternar introdução a cada 2 ou 3 mm). Inserir a agulha na borda superior da costela inferior, evitando lesão do feixe vasculonervoso, que se encontra na região inferior dos arcos costais.

Como previamente citado, o procedimento poderá ser terapêutico ou diagnóstico, ambos serão abordados a seguir.

Toracocentese diagnóstica

1) Depois de realizada a anestesia e após atingir o espaço pleural, e ao identificar-se a presença do líquido da cavidade, retirar agulha e introduzir o cateter intravenoso (14 ou 16) no mesmo caminho que a agulha anterior (sempre na borda superior da costela inferior). Retirar o mandril, mantendo no espaço pleural apenas o cateter de plástico.

2) Conectar cateter intravenoso a uma seringa de 20 mL. Aspirar até que o líquido pleural entre na seringa.

3) Uma vez aspirado, o líquido deve ser depositado em tubos estéreis com e sem anticoagulação para realização dos exames necessários.

4) Solicitar que o paciente realize interrupção da respiração, para retirada de cateter.

5) Fazer curativo oclusivo.

Toracocentese terapêutica

1) Depois de realizada a anestesia e após atingir o espaço pleural, e ao identificar-se a presença do líquido da cavidade, retirar agulha e introduzir o cateter intravenoso (14 ou 16) no mesmo caminho que a agulha anterior (sempre na borda superior da costela inferior). Retirar o mandril, mantendo no espaço pleural apenas o cateter de plástico.

2) Conectar cateter intravenoso a uma seringa de 20 mL. Aspirar até que o líquido pleural entre na seringa.

3) Conectar o cateter ao equipo de macrogotas para soro.

4) Conectar a outra ponta do equipo ao frasco de vidro a vácuo ou frasco coletor.

Observação: pode-se utilizar também a torneira de três vias ou cateter venoso central para realização da retirada de líquido.

5) Aguardar que o líquido saia de forma lenta e gradativa, observando seu aspecto e se o paciente apresenta algum sintoma durante a retirada. É aconselhável que não se remova mais de 1.500 mL de líquido por procedimento, devido ao risco de edema pulmonar de reexpansão.

6) Ao atingir o nível desejado de aspiração, solicitar ao paciente que realize interrupção da respiração, para retirada de cateter.

7) Fazer curativo oclusivo.

Observações

O procedimento, tanto diagnóstico quanto terapêutico, deverá ser interrompido caso o paciente apresente tosse, hipotensão ou desconforto respiratório. Além disso, para realização da toracocentese, pode-se utilizar tanto frascos a vácuo quanto frascos comuns.

É relevante salientar que a toracocentese é um procedimento que pode acarretar diversas complicações, como as descritas a seguir, e, por isso, é indicado que o procedimento seja realizado guiado por ultrassonografia sempre que o equipamento estiver disponível no serviço de saúde. O uso desse aparelho radiológico promoveu redução dos índices de complicações, além de causar a identificação mais específica da área em que se encontra o fluido pleural.

Ainda, indica-se uso de ultrassonografia quando, por meio do exame físico e radiografia, não se faz conclusivo o tamanho do derrame pleural, quando a quantidade de líquido é pequena, em situações em que já houve tentativas de punção prévias falhas e em casos de suspeitas de derrame encistado.

A realização da toracocentese é exemplificada no vídeo a seguir:

Acesse o vídeo com demonstração do procedimento

Complicações

Dentre as complicações da toracocentese, temos o pneumotórax, a mais frequente das intercorrências. O pneumotórax pode ocorrer por diversos motivos, incluindo falta de prática do médico, retirada de mais de 1.500 mL de volume pleural, diversas perfurações em apenas um procedimento, pacientes com doença pulmonar obstrutiva crônica (DPOC), repetidas toracocenteses e uso de agulhas de calibre maior do que o indicado.

Além do pneumotórax, a tosse pode ser uma das complicações do procedimento e ocorre nos minutos finais da toracocentese. Quando o líquido é retirado, há uma rápida reexpansão pulmonar, levando o paciente a tossir.

O hemotórax, mesmo que raro, também é classificado como uma das complicações da toracocentese. Pode ocorrer quando há lesão de algum feixe vasculonervoso durante a punção. Deve-se suspeitar de um hemotórax caso o paciente, após o procedimento, apresente sinais de instabilidade hemodinâmica, queda de hematócrito ou junção de líquido pleural rápido. Outras complicações hemorrágicas também podem ocorrer, como sangramento local e hematoma na parede torácica.

Como previamente citado, o edema pulmonar de reexpansão pode ser uma das complicações da toracocentese e pode ocorrer quando há retirada de mais de 1.500 mL de líquido pleural do paciente. A detecção do edema de reexpansão pode ser feita caso o paciente apresente hipoxemia e nova formação de líquido pleural dentro de 24 horas após o procedimento.

O estresse do procedimento ou a mobilização do mediastino podem gerar reação vasovagal com bradicardia, hipotensão e diminuição do volume cardíaco por redução do débito. Caso ocorra, a toracocentese deve ser interrompida, atropina intramuscular pode ser administrada para alívio dos sintomas e deve-se iniciar suporte de oxigênio para o paciente.

Pode haver também outras complicações como: dor no local de punção, infecção local e acometimento hepático ou esplênico.

Cuidados pós-procedimento

Para avaliação da evolução e possíveis complicações citadas, faz-se necessária a realização de um exame de imagem, seja a radiografia de tórax ou a ultrassonografia. Além disso, é essencial que o paciente seja estimulado a deambular. A equipe de saúde deve ficar atenta para qualquer mudança nos dados vitais do paciente.

Pode-se considerar que a toracocentese é um procedimento seguro e com poucos riscos para o paciente, caso seja realizada com técnica correta e por profissionais capacitados.

Bibliografia recomendada

Roberts JS, Custalow CB, Thomsen TW. Roberts and Hedges' Clinical Procedures in Emergency Medicine and Acute Care. 7. ed. Philadelphia, PA: Elsevier; 2019.

Neto AS, Dias RD, Velasco IT. Procedimentos em Emergências. 2. ed. Barueri, SP: Manole; 2016.

Thomsen TW, DeLaPena J, Setnik, GS. Thoracentesis. N Engl J Med 2006; 355:e16.

Wiegand DL. AACN Procedure Manual for High Acuity, Progressive, and Critical Care. 7. ed. Philadelphia, PA: Elsevier; 2016.

Vargas FS, Teixeira LR, Marchi E. Derrame Pleural. 4. ed. São Paulo: Roca; 2004.

Sales R, Onishi R. Toracocentese e biópsia pleural. J. Bras. Pneumol. 2006;32(Supl 3):S170-3.

Krackov R, Rizzolo D. Real-Time Ultrasound-Guided Thoracentesis. JAAPA. 2017;30(4):32-7.

Cantey EP, Walter JM, Corbridge T, Barsuk JH. Complications of Thoracentesis: Incidence, Risk Factors, and Strategies for Prevention. Curr Opin Pulm Med. 2016;22(4):378-85.

DeBiasi EM, Puchalski J. Thoracentesis: State-of-the-Art in Procedural Safety, Patient Outcomes, and Physiologic Impact. PLEURA. 2016;3:1-10.

Wiederhold BD, Amr O, Modi P, O'Rourke MC. Thoracentesis. Updated. 2020. In: StatPearls. Treasure Island (FL): StatPearls Publishing; 2021.

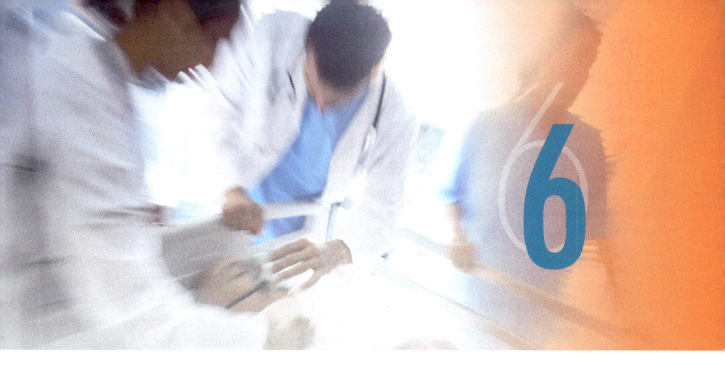

TORACOSTOMIA
DRENAGEM DE TÓRAX

ANA CAROLINA SAMPAIO FREIRE | RODRIGO CASELLI BELÉM

A drenagem torácica – ou toracostomia fechada – é um procedimento cirúrgico associado à inserção de um ou mais tubos no espaço pleural, para facilitar a remoção de conteúdo líquido ou gasoso acumulado. Ela pode ser realizada de maneira eletiva, de urgência ou de emergência, tendo como principal função a restauração da pressão negativa alterada na presença de ar ou fluidos biológicos (hemáticos, purulentos, cerosos, linfáticos ou outros), favorecendo a reexpansão pulmonar e a dinâmica respiratória.

A prática de drenagem do espaço pleural teve início no século V a.C.; Hipócrates já descrevia o empiema e os procedimentos de drenagem aberta. No século XV, Celsius incluiu na técnica a ressecção costal para uso de um trocar e de uma cânula de metal na drenagem local.

Contudo, essas técnicas de abertura do espaço pleural geram graves consequências para a fisiologia respiratória, com o desenvolvimento de um pneumotórax aberto, podendo resultar em falência respiratória. Esse problema foi solucionado por William S. Playfair, em 1871, e Gotthard Bülau, em 1875, que relataram o uso de um "sistema subaquático" (selo d'água) de drenagem tórax para o tratamento do empiema.

Apesar da evolução desses dispositivos, os princípios permanecem inalterados, envolvendo um sistema fechado e valvulado que permite a saída de ar, ao mesmo tempo em que impede sua entrada, garantindo a manutenção de uma pressão intrapleural negativa em relação à pressão atmosférica extrapleural. Com isso, permite-se a adequada variação durante o ciclo respiratório, expansão do parênquima pulmonar e eliminação contínua de ar e/ou fluido presente da cavidade.

O uso dessa técnica só foi amplamente disseminado durante a epidemia da gripe espanhola, para o tratamento de empiemas pós-influenza, e durante a Guerra de Correia, como abordagem padrão-ouro após cirurgias torácicas de grande porte por lesões traumáticas. Atualmente, com os avanços na cirurgia torácica e do trauma, sabe-se que a maior parte das lesões traumáticas de tórax apresentam uma boa resposta à drenagem simples.

O trauma torácico contuso ou penetrante atinge aproximadamente 60% dos pacientes politraumatizados, sendo diretamente responsáveis por uma mortalidade associada ao trauma de entre 20% e 25%, assim como outros 25% de todas as mortes, considerando-se a segunda maior causa de morte por trauma. No politraumatizado, o hemopneumotórax é uma das lesões traumáticas mais comuns, apresentando uma prevalência aproximada de 52,3%; em seguida, pode-se destacar hemotórax, com 23,4%, e o pneumotórax, com uma prevalência entre 20% e 20,7%, que podem ser solucionados com procedimentos simples realizados no departamento de emergência.

Em grande parte dos casos, o trauma torácico pode ser tratado com a realização de uma drenagem torácica, para retirada de ar ou sangue da cavidade pleural, sendo esse o manejo definitivo em mais de 85% dos casos de lesão torácica. Na sala de emergência, o uso de ultrassom (e-FAST) facilita o diagnóstico rápido do hemotórax e do pneumotórax simples, caso outros recursos de imagem não estejam disponíveis.

É importante destacar que o hemotórax maciço e o pneumotórax hipertensivo são condições de risco iminente de morte, sendo necessário um rápido reconhecimento e gerenciamento desses tipos de lesão ainda na avaliação primária. O pneumotórax hipertensivo ocorre nos casos em que o ar entra no espaço pleural sem meio de "fuga", pelo vazamento de ar com uma "válvula unidirecional" através do pulmão ou da parede torácica. Consiste em um diagnóstico puramente clínico, com a presença de diversos sinais e sintomas, como: dor torácica, dispneia, taquipneia, desconforto respiratório, taquicardia, hipotensão, turgência jugular, desvio traqueal contralateral ao lado afetado, diminuição importante ou abolição unilateral dos murmúrios vesiculares, hipertimpanismo na percussão e expansibilidade reduzida do hemitórax lesado, e cianose (como uma manifestação tardia). Esse tipo de complicação deve ser tratada de forma imediata, por meio da descompressão torácica por agulha (Quadro 6.1), transformando o pneumotórax hipertensivo em um pneumotórax aberto.

Quadro 6.1 Técnica de descompressão de pneumotórax hipertensivo.

Descompressão de pneumotórax hipertensivo
O tratado inicial do pneumotórax hipertensivo consiste na rápida inserção de um cateter de grande sobre a agulha no espaço pleural, a toracocentese com agulha, quando bem-sucedida, transforma um pneumotórax hipertensivo em um aberto simples.
Segundo a 10ª edição do ATLS®, defende-se que o procedimento deve ser realizado com colocação de um cateter grande com agulha no quinto espaço intermediário, levemente anterior à linha axilar média. Após a entrada no espaço pleural, é necessário remover a agulha, deixando apenas o cateter para manter o pneumotórax aberto. Anteriormente, a abordagem padrão era realizada no segundo espaço intercostal na linha hemiclavicular do lado afetado.
Diversos fatores podem influenciar a chance de sucesso do procedimento, como a espessura da parede torácica, torção do cateter e outras complicações técnicas ou anatômicas. Evidências sugerem que cateteres com agulhas maiores têm mais chance de alcançar o espaço pleural, sendo os 5 cm eficazes em mais de 50% dos casos e os de 8 cm, em mais de 90% dos casos. Em casos em que a descompressão por cateter não obtenha sucesso, a toracostomia digital é uma abordagem alternativa, convertendo o procedimento em uma toracostomia aberta.
Ainda assim, esse procedimento não consiste em um tratamento definitivo, sendo necessário reavaliar o paciente, e realizar obrigatória a realização da drenagem torácica do pneumotórax simples, finalizada a descompressão torácica inicial.

Fonte: Adaptado da 10ª edição do ATLS®.

A presença de sangue na cavidade pleural, normalmente, é associada a quadros de maior gravidade, mas lesões de vasos sanguíneos de pequeno calibre ou laceração do parênquima pulmonar, também podem resultar em um hemotórax de montante considerável. De acordo com o volume pedido de sangue, existe um menor ou maior grau de instabilidade hemodinâmica e ventilatória, e com o processo de drenagem é possível quantificar a perda aguda e acumulativa, também permitindo acompanhamento e avaliação do débito durante o tempo.

Indicações

A indicação para drenagem torácica é a presença de ar ou líquido, que pode preencher completamente o espaço ou se acumular em apenas algumas áreas de acordo com a natureza, densidade do acúmulo, qualidade do pulmão e pleura, e presença de aderências pleurais. Comumente, a prática de inserção de um dreno torácico intercostal em situações de emergência é por pneumotórax ou derrame pleural. Entre as indicações para a realização de drenagem torácica, é possível mencionar todas as alterações descritas no Quadro 6.2.

Com o estabelecimento da drenagem torácica, tem-se como principais objetivos a evacuação de ar ou fluido no espaço pleural, colabamento de cavidades residuais, a reexpansão pulmonar completa e o restabelecimento da mecânica respiratória. O atendimento dessas metas dependerá diretamente da viscosidade do líquido pleural; da presença de resíduos, como coágulos, dentro dele; da localização do fluido, seja ele uniloculado ou multiloculado; do tamanho e da capacidade do pulmão residual para a reexpansão; e da presença de pontos de escape de ar, com fístulas. Em pacientes em posição supina, o ar apresenta tendência de se acumular na parte superior do tórax, enquanto fluidos, na parte inferior ou posterior. Todas essas variáveis devem ser avaliadas para estabelecer a melhor linha de abordagem para o paciente.

Contraindicações

Absolutas

Para quadros de trauma em pacientes instáveis com pneumotórax ou hemotórax, não existem contraindicações absolutas para a inserção de um dreno torácico.

Relativas

Para pacientes estáveis, existem algumas situações que requerem uma avaliação caso a caso para determinar o tratamento mais adequado, apresentando algumas contraindicações relativas, como:

- Distúrbios da hemostasia (com coagulopatias ou defeitos plaquetários) – requerem considerações específicas antes de qualquer procedimento invasivo, se a estabilidade do paciente permitir.

- Infecções e distúrbios cutâneos malignos e benignos sobrejacentes – deve ser evitada a inserção do dreno nesses locais, se possível.

- Doenças malignas da parede torácica subjacente.

- Coleção pleural loculada.

- Problemas anatômicos, como a presença de múltiplas aderências pleurais, cicatrizes ou bolhas enfisematosas.

Quadro 6.2 Indicações para a realização da drenagem torácica.

Pneumotórax	Hemotórax	Derrame pleural
■ Pneumotórax de hipertensivo, posterior descompressão de emergência ■ Pneumotórax aberto ■ Pneumotórax fechado Espontâneo ou traumático, em condições de insuficiência respiratória	■ Trauma torácico penetrante ■ Trauma contuso, com mais de 300-400 mL ou na presença manifestações clínicas de insuficiência respiratória ■ Hemopneumotórax ■ Pós-operatório em cirurgias torácicas, cardíacas e esofágicas	■ Derrame estéril sintomático persistente ou recorrente ■ Derrame infectado ou inflamatório: empiema ou parapneumônico ■ Derrame maligno, com ou sem pleurodese ■ Quilotórax

Fonte: Acervo pessoal dos autores.

Materiais e equipamentos

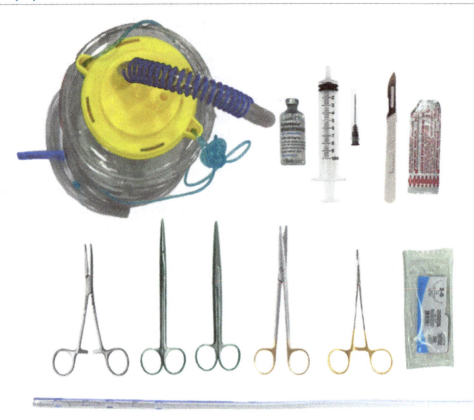

Figura 6.1 Bandeja de materiais básicos para realizar uma toracostomia.
Fonte: Acervo pessoal dos autores.

Procedimento

- Equipamento de proteção individual devidamente esterilizado: capote e luvas, gorro, máscara e óculos de proteção.
- Materiais e líquidos para assepsia do local do procedimento: preparação de iodopovidona, álcool, álcool iodado ou clorexidina, campo estéril, toalhas e gazes esterilizadas.
- Anestésico local (como lidocaína a 1% ou 2%).
- Sutura de seda ou náilon forte não absorvível de maior calibre (como Fio 0, 1-0 ou 2-0).
- Porta-agulha.
- Seringas plásticas e agulhas hipodérmicas.
- Bisturi e lâmina de bisturi n° 10.
- Pinças hemostáticas (tipo Kelly).
- Tesoura de Dissecção Curva (tipo Metzenbaum).
- Tesoura de Sutura Reta (tipo Mayo).

Sistema de drenagem e tubos

- **Dreno torácico:** tubos plásticos de vários diâmetros, aberto em ambas as extremidades, que apresenta uma faixa radiopaca ao longo do tubo interrompida em sua extremidade distal pela presença de fenestrações para drenagem. Isso permite a visualização do dreno na radiografia torácica, possibilitando avaliar seu posicionamento pós-procedimento e se todas as fenestrações estão corretamente dentro da cavidade torácica.
- O calibre do dreno torácico, que varia entre 12 e 42 Fr, deve ser indicado com base no tamanho do paciente e o tipo de coleção intratorácica que requer drenagem, sendo cateteres de pequeno calibre usados com maior frequência em casos de pneumotórax e tubos de grande calibre, em casos de empiema ou hemotórax. Casos com hemotórax maciço podem ser tratados com drenos entre 28 e 32 Fr, permitindo a evacuação

do sangue acumulado e diminuindo o risco de formação de coágulos, que podem bloquear o fluxo da drenagem.

- Água ou solução fisiológica estéril.
- Tubos de conexão.
- Sistemas coletores: quando se realiza uma drenagem torácica, é necessário utilizar um sistema coletor que, ao mesmo tempo, sirva para esvaziar o conteúdo intrapleural (ar, sangue, pus, secreção etc.) e que não permita o retorno desse mesmo material para a cavidade torácica, por meio de um mecanismo de válvula unidirecional. Com isso, utiliza-se um selo d'água para fornecer essa proteção. Existem vários tipos de sistemas de drenagem: eles são estéreis, descartáveis e podem apresentar uma, duas ou três câmaras (Figura 6.2). É importante destacar que esses dispositivos devem ser mantidos abaixo do local de inserção do dreno para que, por efeito da gravidade, não haja retorno do líquido drenado. Além disso, todos esses sistemas apresentam uma "abertura de ar", que permite a saída de ar do coletor para a entrada do material drenado.

- Sistema de câmara única: consiste em um frasco com conexão ao tubo de drenagem e tubo rígido imerso em, aproximadamente, 3 a 5 cm de água, criando a válvula unidirecional. Como possíveis complicações desse dispositivo, pode-se mencionar a perda do funcionamento da válvula unidirecional, quando o tubo rígido não está devidamente submerso na coluna de água, gerando um pneumotórax. Além disso, quando

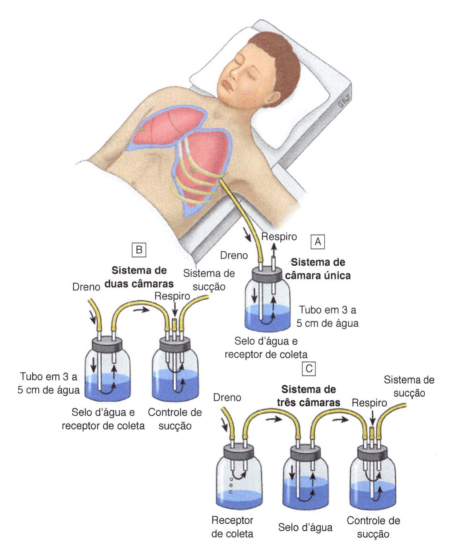

Figura 6.2 Tipos de sistema de drenagem. (A) Sistema de câmara única; (B) sistema de duas câmaras com sucção; (C) sistema de três câmaras com sucção.

Fonte: Acervo pessoal dos autores.

o frasco está mais cheio, pela drenagem do líquido anteriormente no espaço pleural, existe um aumento na pressão aplicada ao tubo pelo aumento da coluna de líquido e, consequentemente, um aumento na pressão intrapleural, que dificulta o processo de drenagem e saída de mais líquido.

- Sistema de 2 compartimentos : o primeiro frasco é conectado ao dreno, realizando a coleta do líquido pleural e, com o tubo rígido imerso na coluna de água, forma a válvula unidirecional. O segundo frasco permite estabelecer o controle da sucção.

- Sistema de 3 compartimentos : o primeiro frasco é o coletor; o segundo, o que estabelece o selo d'água; e o terceiro, o que permite o controle da sucção.

- **Sistema de sucção (caso recomendado):** gera pressão negativa dentro da pleura, para a manutenção da expansão pulmonar, sendo usado em algumas situações específicas.

Curativo oclusivo

- Gaze vaselinada;
- Gaze estéril;
- Fita de espuma e esparadrapo;
- Curativos regulares.

Outros

- Monitor de parâmetros fisiológicos (como ECG, TA, FC, FR, oximetria e capnografia);
- Aparelho de ultrassonografia (caso disponível).
  - Além do seu uso diagnóstico, o ultrassom torácico em tempo real para toracocentese ou drenagem torácica percutânea está associado a menores taxas de complicações e aumento da chance de sucesso do procedimento. Ele permite a identificação precisa de um local seguro para a realização do procedimento, com base na profundidade do líquido pleural e ausência de outras estruturas que podem ser puncionadas ou laceradas erroneamente.

Planejamento, preparo e posicionamento do paciente

Preparo do paciente

Confirmado o diagnóstico e havendo a correta indicação para a realização do procedimento, deve-se realizar uma sequência de etapas para o correto posicionamento do paciente e preparo do local de inserção do dreno torácico. A drenagem torácica deve ser realizada no intraoperatório ou sob anestesia local, sendo possível fornecer analgésicos, como morfina oral, antes do procedimento, permitindo que o paciente esteja confortável durante sua realização. Certifique-se que exista uma radiografia de tórax disponível indicando diagnóstico e confirmando a lateralidade antes do início do procedimento.

1) Explicar o procedimento, suas etapas, possíveis complicações e alternativas terapêuticas, caso o paciente esteja consciente, e as condições sejam adequadas.

2) Iniciar a oxigenação e monitoramento contínuo do paciente continuamente com oximetria de pulso. Frequentemente, é possível fornecer analgésicos, como morfina oral, antes do procedimento, permitindo que o paciente esteja confortável durante sua realização.

3) Posicionar o paciente em decúbito supino. Caso possível, elevar a cabeceira da cama em 30° a 60° (possibilitando o rebaixamento do diafragma e diminuindo as chances de lesões diafragmáticas, esplênicas ou hepáticas).

4) Abduzir o braço do lado acometido, colocar sobre a cabeça do paciente e manter nessa posição, facilitando a exposição adequada da parede torácica anterolateral.

5) Identificar e, possivelmente, delimitar o local de inserção do dreno, buscando evitar estruturas vitais, dentro do "triângulo de segurança" (Figura 6.3), formado pela borda anterior do músculo latíssimo do dorso (limite posterior), borda lateral do músculo peitoral maior (limite anterior), linha horizontal ao nível do mamilo (limite inferior) e base da axila (ápice), mantendo-se, preferencialmente, no 4° ou 5° espaço intercostal entre a linha axilar média e a linha axilar anterior.

5) Em casos de pneumotórax anterior ou apical, o dreno pode ser colocado no segundo espaço intercostal, na linha medioclavicular. Mas essa abordagem é de maior risco e desconfortável para o paciente.

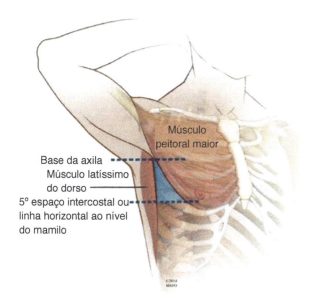

Figura 6.3 "Triângulo de Segurança".
Fonte: Acervo pessoal dos autores.

6) Limpar a pele da região a ser realizado o procedimento com soluções adequadas para assepsia local (como iodopovidona ou clorexidina).

7) Cobrir o campo, protegendo a região com campo estéril e toalhas esterilizadas, deixando exposto apenas o local onde será realizada a incisão e inserção do dreno.

8) Realizar a adequada paramentação, com todo o equipamento de proteção individual devidamente esterilizado anteriormente descrito.

Local de inserção e escolha do tubo

1) Como discutido anteriormente, deve-se utilizar a anatomia topográfica para determinar o local de colocação do dreno torácico, comumente mantido entre as linhas axilar média e anterior e no 4º ou 5º espaço intercostal, dependendo do que será drenado (normalmente, no pneumotórax, realiza-se a drenagem no 4º espaço, e nas demais indicações, no 5º espaço).

2) A inserção do tubo deve ser sobre a borda superior da costela, para evitar lesões a estruturas neurovasculares localizadas na borda inferior das costelas.

3) Para estimar a profundidade do dreno que deve ser inserido na cavidade pleural, desde o local de inserção até o ápice pulmonar, deve-se segurar o tubo próximo à parede torácica com a ponta voltada para cima na altura da clavícula. O comprimento máximo deve ser marcado, clampeado com uma pinça hemostática, para ajudar a identificar o grau de avanço do tubo durante o procedimento. Ao medir o tubo, é importante certificar-se que todas as fenestrações de drenagem estejam dimensionadas dentro do espaço pleural, levando em consideração todo o tecido subcutâneo e adiposo, principalmente de pacientes obesos.

Preparo do sistema de drenagem (câmara única com selo d'água)

1) Preencher o frasco de drenagem em selo d'água com água ou solução fisiológica estéril, mais ou menos 500 mL em frasco de adulto e 250 mL em frasco pediátrico, gerando uma coluna de água de aproximadamente 3 a 5 cm, possibilitando o efeito de válvula.

2) Colocar a tampa mantendo o tubo rígido imerso na coluna de água.

3) Atentar para manter uma saída aberta na tampa para suspiro.

4) Conectar aparelho de drenagem a fonte de sucção (caso utilizada).

Passo a passo do procedimento

Anestesia

A anestesia local é essencial para todos os pacientes submetidos à drenagem torácica, tendo como objetivo reduzir a dor e o incômodo da inserção do dreno, sendo realizada na pele, tecido subcutâneo, periósteo do arco costal e pleura parietal. O bloqueio pode ser feito em "três níveis": no espaço intercostal escolhido para o procedimento, e nos espaços intercostais localizados superior e inferiormente a ele.

1) Introduzir a agulha ligeiramente inclinada superiormente sobre a costela no local da incisão e colocação do dreno, formando uma pápula de anestésico.

2) Avançar lentamente sobre o borde superior da costela aspirando e infiltrando o anestésico intermitentemente, para evitar a injeção em um vaso sanguíneo, até alcançar o espaço pleural, tendo sua confirmação pelo retorno de ar ou líquido para a seringa anestésica.

3) Realizar a mesma técnica nos três espaços intercostais (o escolhido para o procedimento, o superior e o inferior).

4) O anestésico é injetado de forma liberal buscando cobrir todo o campo e revestimento pleural (máximo de 5 mg/kg de lidocaína).

5) Antes de iniciar a incisão, deve-se esperar um tempo para o anestésico fazer efeito para garantir que a pele e os tecidos subjacentes sejam anestesiados.

Incisão e dissecção

1) Usar o bisturi com lâmina nº 10 para fazer uma incisão transversal de 3 a 5 cm através da pele e do tecido subcutâneo, sobre o borde costal superior.

2) Com o auxílio de uma pinça, realizar a dissecção dos tecidos moles mais profundos até encontrar uma resistência, indicando que a pleura foi alcançada.

   l) Nesse momento, é possível realizar uma injeção adicional de anestésico local, imediatamente antes de penetrar a pleura parietal, por ser a etapa mais dolorosa do procedimento.

3) Com a pinça fechada, realizar uma pressão firme com o intuito de perfurar a pleura. Ao penetrar o espaço pleural, geralmente, observa-se um estalo e/ou diminuição da resistência, podendo-se notar a saída de ar e/ou líquido da cavidade.

4) Com apenas a ponta da pinça na cavidade pleural, realizar a abertura do instrumento para ampliar o orifício gerado na pleura em um tamanho suficiente para passar um dedo e posteriormente o dreno.

5) Posicionar o dedo indicador no local onde está a pinça, e retirá-la.

6) Com o dedo, verificar se a pleura foi penetrada e se nenhum órgão foi atingido, fazendo uma varredura de 360°, palpando e dissecando possíveis aderências e definindo melhor o caminho estabelecido. É possível sentir a pleura parietal lisa revestindo a parede da cavidade torácica e nenhum pulmão está aderido à parede torácica.

Colocação do tubo

1) Clampear a extremidade fenestrada do dreno com uma pinça e realizar a passagem com o auxílio do instrumento. A inserção do dreno deve ser feita com o avanço em bloco no comprimento na cavidade pleural. Essa passagem normalmente é realizada sem muita resistência; a presença de dificuldade nesse processo indica um mau posicionamento do tubo.

   a) De forma alternada, é possível utilizar o dedo como guia, necessitando uma abertura maior, passando o dreno acima, abaixo ou ao lado no dedo localizado no interior do espaço pleural, usado a ponta do dedo com guia para o direcionamento do tubo para a região medial, póstero-superior, do espaço pleural, até que todas as fenestrações estejam na região pleural de acordo com as marcações previamente feitas durante a medição do tubo.

2) Girar o tubo 360° para reduzir a probabilidade de apresentação dobras.

3) Conectar o tubo ao selo d'água, retirar a pinça usada na marcação e observar oscilação, borbulhamento e/ou drenagem de líquido. Com isso, evita-se a entrada de ar no tórax através do tubo, permitindo a drenagem imediata com ou sem sucção.

Fixação do dreno e curativos

1) Fixar o dreno na pele da parede torácica com sutura, fio não absorvível. A incisão é fechada com um ponto em U horizontal e as extremidades do fio são enroladas envolvendo o dreno em "laço de bailarina", para dar firmeza e facilitar a identificação, para que a mesma sutura seja usada no fechamento da incisão após a remoção do tubo.

2) Realizar um curativo oclusivo, com a colocação de gaze vaselinada ao redor da abertura do dreno, para melhor selagem do local de incisão, e cobri-la com faixas de gaze ou espuma estéril e fita ou esparadrapo.

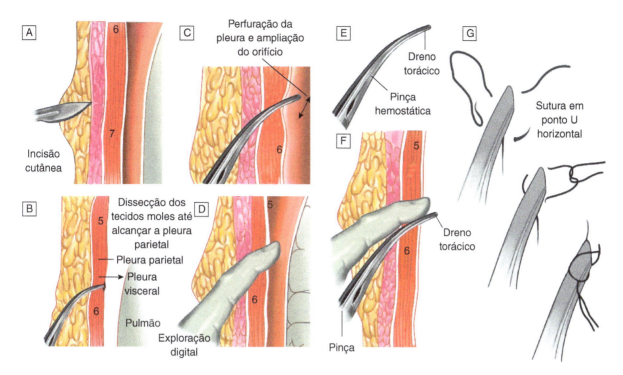

Figura 6.4 Técnica de colocação do dreno torácico. (A) Incisão cutânea; (B) dissecção de tecidos moles; (C) perfuração e ampliação do orifício na pleura; (D) exploração digital do espaço pleural; (E) clampeamento do dreno; (F) inserção do dreno; (G) fechamento da incisão e fixação do dreno.
Fonte: Acervo pessoal dos autores.

Técnica de drenagem percutânea (técnica de Seldinger)

Além da técnica "cirúrgica" descrita anteriormente para a inserção do dreno torácico, atualmente, existe uma técnica de drenagem percutânea com cateter que vem sendo muito adotada para o tratamento de pacientes com pneumotórax não complicado e derrames não localizados, a técnica de Seldinger.

Para sua realização, mantém-se todo o preparo do paciente, com posicionamento, assepsia e anestesia, anteriormente descrito. Nos casos de pneumotórax apical, a realização do procedimento no segundo espaço intercostal na linha hemiclavicular pode ser considerada. Já no caso de derrames pleurais, deve-se optar pela abordagem no "triângulo de segurança" conforme descrito anteriormente. A técnica consiste no passo a passo descrito no Quadro 6.3.

Quadro 6.3 Técnica de drenagem percutânea.

Drenagem percutânea – técnica de Seldinger
1. Inserir uma agulha de punção de calibre largo conectada a uma seringa em um ângulo de 60°, no mesmo ponto onde for realizada a anestesia, acima da costela para evitar o feixe neurovascular.
2. Aspirar na medida em que avança a agulha até que ar ou fluido seja aspirado.
3. Manter a agulha no lugar enquanto realiza a remoção da seringa.
4. Inserir fio-guia flexível através da agulha até que apenas 20 cm do fio permaneça para fora.
5. Mantendo o fio-guia firmemente seguro em sua posição, remover a agulha por cima do fio.
6. Com um bisturi lâmina n° 11, realizar uma pequena incisão perpendicular na pele o mais rente ao fio possível, para a inserção do cateter Seldinger ou "pigtail".
7. Com muito cuidado, dilatar o trato percutâneo usando dilatadores sequencialmente maiores para aumentar o túnel subcutâneo, buscando evitar uma possível lesão pulmonar do paciente.
8. Inserir dreno sobre o fio-guia na cavidade pleural, mantendo alguns centímetros do dreno para o lado de fora da cavidade torácica do paciente.

(Continua)

Quadro 6.3 Técnica de drenagem percutânea. (*Continuação*)

9. Tendo o dreno seguramente posicionado, remover o fio-guia posicionando o dedo sobre a extremidade do dreno até a realização da conexão do resto do equipamento.
10. Conectar válvula de 3 vias ao dreno, que pode então ser conectado ao dispositivo de coleta.
11. Uma sutura com ponto simples interrompido pode ser feita para unir as bordas da ferida, usando o resto do fio para amarrar o cateter e garantir que esteja seguro.
12. Fazer o curativo oclusivo no local do procedimento.

Fonte: Acervo pessoal dos autores.

Cuidados pós-procedimento

Após a conclusão do procedimento, deve-se certificar que o sistema de drenagem esteja abaixo no nível da cintura do paciente, mantendo-se sempre inferior ao local onde foi colocado o dreno, para que não haja um fluxo retrógrado/retorno do conteúdo para a cavidade pleural.

O uso de agentes analgésicos orais ou parenterais, conforme necessário, são indicados para o controle da dor. Algumas análises mostram que o uso antibiotico-profilaxia por curtos períodos são associados a uma diminuição na incidência de empiema e pneumonia associada a inserção do dreno. Em casos de lesão torácica penetrante e contusa, com necessidade de drenagem torácica, recomenda-se o uso de Cefazolina endovenosa (EV), 2 g inicial e, após procedimento, 1 g EV de 8 em 8 horas por 24 horas. Como alternativa, pode-se utilizar a clindamicina 600 mg EV de 8 em 8 horas por 24 horas.

É de extrema importância realizar uma radiografia de tórax para avaliar a insuflação do pulmão e o posicionamento do dreno torácico após sua inserção. O paciente deve ser mantido sob um estado de monitoramento hemodinâmico contínuo, buscando avaliar a presença de sinais de angústia cardiopulmonar. Além disso, é importante avaliar e documentar continuamente a presença de bolhas e material drenado, avaliando o tipo de líquido, coloração, presença de coágulos ou detritos e quantidade drenada dentro de determinados períodos (débito de drenagem).

Possíveis complicações

O procedimento de drenagem torácica pode resultar no risco entre 5% e 10% de desenvolvimento de diversas complicações, sendo o mau posicionamento do dreno a complicação mais frequente. Dentre as possíveis complicações, pode-se mencionar:

- **Erros no posicionamento do dreno:** posicionamento incorreto do tubo horizontalizado (Figura 6.5), no parênquima pulmonar; na fissura lobar; sob o diafragma; no tecido subcutâneo, podendo gerar enfisema subcutâneo e dor torácica; ou na cavidade abdominal, podendo resultar na perfuração de vísceras abdominais: fígado à direita e baço à esquerda.

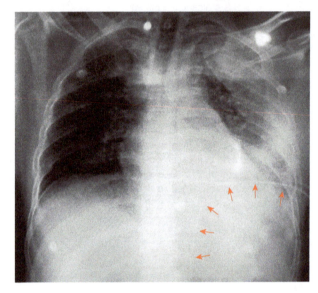

Figura 6.5 Radiografia de tórax com mau posicionamento do dreno (setas vermelhas) na cavidade torácica, horizontalizado e com sua extremidade direcionada inferiormente, sobre o recesso diafragmático.

Fonte: Acervo pessoal dos autores.

- **Deslocamento ou remoção inadvertida do dreno:** resultado de má fixação ou remoção ativa pelo paciente, necessitando a substituição.
- **Infecção:** infecção local, por assepsia não adequada no local de incisão; pneumonia ou empiema, por infecção do líquido pleural residual ou derrame recorrente; osteomielite; ou fasciíte necrosante.
- **Dor torácica:** geralmente associada a um mau controle analgésico ou em casos de inserção de uma porção do tubo maior do que a recomendada no espaço pleural.
- **Bloqueio na drenagem:** influxo de conteúdo de drenagem para o tórax por elevação dos frascos de drenagem, aumento da coluna de líquido do frasco de drenagem dificultando a saída de mais líquido,

tubo de drenagem dobrados (Figura 6.6), oclusão do tubo por coágulos, sanguíneos ou detritos.

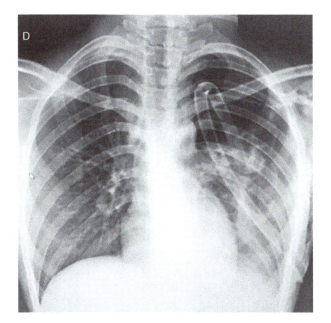

Figura 6.6 Radiografia de tórax com visualização de dreno torácico dobrado.
Fonte: Acervo pessoal dos autores.

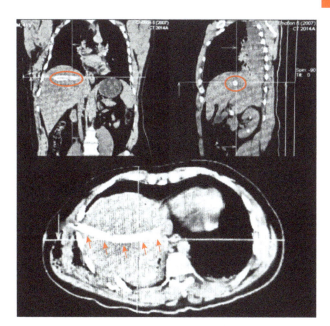

Figura 6.7 Tomografia computadorizada com localização intra-hepática do dreno de tórax (setas e círculos vermelhos).
Fonte: Acervo pessoal dos autores.

- **Hemotórax:** sangramento intratorácico, como por laceração de vasos intercostais, que pode requerer uma toracotomia de urgência.
- **Pneumotórax:** pneumotórax residual ou recorrente ou pneumotórax posterior à extração.
- **Vazamento de ar persistente:** pela presença de fístula broncopleural; lesão parenquimatosa pulmonar; ou por vazamentos no sistema, por problemas no tubo, dispositivo de drenagem, último orifício do tubo fora do espaço pleural ou vazamentos pela pele no local da incisão.
- **Lesão neurovascular intercostal:** realização da incisão próximo ao bordo inferior do arco costal superior.
- **Lesão de órgãos:** pulmão, esôfago, mediastino, diafragma, coração e/ou grandes vasos, fígado (Figura 6.7), baço ou cólon.
- **Síndrome de Horner:** lesão do tronco simpático, apresentando miose, ptose, anidrose e enoftalmia. É uma complicação rara que pode ocorrer com a inserção do dreno torácico até o ápice da pleura, havendo lesão direta, inflamação ou fibrose do gânglio simpático.
- **Risco anestésico:** reações alérgicas ao preparo cirúrgico ou anestesia.
- **Edema pulmonar:** por reexpansão.
- **Hipotensão:** por reexpansão.
- Atelectasia pulmonar.
- Hematoma de incisão local.

Remoção do tubo

Os tubos torácicos podem ser removidos após avaliação cautelosa do estado clínico do paciente e visualização da radiografia de tórax, buscando identificar estabilidade clínica com padrão respiratório normal, expansão pulmonar completa na radiografia de tórax, drenagem inferior a 200 mL, sem aparência purulenta, nas últimas 24 horas e ausência fuga aérea nas últimas 24 horas. Para pacientes em respiração mecânica que cumpram os requisitos anteriormente mencionados, recomenda-se a remoção do dreno entre 5 a 7 dias após sua inserção, buscando diminuir as chances de complicações.

Recomenda-se que o procedimento seja realizado por dois profissionais, o primeiro é responsável por realizar a retirada contínua do dreno e o segundo, por realizar o curativo rapidamente no local onde foi realizada a drenagem. Essa ação se inicia com a retirada do curativo oclusivo e das estruturas que estejam mantendo a fixação do dreno. Em seguida, pede-se que o paciente inspire profundamente e segure o ar; também pode ser feito em expiração máxima, já que ambas manobras evitam o retorno de ar para a cavidade pleural, mas, geralmente, a inspiração é mais facilmente tolerada pelos pacientes. Após o paciente prender a respiração, o tubo é removido rapidamente em um movimento único constante. Ligeiramente, a segunda pessoa deve cobrir o local do dreno com um curativo, mantendo pressão com uma gaze vaselinada ou seca. Nesse momento, o ponto em U horizontal, previamente utilizado para manter a fechar a incisão e segurar o tubo, pode ser amarrado com o intuito de aproximar a camada cutânea e, em seguida, deve ser mantido um curativo oclusivo.

No caso em que existam dois drenos torácicos, o primeiro a ser removido é o localizado póstero-inferiormente, permitindo que o dreno anterossuperior possa realizar a drenagem de ar durante a manobra. Embora nenhum estudo mostre que a radiografia é necessária após a remoção do dreno, ela pode ser feita, em até 3 horas, para avaliar o possível desenvolvimento de um pneumotórax. Mas, no geral, as possíveis complicações são guiadas pela clínica e monitorização do paciente. A radiografia é recomendada para alguns casos em que o paciente esteja em ventilação mecânica, quando não há acesso ao serviço cirúrgico, ou quando há alteração no estado geral do paciente após a remoção, com diminuição do nível de consciência.

Cricotireotomia Cirúrgica

Cricotireotomia por Punção

Bibliografia recomendada

Roberts JR, Custalow CB, Thomsen TW, editors. Roberts and Hedges' clinical procedures in emergency medicine and acute care. 7th ed. Philadelphia, PA: Elsevier; 2019.

Aujayeb A, Jackson K, Johnston R. Ambulatory Drainage and Management of a Pleural Empyema. Acute Med. 2020;19:43-8.

Minter R, Doherty G. Current: Procedimentos – Cirurgia. 1. ed. Porto Alegre: Artmed; 2012.

Toth JW, Reed MF, Ventola LK. Chest Tube Drainage Devices. Semin Respir Crit Care Med. 2019;40:386-93. doi: https://doi.org/10.1055/s-0039-1694769.

Desimonas N, Tsiamis C, Sgantzos M. The Innovated "Closed Chest Drainage System" of William Smoult Playfair (1871). Surg Innov. 2019;26:760-2. doi: https://doi.org/10.1177/1553350619868369.

Venuta F, Diso D, Anile M, Rendina EA, Onorati I. Chest Tubes. Thoracic Surgery Clinics. 2017;27:1-5. doi: https://doi.org/10.1016/j.thorsurg.2016.08.001.

Morales CH, Mejía C, Roldan LA, Saldarriaga MF, Duque AF. Negative Pleural Suction in Thoracic Trauma Patients: A Randomized Controlled Trial. Journal of Trauma and Acute Care Surgery. 2014;77:251-5. doi: https://doi.org/10.1097/TA.0000000000000281.

Belém RC, Nogueira NBR. Manual de Condutas no Trauma Grave do Hospital de Base do Distrito Federal. 1. ed. Brasília: IGESDF/Hospital de Base; 2019.

Henry SM. ATLS: Advanced Trauma Life Support. 10th ed. Student course manual. Chicago: American College of Surgeons; 2018.

Millar FR, Hillman T. Managing Chest Drains on Medical Wards. BMJ. 2018:363:k4639. doi: https://doi.org/10.1136/bmj.k4639.

Filosso PL, Guerrera F, Sandri A, Roffinella M, Solidoro P, Ruffini E et al. Errors and Complications in Chest Tube Placement. Thoracic

Surgery Clinics. 2017;27(1):57-67. doi: https://doi.org/10.1016/j.thorsurg.2016.08.009.

McElnay PJ, Lim E. Modern Techniques to Insert Chest Drains. Thoracic Surgery Clinics. 2017;27(1):29-34. doi: https://doi.org/10.1016/j.thorsurg.2016.08.005.

Sun J, Xu Z. The Role of Prophylactic Antibiotics in Thoracostomy. ANZ Journal of Surgery. 2010;80(3):127-8. doi: https://doi.org/10.1111/j.1445-2197.2010.05218.x.

Paydar S, Ghahramani Z, Ghoddusi Johari H, Khezri S, Ziaeian B, Ghayyoumi MA et al. Tube Thoracostomy (Chest Tube) Removal in Traumatic Patients: What Do We Know? What Can We Do? Bull Emerg Trauma. 2015;3(2):37-40.

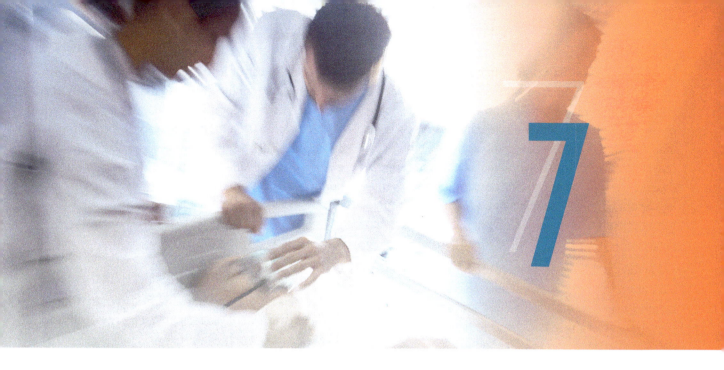

CRICOTIREOTOMIA

MARINA HELLER | CAROLINA FAGUNDES DALL'OGLIO | JOÃO CLÁUDIO CAMPOS PEREIRA

A cricotireotomia consiste na realização de uma abertura na membrana cricotireóidea para a obtenção de um acesso à via aérea em situações emergenciais. É realizada quando ocorre falha na intubação ou em ocasiões em que esta é contraindicada e não é possível fornecer oxigenação ideal para o paciente utilizando outro recurso menos invasivo.

Pode ser executada por meio da técnica cirúrgica aberta, na qual a membrana cricotireóidea é incisionada, permitindo a colocação de um tubo de traqueostomia ou tubo endotraqueal modificado na traqueia. Outra alternativa é por meio da técnica com agulha, em que um cateter é inserido mediante uma punção percutânea da membrana para viabilizar a ventilação percutânea translaríngea. Essa não é muito diferente da variação da técnica de Seldinger.

Indicações

A cricotireotomia é indicada quando há uma via aérea falha, ou seja, quando a técnica utilizada para o manejo das vias aéreas não obtem sucesso. A via aérea falha pode ocorrer na ocasião em que um médico com experiência em intubação orotraqueal não conseguiu realizá-la após três tentativas. Outra situação que implica nesse cenário é a existência de uma incapacidade de manter uma saturação de oxigênio aceitável, em decorrência de adversidades na via aérea, ao longo das tentativas de laringoscopia e após estas com o uso de ventilação com bolsa-válvula-máscara ou com um dispositivo extraglótico, situação conhecida por "não intuba e não oxigena (NINO)".

É raro utilizar esse método como primeira escolha para o manejo das vias aéreas. Essa situação é vista quando o paciente possui trauma grave em face, que dificulta o acesso pela boca ou pelo nariz e possui risco de aspiração de sangue e secreções.

Após a decisão de realizar a cricotireotomia, é necessário avaliar se o paciente possui características que indiquem uma possível cricotireotomia difícil, a mnemônica **SMART** (**S**urgery/Cirugia, **M**assa, **A**cesso/**A**natomia, **R**adiação, **T**rauma) pode ser utilizada para lembrar dessas condições.

Por fim, deve-se escolher o tipo de técnica que será realizada, por punção ou cirúrgica aberta. Para isso, é necessário considerar a experiência do profissional, os materiais disponíveis e anatomia do paciente. Em pessoas obesas, por exemplo, pode existir dificuldade da localização dos pontos de referência, em razão dos tecidos subcutâneos. Nesses casos, é preferível a técnica cirúrgica. Já em pacientes pediátricos com menos de 10 anos, a recomendação é a cricotireotomia por agulha, posto que as crianças apresentam cartilagem cricóidea e laringe móveis, pequenas e complacentes.

Contraindicações

São poucas as contraindicações para a realização do procedimento. As patologias de traqueia e laringe, como tumores, infecções, hematoma ou abscesso no local, dificultam o reconhecimento das estruturas e a realização da técnica. Diante disso, são consideradas contraindicações relativas, assim como coagulopatias e inexperiência do profissional.

A única contraindicação absoluta é a realização da cricotireotomia cirúrgica aberta em crianças com menos de 10 anos, por conta de suas características anatômicas já citadas. Alguns autores consideram a transecção traqueal e a obstrução traqueal baixa (inferior a cricoide) como contraindicação absoluta, em consequência da necessidade de preservar a via aérea abaixo da lesão. Entretanto, se após a realização da incisão o médico identificar a presença de obstrução abaixo do corte, existe a possibilidade de tentar retirar o corpo estranho por esse mesmo orifício.

Materiais e equipamentos

Para o preparo do procedimento:

- Bandeja estéril, campos estéreis, solução antisséptica, gaze estéril, lidocaína 1% com vasoconstritor, seringa.

- Equipamentos de proteção individual: óculos, luva, avental e máscara.

Materiais necessários para a realização de uma cricotireotomia cirúrgica:

- Um bisturi com lâmina.

- Dispositivo para dilatar a via respiratória, podendo ser utilizados pinça hemostática, dilatador Trousseau ou tesoura Mayo.

- Uma pinça para realizar a tração traqueal ou gancho traqueal.

- Tubo de traqueostomia com balonete e não fenestrado ou tubo de intubação endotraqueal.

- Caso disponível, um *bougie* pode ser utilizado para auxiliar na colocação do tubo.

Para a execução da cricotireotomia por punção, são necessários:

- Seringa 12 mL.

- Cateter intravenoso.

- Caso optado por realizar com a técnica de Seldinger, são necessários: fio-guia, bisturi, dilatador e cateter com balonete.

Para a fixação do tubo: *kit* sutura ou "cadarços".

Equipamentos utilizados para a confirmação do posicionamento do tubo:

- Capnógrafo e/ou estetoscópio.

Além disso, é necessária uma fonte de oxigênio para realizar a ventilação.

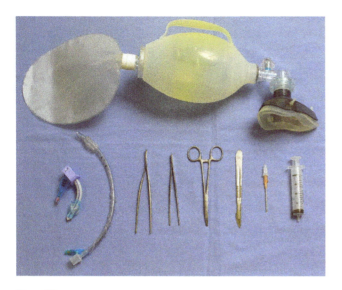

Figura 7.1 Materiais para realização da cricotireotomia.
Fonte: Acervo pessoal dos autores.

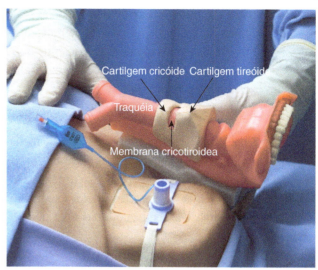

Figura 7.2 Anatomia da laringe.
Fonte: Acervo pessoal dos autores.

Anatomia

O acesso à via aérea de emergência é realizado na membrana cricotireóidea. Essa estrutura está situada abaixo da cartilagem tireoide e acima da cartilagem cricoide. Pode ser palpada na região anterior do pescoço na linha média, aproximadamente um dedo abaixo da proeminência laríngea da cartilagem tireóidea. Essa estrutura é conhecida como "pomo de adão", mais evidente em homens.

Também deve ser reconhecido o espaço tireo-hioideo, o qual é delimitado inferiormente pela proeminência laríngea e superiormente pelo osso hioide, com o objetivo de impedir a identificação errônea da membrana tireo-hioidea como membrana cricotireóidea.

A palpação correta dos pontos de referência pode ser complicada em pacientes com anatomia difícil. Nessas circunstâncias, é possível estimar o posicionamento da membrana cricotireóidea mensurando 2 a 3 cm abaixo da proeminência laríngea ou quatro dedos para cima a partir da fúrcula esternal.

Em crianças, a laringe está situada mais superiormente em relação à dos adultos e há maior sobreposição da cartilagem tireoide sobre a cartilagem cricoide, o que resulta em uma menor membrana cricotireóidea.

Técnica cirúrgica

1) Posicionamento.

- Posicione-se do lado de sua mão dominante em relação ao paciente.

2) Identificar os pontos de referência.

- Use o ponto de referência acima descrito e identifique a membrana cricotireóidea.

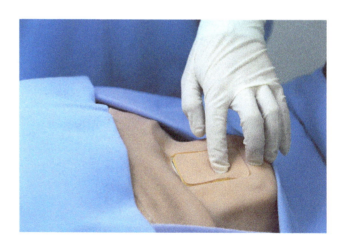

Figura 7.3 Identificação dos pontos de referência.
Fonte: Acervo pessoal dos autores.

3) Preparar o local

- Aplique solução antisséptica. Monte um campo estéril e realize a anestesia local, usando lidocaína 1% com vasoconstritor, em pacientes conscientes. Nos pacientes responsivos, para anestesiar a via aérea, é possível realizar uma injeção de lidocaína por punção da membrana cricotireóidea. O paciente pode tossir por um momento, mas logo esse reflexo será suprimido.

4) Imobilizar a laringe
- Com o dedo médio e o primeiro quirodáctilo da mão não dominante, imobilize os cornos laríngeos superiores. Com isso, conseguirá localizar a membrana cricotireóidea usando o dedo indicador sempre que necessário.
- Mantenha o controle da laringe até o final do procedimento.

5) Incisar a pele
- Realize uma incisão vertical na linha média, em pele e subcutâneo, com aproximadamente 2-3 cm.
- É imprescindível ter cautela para não lesionar estruturas como laringe, traqueia ou cartilagem cricoide.

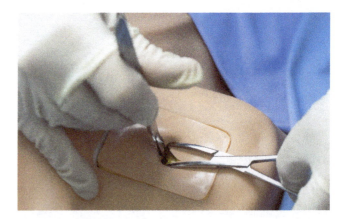

Figura 7.5 Incisão da membrana cricotireóidea.
Fonte: Acervo pessoal dos autores.

8) Aplicar tração no anel cricoide
- Com um gancho traqueal ou uma pinça, realize uma leve tração para fora e na direção cefálica para aproximar a via aérea e a incisão cutânea.
- Se um auxiliar estiver disponível, peça para ele manter essa tração.

9) Dilatar a incisão
- Para essa etapa, utilize um dilatador Trousseau; se esse não estiver disponível, uma pinça hemostática, uma tesoura Mayo ou até mesmo o cabo do bisturi podem ser usados como alternativa.

10) Inserir o tubo de traqueostomia
- Insira o tubo de traqueostomia ou um tubo endotraqueal na abertura da membrana cricotireóidea.
- Se utilizado o dilatador Trousseau, nessa etapa, ele deve ser removido com cuidado.
- Retirar o guia do tubo de traqueostomia, se estiver presente.

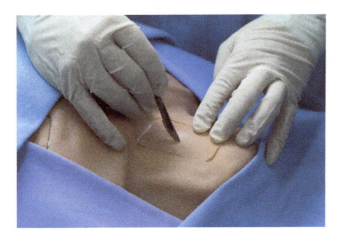

Figura 7.4 Incisão da pele.
Fonte: Acervo pessoal dos autores.

6) Identificar novamente a membrana
- Palpe, com o dedo indicador, a membrana cricotireóidea e a cartilagem cricoidea.
- Se não conseguir palpar a membrana cricotireóidea, estenda a incisão e tente senti-la.

7) Incisar a membrana
- Realize uma incisão de pelo menos 1 cm em direção horizontal.

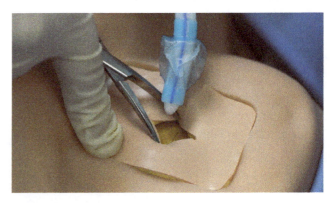

Figura 7.6 Inserção do tubo.
Fonte: Acervo pessoal dos autores.

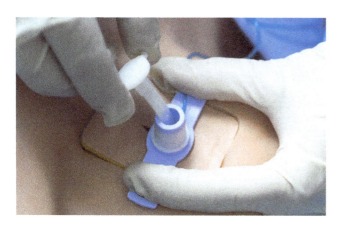

Figura 7.7 Retirar guia.
Fonte: Acervo pessoal dos autores.

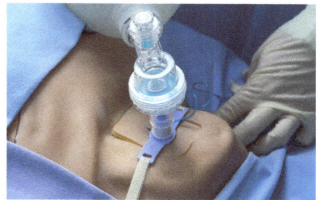

Figura 7.9 Fixação do tubo e ventilação.
Fonte: Acervo pessoal dos autores.

11) Insuflar o balonete, fixar e confirmar a posição do tubo

- Segurando o tubo no local, insufle o balonete e conecte o tubo a um dispositivo bolsa-válvula-máscara para ventilação.

- Para confirmar o posicionamento, é recomendado utilizar um capnógrafo para detecção de dióxido de carbono.

- Caso esse recurso não esteja disponível, é possível verificar por meio de ausculta de ambos os pulmões e da área epigástrica.

- Se após a ventilação ocorrer o aparecimento de enfisema subcutâneo, provavelmente a inserção foi paratraqueal.

- Após a confirmação, fixe o tubo no pescoço com fita de tubo traqueal ou por sutura.

- Realize a radiografia de tórax para verificar a posição do tubo.

O uso de *bougie* pode auxiliar na colocação do tubo endotraqueal. A vantagem de utilizá-lo é que você consegue confirmar que o dispositivo está na traqueia por conta da vibração que a ponta curva do *bougie* faz enquanto toca os anéis traqueais.

Técnica rápida em quatro passos (RFST)

Essa técnica compreende o procedimento cirúrgico de maneira sintetizada. Dessa forma, reduz o tempo até a oxigenação. Assim como em outras técnicas, o paciente deve estar bem oxigenado e, caso haja tempo, pode ser anestesiado.

1) Posicionar e identificar os pontos de referência

- Posicione-se na lateral do paciente ou na cabeceira da cama.

- Se possível, e na ausência de suspeita de lesão cervical, hiperextenda o pescoço para melhor exposição da traqueia.

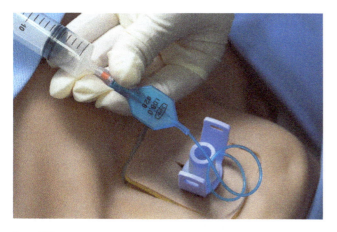

Figura 7.8 Insuflar o balonete.
Fonte: Acervo pessoal dos autores.

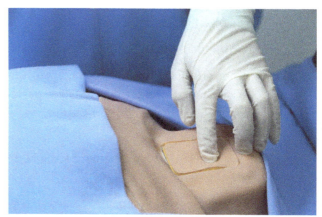

Figura 7.10 Identificar os pontos de referências.
Fonte: Acervo pessoal dos autores.

- Identifique a membrana cricotireóidea com a mão não dominante, conforme explicado previamente. Caso tenha dificuldade para localizar, realize uma incisão vertical para possibilitar o reconhecimento.

2) Realizar uma incisão

- Assim que localizar a membrana cricotireóidea, faça uma incisão de aproximadamente 1,5 cm, horizontal e única, que atravesse pele, subcutâneo e membrana cricotireóidea.

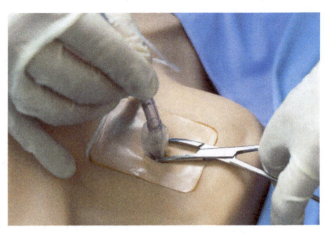

Figura 7.12 Introdução do tubo.
Fonte: Acervo pessoal dos autores.

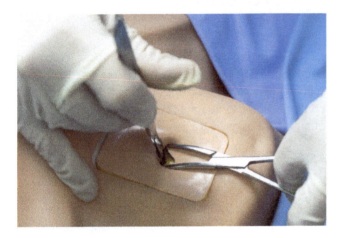

Figura 7.11 Incisão da membrana.
Fonte: Acervo pessoal dos autores.

3) Aplicar tração sobre o anel cricoide

- Com um gancho traqueal ou uma pinça, realize uma leve tração para fora e na direção cefálica para aproximar a via aérea e a incisão cutânea.
- Se um auxiliar estiver disponível, peça para ele manter essa tração.
- Remova o bisturi.

4) Introduzir o tubo, fixar e confirmar a localização

- Introduza o tubo. Como a técnica não utiliza dilatador, pode ser mais difícil a passagem do tubo. Um *bougie* pode auxiliar nesse processo.
- Retire o guia do tubo de traqueostomia, se estiver presente.
- Realize a fixação do tubo.
- Confirme a localização com as técnicas já descritas.

Técnica por agulha

A cricotireotomia por agulha é a técnica de escolha para crianças com menos de 10 anos. Quando comparado à técnica cirúrgica, o procedimento por punção é realizado em menor tempo, produz menos sangramento e é considerado mais simples, sendo uma alternativa para profissionais que possuem conhecimento sobre desta e não detêm experiência com a técnica aberta. Contudo, para propiciar a ventilação, é necessário assegurar que a via aérea esteja pérvia para que possa ocorrer a exalação do ar. Caso contrário, se ocorrer a obstrução total da via aérea superior, um barotrauma pode ser gerado. É importante salientar que essa técnica não provê proteção para a via aérea. Por conseguinte, esta deve ser considerada uma medida para oxigenação temporária até a instalação de uma via aérea definitiva.

1) Preparar o material

- Acople em um cateter intravenoso, uma seringa de 5 mL a 10 mL, vazia ou com soro fisiológico.

2) Preparar o local

- Realize a antissepsia do local e faça a colocação de campos estéreis.

3) Identificar a membrana cricotireóidea e estabilizar a laringe

- Localize a membrana cricotireóidea, conforme já descrito.
- Estabilize a laringe.

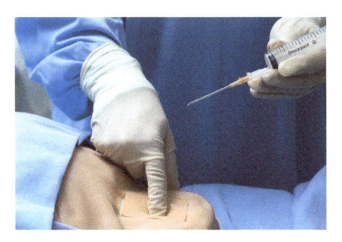

Figura 7.13 Localização dos pontos de referência
Fonte: Acervo pessoal dos autores.

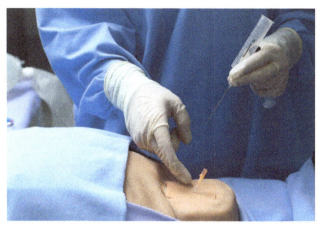

Figura 7.15 Cateter inserido.
Fonte: Acervo pessoal dos autores.

4) Realizar a punção
- Puncione a pele sobre a membrana cricotireóidea.
- Direcione a agulha em ângulo de 45° caudalmente e introduza na membrana cricotireóidea, realizando aspiração conforme a agulha avança.
- A aspiração de ar, vista pela formação de bolhas na seringa, reflete a penetração na traqueia. Se foi optado por utilizar a seringa vazia, ao entrar na traqueia, o médico sentirá uma diminuição da resistência do êmbolo.

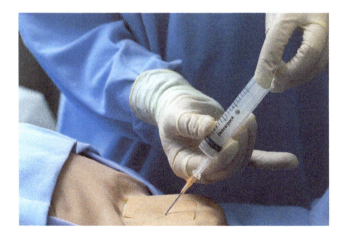

Figura 7.14 Punção da membrana.
Fonte: Acervo pessoal dos autores.

5) Avançar o cateter e retirar a agulha
- Com cuidado para não perfurar a parede posterior da traqueia, avance o cateter para baixo, enquanto retira a agulha e a seringa.

6) Conectar a uma fonte de oxigênio
- Segurando o cateter, conecte a fonte de oxigênio utilizando um tubo de duas vias e realize a fixação.
- A ventilação intermitente pode ser realizada vedando a abertura do tubo do oxigênio com o primeiro quirodáctilo durante 1 segundo e liberando-o por 4 segundos, para ocorrer a expiração passiva.
  - Usando essa técnica, a manutenção dos níveis adequados da pressão parcial de oxigênio no sangue (PaO_2) é possível por 30 a 45 minutos e rapidamente acontecerá acúmulo de dióxido de carbono (CO_2).

7) Confirmar a ventilação

Observe a insuflação dos pulmões e ausculte o tórax. Atenção à desinsuflação dos pulmões: caso esta não aconteça adequadamente, pode ocorrer barotrauma e, como consequência, um pneumotórax.

Cricotireotomia com técnica de Seldinger

Essa estratégia é similar à utilizada para passagem de cateter venoso central, sendo uma opção para profissionais que não se sentem aptos ou não têm experiência com a técnica da cricotireotomia cirúrgica.

1) Preparar o material
- Separe e teste os materiais já listados anteriormente.

- Acople em uma seringa de 5 a 10 mL, com soro fisiológico, um cateter intravenoso.

2) Identificar os pontos de referência
   - Posicione-se na cabeceira do leito.
   - Da mesma forma já descrita em outras técnicas, localize a membrana cricotireóidea.

3) Preparar o local
   - Aplique solução antisséptica na região e infiltre lidocaína a 1% com vasoconstritor.

4) Inserir a agulha
   - Introduza a agulha na membrana cricotireóidea em direção ligeiramente caudal, com um ângulo de 45° em relação à superfície da pele. Enquanto avança a agulha, realize aspiração.
   - A aspiração de ar, vista pela formação de bolhas na seringa, reflete a penetração na traqueia.

5) Inserir o fio guia
   - Desconecte a seringa da agulha e introduza o fio-guia na traqueia em direção caudal.
   - Segurando o fio-guia no local, remova a agulha.

6) Incisar a pele
   - Com o bisel do bisturi direcionado para fora, realize um pequeno corte contíguo ao fio-guia para propiciar a passagem do dilatador e do tubo. Muito cuidado para não cortar o fio-guia.

7) Inserir a cânula de via aérea e o dilatador
   - Utilizando o fio-guia, insira o cateter de via aérea com dilatador interno na traqueia.

8) Remover o fio-guia e dilatador
   - Com cuidado para manter a posição do tubo, remova o fio-guia e o dilatador.

9) Confirmar a localização do tubo
   - Infle o balonete e confirme a posição do tubo conforme as técnicas já descritas.
   - Fixe o tubo.

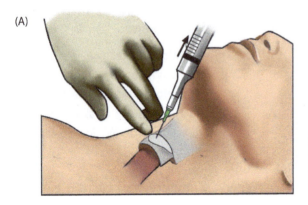
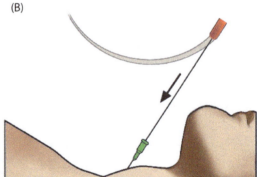
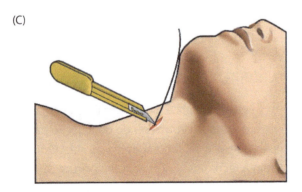
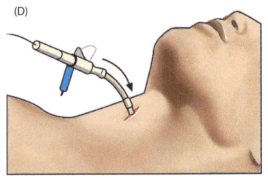

Figura 7.16 Cricotireotomia com técnica de Seldinger. (A) Inserção da agulha; (B) introdução do fio-guia pela agulha; (C) pequena incisão; (D) inserção da cânula de via aérea.

Fonte: Acervo pessoal dos autores.

Complicações

As complicações em decorrência da cricotireotomia não são frequentes. Estas, muitas vezes, ocorrem em virtude da falta de experiência do profissional que está realizando.

Entre as complicações precoces, a hemorragia pode ser ocasionada por sangramento venoso como resultado de lesão do plexo venoso superficial ou por sangramento arterial resultante da laceração da artéria tireoidiana. Já incisão ou punção muito profunda pode ocasionar a perfuração do esôfago e fístula traqueoesofágica com possibilidade de mediastinite. Durante o procedimento, também podem ocorrer falsos trajetos do tubo, como a passagem no espaço pré-traqueal ou tecidos moles paratraqueais. Essas estruturas, quando ventiladas, podem formar um enfisema subcutâneo maciço com deformação da anatomia, o que torna o posterior acesso à via aérea mais difícil. Em casos que o procedimento não é bem-sucedido, a hipoxemia pode ocasionar lesão cerebral definitiva ou, até mesmo, óbito.

As principais complicações tardias ocorrem por dano à superfície da mucosa traqueal em razão de atrito do tubo, pressão do balonete ou diâmetro inadequado do tubo, sendo as principais: estenose subglótica e traqueal, lesão laríngea, fístula braquiocefálica esquerda e fístula traqueoesofágica. A lesão das pregas vocais pode gerar disfonia e rouquidão e caso ocorra perfuração da parede posterior da traqueia com lesão do nervo laríngeo recorrente, uma paralisia completa das pregas vocais poderá ser originada. Outros agravamentos tardios que podem ser ocasionados como consequência da cricotireotomia são infecções e disfunção da deglutição.

A técnica de cricotireotomia por punção possui complicações específicas que decorrem da obstrução completa das vias aéreas superiores, a saída do gás inspirado fica restrita ao cateter, o que gera retenção de CO_2 e repercute em uma má ventilação. Somado a isso, o acúmulo de ar causa aumento no volume e na pressão pulmonar o que pode acarretar barotrauma e diminuição do retorno venoso com repercussões hemodinâmicas, inclusive choque.

Acesse o vídeo com demonstração do procedimento

Acesse o vídeo com demonstração do procedimento

Bibliografia recomendada

Ganti L. Atlas of Emergency Medicine Procedures. 1. ed. Springer, New York; 2016.

Brown III CA, Sakles JC, Mick NW. Manejo Cirúrgico da Via Aérea. In: Manual de Walls para o Manejo da Via Aérea na Emergência. 5. ed. Porto Alegre: Artmed; 2019.

American College of Surgeons. ATLS Advanced Trauma Life Support. 10. ed. 2018.

Roberts JR, Custalow CB, Thomsen TW. Roberts and Hedges' Clinical Procedures in Emergency Medicine and Acute Care. 7. ed. v. 1. Philadelphia: Elsevier; 2019.

Cydulka RK, Cline DM, Ma OJ, Fitch MT, Joing SA, Wang VJ. Tintinalli's Emergency Medicine Manual. 8. ed. American College of Emergency Physicians. McGraw Hill Education; 2018.

Walls RM, Hockberger RS, Gausche-Hill M, Bakes B. Rosen Medicina de Emergência: Conceitos e Prática Médica. 9. ed. Philadelphia, PA: Elsevier; 2019.

Ortenzi AV, Martins MP, Mattos SLL, Nunes RR. Controle da Via Aérea. 2. ed. Rio de Janeiro: Sociedade Brasileira de Anestesiologia/SBA; 2018.

Loukas M, Tubbs RS, Feldman J. Netter's Introduction to Clinical Procedures. Philadelphia, PA: Elsevier; 2017.

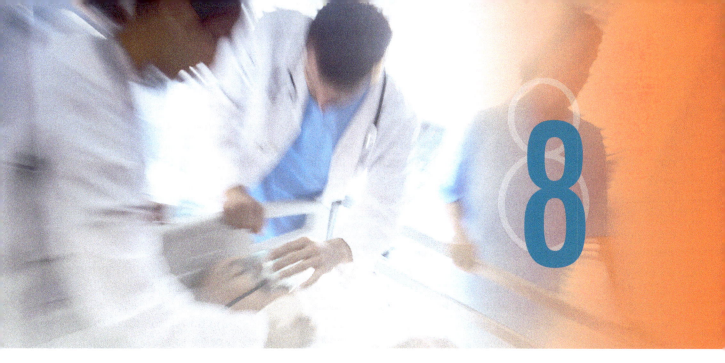

PARACENTESE

GABRIEL ANDRADE SILVA RODRIGUES | JOSÉ RIBAMAR BALBY NETO

A paracentese é um procedimento invasivo que consiste na drenagem e aspiração de líquido na cavidade peritoneal nos pacientes com quadro de ascite. As finalidades da coleta do líquido são para indicar o diagnóstico mais provável e para reduzir possíveis sintomas do aumento da pressão intra-abdominal. De acordo com a análise bioquímica, pode-se dizer se a ascite é decorrente da hipertensão portal em pacientes cirróticos, por um estágio avançado da esquistossomose, ou até em função de um processo expansivo envolvendo o tecido peritoneal. Em pacientes com ascite refratária, a paracentese seriada tem como finalidade terapêutica a drenagem de grandes volumes e reduzir o desconforto abdominal e respiratório que muitas vezes é relatado pelo paciente por conta da distensão excessiva. Caso não seja feito, é comum que o paciente descompense e evolua com dispneia importante em razão da compressão progressiva do diafragma, sendo necessários cuidados intensivos. Seja para fins diagnósticos, em que a causa será pesquisada, ou de modo eletivo, visando ao alívio dos sintomas do paciente, é um dos procedimentos mais comuns realizados à beira leito e em nível ambulatorial.

Anatomia

O conhecimento da anatomia do abdome é fundamental para a realização da técnica, que será efetivada na parede abdominal anterior, de forma eficiente e segura. Deve-se lembrar que vasos passam diretamente por essa região, reduzindo os possíveis pontos para a abordagem da paracentese. Em pacientes com hipertensão portal e circulação colateral, tal precaução se torna ainda mais evidente, já que a punção de uma veia dilatada ou uma artéria causariam complicações indesejadas ao procedimento. Ao analisar a topografia da região abdominal, deve-se atentar para a musculatura presente, irrigação vascular e as vísceras localizadas em cada região em que se imagina realizar a punção. Na parede anterolateral, temos a musculatura composta de músculo oblíquo externo, oblíquo interno, transverso do abdome e, mais medialmente, músculo reto abdominal. As regiões anatomicamente mais utilizadas localizam-se lateralmente ao músculo reto abdominal e na região inferior à cicatriz umbilical (média de 3 cm), na linha alba. Preferencialmente, realiza-se no quadrante inferior esquerdo por conta de uma parede abdominal mais fina e um bolsão de ascite mais profundo que o lado direito. Além disso, em pacientes em UTI, é comum haver distensão cecal por conta do íleo paralítico. Na bainha do músculo reto abdominal evidenciam-se as artérias e veias epigástricas superiores e inferiores, os quais devem ser evitados durante a realização da punção. No caso de uma abordagem infraumbilical, o ideal é que se realize a punção na linha alba, que é desprovida de vasos, ainda que haja maior risco de lesão na bexiga. É importante que a abordagem seja planejada tendo como base a anatomia do paciente e que seja o local em que há menor risco de complicações.

Como identificar a ascite no paciente

A ascite de grande volume é facilmente indicada pelo próprio paciente como um crescimento súbito da circunferência abdominal. Contudo, a partir da semiotécnica, podemos avaliar o tamanho da ascite e obter mais clareza sobre o quadro do paciente. Tais técnicas se aplicam de acordo com o volume de líquido depositado na cavidade abdominal e são explorados a partir do exame físico.

Ascite de grande volume

A pesquisa de ascite de grande volume (maior que 1.500 mL) é realizada a partir da percussão por piparote:

paciente em decúbito dorsal, com a borda cubital da mão sobre a linha mediana do abdome, exercendo ligeira pressão. O examinador fica à direita do paciente e repousa a mão esquerda no flanco esquerdo. Com o indicador da mão direita, passa a golpear o hemiabdome direito. Se houver líquido suficiente na cavidade peritoneal, a mão esquerda captará os choques das ondas líquidas desencadeadas pelos piparotes.

Ascite de médio volume

É pesquisada a partir da pesquisa da macicez móvel: percute-se todo o abdome do paciente em decúbito dorsal, depois em decúbito lateral direito. Se houver ascite, haverá timpanismo no flanco esquerdo e macicez no direito. Depois, o paciente adota o decúbito lateral esquerdo e haverá timpanismo no flanco direito e macicez no esquerdo.

Ascites de médio volume também podem ser investigadas por meio dos semicírculos de Skoda: percute-se todo o abdome, a partir do epigástrio, radialmente. Há transição entre o som timpânico para o submaciço e, depois, para o maciço, no sentido craniocaudal. A junção dos pontos de transição forma semicírculos com a concavidade para baixo.

Ascite de pequeno volume

O diagnóstico de ascites de volume inferior a 500 mL de líquido a partir da percussão é mais difícil, podendo ser feita por percussão por piparote no baixo ventre, com o paciente em pé, com a bexiga vazia. Também podem ser investigadas por meio do toque anorretal. Entretanto, a US abdominal é o melhor método para diagnosticar ascites de pequeno volume.

Indicações

A paracentese é indicada em pacientes com ascite sempre que se deseja investigar seu diagnostico etiológico, a partir da coleta e análise do líquido ascítico. Em pacientes com ascite refratária, faz-se a paracentese para aliviar os sintomas do aumento da pressão intra-abdominal.

Contraindicações

O procedimento não é indicado em pacientes com coagulação intravascular disseminada (CIVD). A agulha de punção não deve transfixar locais infeccionados, cicatrizes cirúrgicas (por conta das possíveis aderências) ou em casos de hematomas na parede abdominal. Cuidados adicionais devem ser tomados em pacientes gestantes, naqueles com visceromegalias e possível obstrução de delgado. Pacientes com diagnóstico prévio de cirrose que possuem algumas alterações laboratoriais, como trombocitopenia, não possuem contraindicação absoluta, já que a probabilidade de hemorragia é muito baixa quando realizada por profissional treinado.

Material

É de fundamental importância saber os materiais que serão utilizados antes, durante e depois do procedimento. Idealmente, para que não ocorram imprevistos resultantes da desorganização, colocam-se os materiais em uma bandeja ampla antes de realizar a antissepsia (Figura 8.1). Para realizar a paracentese, necessita-se de:

- Gaze estéril;
- Clorexidina degermante e clorexidina alcóolica;
- Lidocaína a 2%;
- Jelco 14 ou 16;
- Agulhas (para aspiração do anestésico e aplicação);
- Equipo, caso seja uma paracentese de alívio;
- Frascos estéreis para análise laboratorial;
- Seringas de 20 mL (ou 10 mL) e 5 mL;
- Adesivo estéril (esparadrapo ou micropore, dependendo do serviço);
- Sistema coletor fechado.

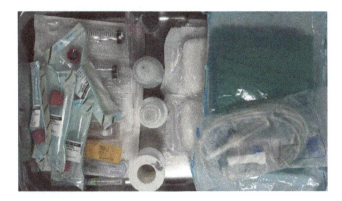

Figura 8.1 Bandeja de materiais para paracentese.
Fonte: Acervo pessoal dos autores.

Passo a passo

Primeiramente, antes de se iniciar o procedimento, é fundamental explicá-lo ao paciente, explanando a abordagem e possíveis complicações supracitadas. É de grande importância identificar o paciente e verificar se o lado e o método utilizado estão corretos. Se possível, confirme tudo com o profissional auxiliar antes de iniciar, para que não ocorra nenhum mal-entendido. Pergunte ao paciente se ele está de bexiga cheia e, caso esteja, solicite que a esvazie. Em pacientes com rebaixamento do nível de consciência, passe a sonda vesical para diminuir as chantes de lesão à bexiga. Feito isso, e já tendo todo o material necessário separado, inicia-se o procedimento com a demarcação do local da punção:

1) Com o paciente em decúbito dorsal, deve-se traçar uma linha imaginária, que vai da cicatriz umbilical até a espinha ilíaca anterossuperior do paciente. O local de punção será realizado entre o terço médio e terço inferior, na junção de ambos, lateralmente ao músculo reto abdominal (Figura 8.2). A punção também pode ser feita na linha alba, aproximadamente 3 cm abaixo da cicatriz umbilical, porém apresenta mais riscos que já foram abordados.

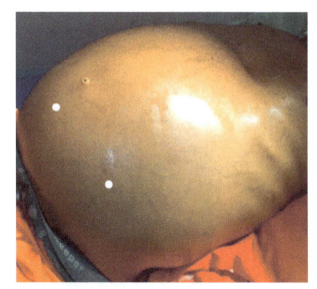

Figura 8.2 Locais de punção para paracentese.
Fonte: Acervo pessoal dos autores.

2) Em seguida, prossegue-se com a paramentação e de degermação do sítio de punção, primeiramente com clorexidine degermante e, em seguida, com clorexidine alcoólica, utilizando gaze estéril em movimentos parabólicos de dentro para fora.

Após o processo, coloque o campo fenestrado e visualize o local punção (Figura 8.3).

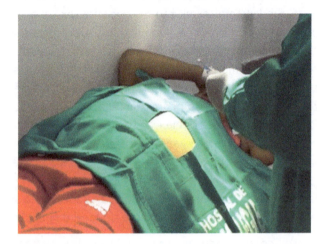

Figura 8.3 Colocação do campo fenestrado e visualização da área de punção.
Fonte: Acervo pessoal dos autores.

3) Faça a anestesia local com lidocaína a 2%. Utiliza-se a seringa de 20 mL e agulha preta para aspirar o conteúdo do frasco; deve-se substituir pela agulha rosa para administrar o anestésico. Com o bisel direcionado para cima, introduzimos a agulha em uma angulação entre 60° e 90° (Figura 8.4) sempre aspirando para ver se há refluxo de líquido ascítico ou sangue e, depois, injetando para a formação do botão anestésico na pele. Espera-se alguns segundos para o anestésico agir.

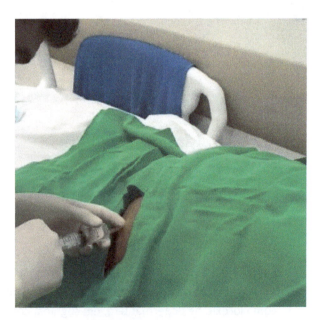

Figura 8.4 Anestesia local da região de punção.
Fonte: Acervo pessoal dos autores.

4) A partir desse ponto, diferimos a paracentese diagnóstica da paracentese de alívio. Para colher o líquido para o diagnóstico, conecte outra seringa a uma agulha de calibre fino e entre em um ângulo de 90°, utilizando a técnica do trajeto em "Z" (Figura 8.7), sempre aspirando em direção à cicatriz umbilical. Quando houver aspirado de líquido ascítico, pare a inserção da agulha e colete 50 mL, solicitando que o auxiliar inocule o material colhido nos respectivos frascos.

5) Caso não vá drenar o restante do líquido da cavidade, retire a agulha e finalize com um curativo oclusivo com gaze ou micropore.

6) Tratando-se de uma paracentese em que a drenagem também seja necessária, após a anestesia, realize a punção com cateter venoso, calibre 16, conectado a uma seringa de 20 mL com a mesma angulação e técnica da paracentese diagnóstica (Figura 8.5).

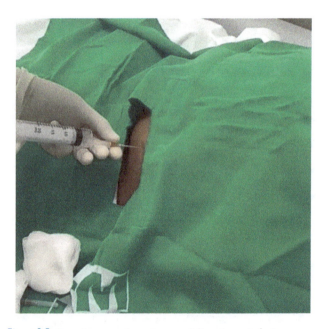

Figura 8.5 Punção em entre o terço médio e terço inferior, lateralmente ao músculo reto abdominal.
Fonte: Acervo pessoal dos autores.

7) Quando houver o aspirado ascítico, interrompa a progressão da agulha, avance apenas a parte plástica do cateter para a cavidade abdominal e retire a agulha, tomando cuidado para não entrar ar.

8) Para prosseguir com a drenagem, conecte o cateter venoso a um equipo macrogota (Figura 8.6) e conecte a outra extremidade do equipo a um

sistema coletor a vácuo (Figura 8.7). Para drenar o líquido, solte a pinça rolete do tubo para que o líquido possa ser depositado no fundo do tubo.

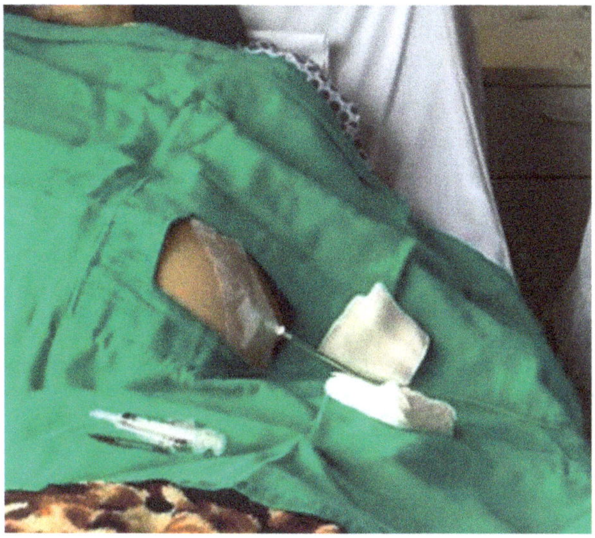

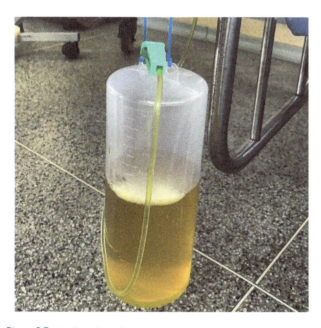

Figura 8.6 Cateter ligado ao equipo macrogota.
Fonte: Acervo pessoal dos autores.

Figura 8.7 Análise do volume no tubo coletor.
Fonte: Acervo pessoal dos autores.

9) Ao final da drenagem, verifique o volume coletado e informe ao auxiliar para poder registrar. Finalize o procedimento com a retirada do cateter e pressione o local da punção com gaze para evitar que continue saindo líquido ascítico. Por último, realize o curativo oclusivo e solicite o repouso do paciente por um dia.

Para paracenteses de volume superior a 5, devemos efetuar infusão de albumina pós-procedimento na proporção de 8 a 10 g de albumina para cada litro de ascite.

Análise do líquido ascítico

A partir do líquido coletado e da avaliação do Gradiente Albumina Soro-Ascite (GASA), tense o direcionamento para o diagnóstico etiológico. Contudo, a avaliação do inicial da aparência do líquido pode nos ajudar nos diagnósticos diferenciais. Embora não haja uma acurácia elevada, a coloração e o aspecto permitem que sejam feitas preposições sobre a etiologia da ascite. Dentre as características do líquido ascético, temos:

- **Líquido claro ou citrino:** sugere ascite não complicada, em geral amarelo citrino, muito visualizada em pacientes cirróticos, não infectados.

- **Lactescente:** geralmente, possui um nível de triglicerídeo que ultrapassa a dosagem sérica. Também recebe a denominação "líquido quiloso". A principal causa são as neoplasias malignas.

- **Turva:** comumente visualizada em caso de infeção, podendo haver odor fétido. Suspeitar de peritonite bacteriana espontânea.

- **Marrom:** pacientes com icterícia importante podem possuir um líquido ascítico com essa aparência. Caso haja perfuração das vias biliares, esse aspecto também pode ser evidenciado.

- **Opalescente:** de forma rara, o líquido pode possuir essa característica, sugerindo altos níveis de triglicerídeos.

- **Sanguinolento:** geralmente, essa aparência é proveniente de acidente de punção, quando há perfuração de algum vaso subcutâneo do paciente. O diagnóstico diferencial para esse aspecto seria neoplasias.

Para melhor conduta diagnóstica, o GASA deve ser solicitado e analisado, diferenciando entre doença peritoneal e hipertensão porta. Além disso, são solicitadas as análises citológicas, bioquímica e bacteriológica, bem como exames específicos para cada diagnóstico diferencial.

Tabela 8.1 Relação entre o GASA e etiologias da ascite

FÓRMULA: albumina do plasma – albumina da ascite	
Gradiente < 1,1 g/dL (exsudato)	Gradiente > 1,1 g/dL (transudato)
Doença peritoneal	Hipertensão porta

Fonte: Adaptada de Runyon, 2012.

Tabela 8.2 Exames laboratoriais para diagnóstico de ascite

Exames solicitados	
Citológico	Citometria (hemácias, leucócitos)
Bioquímico	Concentração de albumina e proteínas totais
Bacteriologia	Culturas
Exames específicos de acordo com suspeita diagnóstica	
Tuberculose	Adenosina deaminase, BAAR, PCR
Ascite pancreática	Amilase e lipase
Carcinomatose	Marcadores tumorais
Ascite quilosa	Triglicerídeos
Ascite biliar	Bilirrubinas
Peritonite	LDH e culturas

Fonte: Adaptada de Goldman e Ausiello, 2009.

Complicações

Assim como em qualquer procedimento, existem complicações inerentes à paracentese. A complicação mais temida é perfuração de uma víscera, vaso arterial ou venoso dilatado (em casos de pacientes com hipertensão portal). Existe também a possibilidade de peritonite bacteriana espontânea pela contaminação de algum material utilizado. Embora raras, disfunções circulatórias podem ocorrer após a drenagem de grandes volumes, podendo levar à hipotensão, hiponatremia e falência renal. Desse modo, aconselha-se a reposição de albumina para paracenteses de grande volume. Contudo, deve-se pensar sempre na relação custo-efetividade em se estabelecer uma terapêutica apropriada ou aliviar sintomas de pacientes refratários.

Bibliografia recomendada

Runyon BA. Management of Adult Patients with Ascites Due to Cirrhosis. Hepatology. 1998;27(1):264-72.

Napolitano LM. Paracentesis and Diagnostic Peritoneal Lavage. In: Irwin RS, Rippe JM, Lisbon A, Heard SO (eds.). Procedures, Techniques, and Minimally Invasive Monitoring in Intensive Care Medicine. Philadelphia: Lippincott Williams & Wilkins; 2008:130-7.

Runyon BA. Diagnosis and Evaluation of Patients with Ascites. UpToDate online 20.8. 2012.

Silva LS. Manejo Prático da Ascite. Protocolos Clínicos da COOPERCLIM – AM. [s.d.] Disponível em: http://www.doencasdofigado.com.br/Ascites_PBE_e_paracentese.pdf. Acesso em: 22 jul. 2023.

Moore KL, Daley II AF. Anatomia Orientada para a Clínica. 7. ed. Rio de Janeiro: Guanabara Koogan; 2014:250-75.

Sakai H, Sheer TA, Mendler MH, Runyon BA. Choosing the Location for Non-Image Guided Abdominal Paracentesis. Liver Int. 2005;25(5):984-6.

Nogueira TM, Santos DH, Massarollo PCB. Paracentese Abdominal. In: Iuamoto LR, Imakuma ES, Jacomo AL (eds). Manual Básico de Procedimentos Médicos Hospitalares. São Paulo: Atheneu; 2017:127-37.

Porto CC. Semiologia Médica. 7. ed. Rio de Janeiro: Guanabara Koogan, 2013.

Gines P, Arroyo V, Vargas V, Planas R, Casafont F, Panes J et al. Paracentesis with Intravenous Infusion of Albumin as Compared with Peritoneovenous Shunting in Cirrhosis with Refractory Ascites. New Engl J Med. 1991;325(12):829-35.

Gottardi A, Thévenot T, Spahr L, Morard I, Bresson-Hadni S, Torres F et al. Risk of Complications After Abdominal Paracentesis in Cirrhotic Patients: A Prospective Study. Clin Gastroenterol Hepatol. 2009;7(8):906-9.

Gines P, Arroyo V, Vargas V, Planas R, Casafont F, Panes J et al. Paracentesis with Intravenous Infusion of Albumin as Compared with Peritoneovenous Shunting in Cirrhosis with Refractory Ascites. New Engl J Med. 1991;325(12):829-35.

Hoefs, JC. Serum Protein Concentration and Portal Pressure Determine the Ascitic Fluid Protein Concentration in Patients with Chronic Liver Disease. J Lab Clin Med. 1983;102(2):260-73.

Andrade Jr DR, Galvão HFG, Santos AS, Andrade DR. Ascite: Estado da Arte Baseado em Evidências. Rev Assoc Med Bras. 2009;55(4):489-96.

Goldman L, Ausiello D. Cecil: Tratado de Medicina Interna. Rio de Janeiro: Elsevier; 2009.

Coral G, de Mattos AA, Damo DF, Viégas AC. Prevalência e Prognóstico da Peritonite Bacteriana Espontânea: Experimento em Pacientes do Hospital Geral de Porto Alegre, RS, Brasil (1991-2000). Arq Gastroenterol. 2002;39(3):158-62.

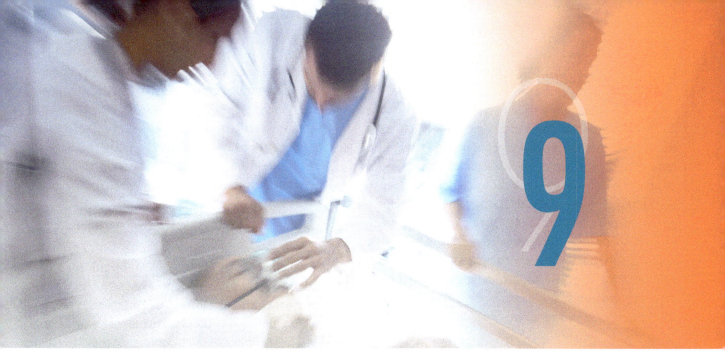

PUNÇÃO LOMBAR

CAROLINA FAGUNDES DALL'OGLIO | MARINA HELLER | DEBORAH FRANCEZ MACCARI

A punção lombar (PL) é um procedimento de extrema importância clínica, realizado com frequência nos Departamentos de Emergência. Consiste, basicamente, na retirada de uma parcela de líquido cefalorraquidiano (LCR), ou liquor, do espaço subaracnoide, localizado entre as meninges aracnoide e pia-máter. O liquor é um fluido límpido e incolor, cuja função primordial é a proteção mecânica do sistema nervoso central (SNC). Em adultos, o volume total de liquor é de 100 mL a 150 mL, e sua produção é de aproximadamente 500 mL por dia, ou cerca de 20 mL por hora. O estudo do LCR obtido por meio da PL pode fornecer informações valiosas sobre o SNC e seus envoltórios, o que possibilita afastar ou corroborar o diagnóstico de uma gama de doenças. Além disso, em razão de o espaço subaracnoide ser uma via de comunicação direta com o SNC, a PL propicia certas medidas farmacológicas.

A PL deve ser executada apenas após a avaliação clínica do paciente, com destaque para um exame neurológico cuidadoso, e ponderação dos benefícios e riscos do procedimento para cada situação. É importante ressaltar, contudo, que a PL nunca deve atrasar intervenções potencialmente salvadoras à vida do paciente, como a terapia antimicrobiana para pacientes com suspeita de meningite bacteriana.

Indicações do procedimento

Hoje em dia, com a disseminação de outros métodos diagnósticos não invasivos, como a tomografia e a ressonância magnética, as indicações para a PL têm sido reduzidas. Porém, existem ainda algumas circunstâncias clínicas que demandam a realização de uma PL precoce ou mesmo de emergência. No Departamento de Emergência, as principais indicações para a realização da PL são a suspeita de meningite bacteriana, a suspeita de hemorragia subaracnoide em pacientes com neuroimagem negativa ou a investigação de alterações neurológicas ou sistêmicas sem causa conhecida. Fora dessas situações, a PL é, em geral, um procedimento eletivo.

As principais indicações para a PL se dividem em diagnósticas e terapêuticas.

Indicações diagnósticas

- **Suspeita de infecção do SNC (p. ex.: meningite, encefalite, neurossífilis etc.), com exceção para suspeita de abscesso cerebral ou processo para-meníngeo:** as características do liquor podem auxiliar a diferenciação etiológica entre os agentes infecciosos. O estudo do liquor é indicado em toda suspeita de infecção do SNC quando não há contraindicações para o procedimento. Em geral, a PL pode ser realizada sem neuroimagem prévia caso o paciente não apresente manifestações neurológicas focais, papiledema, imunossupressão ou deterioração significativa do nível de consciência. Esses sinais e sintomas estão relacionados a um aumento das complicações da PL. Os riscos e benefícios de se realizar a PL ou de tratar empiricamente uma infecção do SNC sem estudo do LCR devem ser analisados para cada paciente.

- **Suspeita de hemorragia subaracnoide (HSA):** a TC de crânio sem contraste deve ser o primeiro estudo diagnóstico na suspeita de HSA. A RM de crânio possui sensibilidade semelhante, porém seu uso é limitado no Departamento de Emergência. Contudo, exames de imagem com resultados negativos ou questionáveis não afastam a possibilidade de HSA quando o índice de suspeita clínica é alto, e, nesses casos, as diretrizes atuais ainda afirmam que uma PL deve ser realizada. Já uma TC de crânio normal associada a uma análise liquórica normal excluem definitivamente o diagnóstico de HSA, e deve-se proceder com a investigação de outras patologias.

A PL não é necessária quando o diagnóstico de HSA é confirmado por exame de imagem. Como primeiro estudo diagnóstico para HSA, o estudo do LCR ficará reservado para situações nas quais há absoluta impossibilidade de solicitação de neuroimagem, desde que o paciente não tenha sinais clínicos de hipertensão intracraniana.

- **Rebaixamento do nível de consciência e coma, estados confusionais, primeiro estado epiléptico, ou doença sistêmica grave, sem etiologia conhecida:** a análise do LCR pode ser útil em situações clínicas nas quais um paciente sem histórico se apresenta no Departamento de Emergência com um quadro clínico neurológico exuberante e inexplicável. Nessas situações, a PL pode servir como triagem laboratorial para a busca da etiologia de base. Pacientes com rebaixamento do nível de consciência ou comatosos, com exame de imagem que não explique seu quadro clínico, podem ser submetidos à PL em busca, por exemplo, de infecção ou hemorragia que acometam o SNC. Nos pacientes com estados confusionais, principalmente em idosos, a PL pode evidenciar uma infecção do SNC não evidente por outros sinais e sintomas. O exame do LCR deve sempre ser considerado em um paciente com primeira crise epiléptica após exame de imagem sem alterações evidentes. Reforça-se, entretanto, que a PL é um procedimento invasivo com seus inerentes riscos, devendo ser indicada com cautela e sempre levando em conta suas contraindicações.

- **Processos infecciosos com foco não identificado:** a PL também deve ser considerada como triagem laboratorial nos pacientes que se apresentem com sinais e sintomas sugestivos de quadros infecciosos e ausência de foco evidente após uma avaliação clínica criteriosa. Na população pediátrica, essa indicação é muito comum na abordagem da febre sem sinais localizatórios.

- **Suspeita de processos desmielinizantes e/ou síndromes inflamatórias,** como a síndrome de Guillain-Barré ou a esclerose múltipla.

- **Suspeita de hipertensão intracraniana idiopática (pseudotumor cerebral):** na suspeita de hipertensão intracraniana idiopática após exame de imagem que descarte lesão expansiva, a medida da pressão liquórica de abertura por meio de um manômetro pode auxiliar no diagnóstico.

- **Suspeita de hipotensão intracraniana sintomática:** embora não seja uma indicação corriqueira, a manometria pode auxiliar na investigação de hipotensão intracraniana, quando se suspeita de causas secundárias não relacionadas a procedimentos no neuroeixo, como traumatismo cranioencefálico, desidratação grave ou uremia.

- **Leucemias e linfomas** (estadiamento e tratamento) e outros processos neoplásicos.

Indicações terapêuticas

- **Administração de fármacos por via intratecal** (agentes quimioterápicos, antibioticoterapia, agentes de contraste radiopacos para realização de mielografia ou introdução de anestésicos nas raquianestesias).

- **Redução da pressão intracraniana** (p. ex.: casos de hidrocefalia).

Contraindicações

Atualmente, não há contraindicações absolutas para o procedimento. Contudo, existem situações que demandam cautela:

- **Infecção de pele ou tecidos moles perto ou no local de inserção da agulha:** diante de uma indicação clara para a PL, a contraindicação se dá apenas quando a infecção afeta todos os locais anatômicos de punção.

- **Alterações anatômicas significativas** ou ferimentos no sítio de punção.

- **Coagulopatias** (como hemofilias, doença de Von Willebrand), INR > 1,5 e uso de anticoagulantes ou antiplaquetários: a realização da PL nesse grupo de pacientes se mostra um desafio. Pacientes com distúrbios de coagulação ou em uso de medicações anticoagulantes ou antiplaquetárias apresentam, em geral, risco aumentado de sangramento durante e após o procedimento. Já os pacientes que descontinuam essas drogas podem ter risco aumentado de complicações trombóticas. É preciso compreender individualmente os perigos da continuidade ou da interrupção dessas drogas e sempre estudar a viabilidade da suspensão pré-procedimento de acordo com o tempo necessário para a diminuição do efeito farmacológico. Porém, na maioria das indicações para PL em um Departamento de Emergência, não será possível aguardar a reversão do efeito desses fármacos. Mesmo assim, se há tempo disponível e se for clinicamente viável, antes do procedimento, o médico deve buscar corrigir as alterações hemostáticas do paciente e minimizar os riscos de outras maneiras. Nos pacientes em uso de heparina, pode ser benéfica a administração de protamina antes da PL. Em paralelo, os pacientes em terapia cumarínica podem receber vitamina K ou plasma fresco congelado. Pacientes hemofílicos podem se beneficiar com a reposição de seus fatores de coagulação deficientes.

- **Trombocitopenias:** distúrbio de hemostasia primária é um fator predisponente para hemorragias subaracnoides, subdurais ou epidurais secundárias à punção. Idealmente, tem sido sugerida que a contagem de plaquetas deve estar acima de 40 mil/mm^3 para a realização segura do procedimento. O paciente com contagem plaquetária abaixo de 40 mil/mm^3 deve ser submetido à PL somente em casos de indicação clínica urgente. Se a contagem estiver abaixo de 20 mil/mm^3 ou progressivamente reduzindo, deve ser considerada a transfusão imediata de concentrado de plaquetas antes do procedimento.

- **Suspeita de hipertensão intracraniana (sinais de herniação cerebral):** a suspeita de aumento da pressão intracraniana é uma contraindicação relativa à PL, pois o procedimento pode acentuar uma síndrome de herniação cerebral preexistente nos pacientes com hipertensão intracraniana. Isso tem fundamentado a decisão corriqueira nos Departamentos de Emergência de submeter o paciente a um exame de neuroimagem antes da PL em busca de hemorragia, edema importante ou lesão expansiva. Em geral, os pacientes com sinais e sintomas que sugiram aumento da pressão intracraniana que devem ser submetidos à TC de crânio antes da realização do procedimento. Esses sinais e sintomas incluem: estado mental alterado, déficits neurológicos focais, convulsões de início recente sem epilepsia prévia, papiledema (detectável por fundoscopia), imunossupressão, malignidade, histórico de lesão do SNC (AVC, tumor ou abscesso) e idade acima de 60 anos.

Materiais e equipamentos

O equipamento necessário para a realização da PL deve ser separado previamente ao procedimento e colocado em um local de fácil acesso pelo profissional de saúde que a realizará. Para a execução do procedimento, são necessários:

- Luvas estéreis;
- Bandeja;
- Solução degermante e alcoólica (clorexidina ou solução iodada e álcool 70%);
- Campos estéreis;
- Gazes estéreis;
- Esparadrapo para curativo;
- Pinça para antissepsia;
- Agulha com calibre de 21 ou 22 *gauge* e seringa, para a anestesia local;
- Anestésico local (p. ex., lidocaína ou xilocaína, de preferência sem vasoconstritor);
- Agulha longa com calibre entre 20 e 25 *gauge* (preferência pela agulha 22 *gauge*), com mandril, para a punção espinhal.

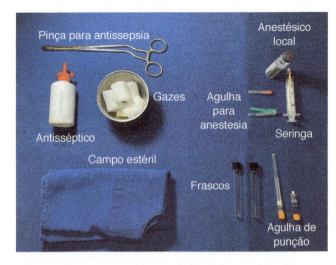

Figura 9.1 Principais materiais para a realização da punção lombar.
Fonte: Acervo pessoal dos autores.

A PL pode ser realizada com uma agulha padrão, tipo Quincke®, ou com uma agulha fina de bisel atraumático, chamada genericamente "agulha atraumática". A utilização das agulhas atraumáticas, em comparação com agulhas padrão, tem sido associada à incidência reduzida de cefaleia pós-punção. Contudo, por seu custo mais elevado, a disponibilidade dessas agulhas ainda é limitada nos departamentos de emergência brasileiros.

O mandril, também chamado estilete, é uma peça que se encaixa no interior da agulha de punção, com o objetivo de ocluir seu conduto. Durante o procedimento, essa peça propicia maior estabilidade da agulha na progressão ao longo dos tecidos, impedindo que resíduos teciduais a entupam. Uma vez que a agulha estiver no espaço subaracnoide, com a retirada do mandril, ocorrerá fluxo de liquor pelo interior da agulha.

- Dois ou mais frascos estéreis adequados para coleta do liquor.

  O volume de liquor a ser coletado e a quantidade de frascos variam de acordo com o serviço. É preciso conferir com o laboratório essa informação antes da realização do procedimento.

- Manômetro, se há interesse na medida da pressão liquórica.

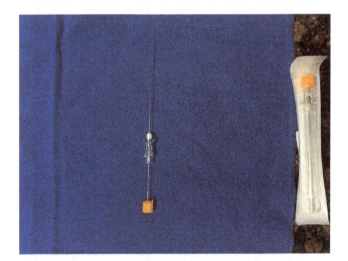

Figura 9.2 Agulha de punção espinhal, com mandril parcialmente removido.
Fonte: Acervo pessoal dos autores.

Preparação do paciente

Tão importante quanto realizar a técnica adequada de punção, é explicar previamente ao paciente sobre o procedimento. Se o paciente possui nível de consciência adequado, deve-se esclarecer detalhadamente os riscos e benefícios da PL e obter consentimento. A maioria dos pacientes conscientes vivenciará certo nível de ansiedade decorrente da PL, tanto por se tratar de intervenção invasiva quanto por não conseguirem visualizar o decorrer do processo. Por esse motivo, é considerável conversar com esses pacientes ao longo da PL, citando, de forma calma, o que está sendo feito. No caso de pacientes inconscientes ou menores de idade, a permissão deve ser obtida com os familiares ou um responsável legal.

Via de regra, a anestesia local é suficiente, não sendo necessária a realização de sedação ou analgesia pré-procedimento. Porém, um grupo seleto de pacientes pode se beneficiar com a administração de um sedativo, preferencialmente os de meia-vida curta, como o propofol e/ou a cetamina intravenosos. Esse grupo de pacientes usualmente inclui crianças menores, pacientes com agitação psicomotora, confusão mental exacerbada, ansiedade extrema ou qualquer situação clínica que possa atrapalhar o procedimento.

Passo a passo do procedimento

1) Posicionar o paciente

    O primeiro passo após obtenção do consentimento é posicionar o paciente. Existem basicamente duas posições para realização do procedimento:

    - **Decúbito lateral, com a coluna vertebral paralela à maca:** o paciente cooperativo deve ser instruído a assumir uma "posição fetal", flexionando seu quadril e joelhos de encontro a seu tórax o máximo possível, o que ocasiona o aumento dos espaços intervertebrais. A flexão cervical exagerada não é necessária, e em crianças pequenas a flexão prolongada pode causar comprometimento das vias aéreas. Pode ser colocado um pequeno travesseiro abaixo da cabeça do paciente, mantendo-a, então, em geral, alinhada com sua coluna. No caso de rebaixamento do nível de consciência ou sedação, os profissionais de saúde assistentes podem ter que manter manualmente o paciente posicionado. O decúbito lateral é a posição mais utilizada, podendo ser usada em todas as faixas etárias, e preferível nos pacientes com alteração do nível de consciência ou quando é necessária a manometria, pois possibilita uma medida mais precisa da pressão liquórica de abertura.

    - **Sentado, com a coluna vertebral perpendicular à maca:** nessa posição, o paciente senta-se com seu dorso e sua cabeça curvados para a frente, com os pés colocados em um banco ou escada, podendo amparar seus cotovelos em suas coxas, em uma mesa colocada à sua frente ou em um travesseiro em seu colo. É uma posição para pacientes acordados e cooperativos, preferível quando há dificuldade de localização dos referenciais anatômicos, como em obesos e pacientes com deformidades osteomusculares, ou intolerância ao decúbito.

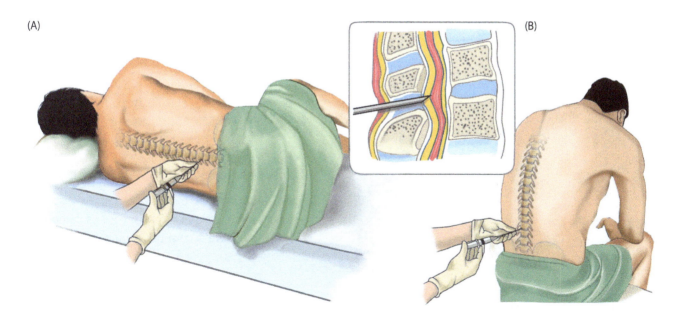

Figura 9.3 Posicionamento do procedimento. (A) Posição em decúbito lateral. (B) Posição sentada.
Fonte: Desenvolvida pela autoria

2) Localizar o ponto de punção

Na maioria das pessoas, a medula espinal termina entre L1 e L2, afilando-se inferiormente para formar o cone medular e a cauda equina. Por essa razão, a PL é classicamente realizada nos espaços intervertebrais L3-L4 ou L4-L5, região em que há apenas a cauda equina.

Para identificar esses espaços, localize as bordas superiores das cristas ilíacas do paciente. Em seguida, visualize uma linha reta, perpendicular à coluna vertebral, conectando essas bordas e transpassando a linha média. Localize e palpe o ponto de intersecção dessa linha imaginária com a linha média da coluna vertebral do paciente. Esse ponto corresponde ao processo espinhoso da vértebra L4. Após, identifique o espaço intervertebral L3-L4, acima do processo espinhoso de L4, e o espaço intervertebral L4-L5, logo abaixo. Escolha um desses espaços para realizar a punção. Se necessário, marque com uma caneta o ponto de punção. É importante localizar os marcos anatômicos antes da anestesia local e do preparo da pele, pois essas medidas podem dificultar o reconhecimento da anatomia.

3) Aplicar solução degermante

Uma vez localizado o sítio de punção, com o auxílio da pinça para antissepsia e gaze estéril, realize a limpeza da área e seus arredores com a solução degermante, fazendo movimentos circulares concêntricos da porção central para a periferia, nunca retornando a gaze a locais previamente percorridos.

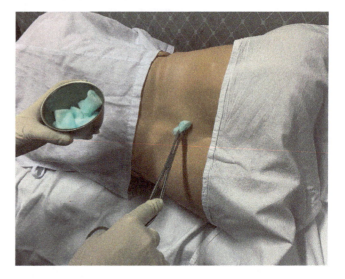

Figura 9.5 Antissepsia.
Fonte: Acervo pessoal dos autores.

4) Realizar higiene e paramentação

Após higiene adequada das mãos, coloque as luvas estéreis e paramentação conforme necessário.

5) Aplicar solução alcoólica

Com as luvas estéreis, efetue a limpeza da área da mesma forma que no item 3, porém com a solução alcoólica. Espere a solução secar.

6) Posicionar campos estéreis

Deixando apenas o local de punção disponível para acesso, cerque a região com os campos estéreis ou cubra-a com um campo fenestrado.

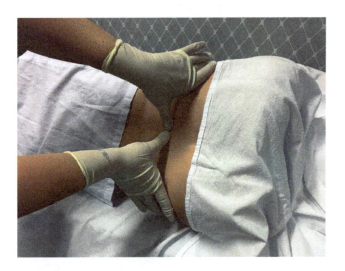

Figura 9.4 Palpação dos referenciais anatômicos.
Fonte: Acervo pessoal dos autores.

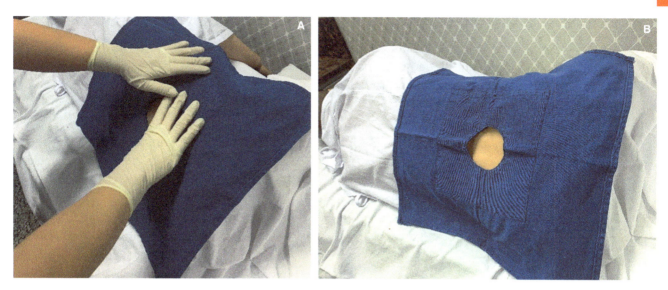

Figuras 9.6 (A) Colocação de campo estéril fenestrado. (B) Visualização do posicionamento.
Fonte: Acervo pessoal dos autores.

7) Realizar anestesia local

Realize um botão anestésico recobrindo o local de entrada da agulha com o anestésico escolhido. Em seguida, infiltre e anestesie os tecidos mais profundos. Sempre aspire a seringa antes para se assegurar que não foi atingido um vaso sanguíneo.

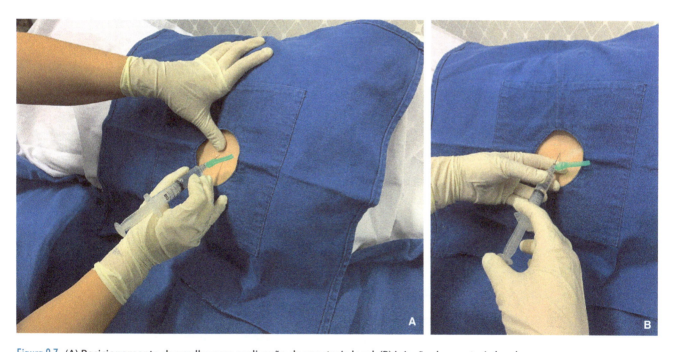

Figura 9.7 (A) Posicionamento da agulha para realização da anestesia local. (B) Injeção da anestesia local.
Fonte: Acervo pessoal dos autores.

8) Introduzir a agulha de punção espinhal

A agulha deve ser introduzida sempre com o mandril acoplado. Certifique-se de que o mandril está ocluindo totalmente o interior da agulha e que essa peça desliza de modo correto dentro da agulha.

Palpe mais uma vez os marcos anatômicos. Para a introdução da agulha, posicione-a paralela à maca. Segure a agulha de forma confortável e firme, apoiando os dedos polegares na porção distal do mandril e a insira na linha média, à meia-distância entre os processos espinhosos.

Após transpassar o tecido subcutâneo, angule a agulha em cerca de 10° a 15° em direção cefálica, apontando para a cicatriz umbilical do paciente.

Adentre a agulha lenta e cuidadosamente. Deve-se transpassar os seguintes níveis anatômicos: pele, tecido subcutâneo, ligamento supraespinhoso, ligamento interespinhoso, ligamento amarelo (também chamado ligamento flavum), espaço epidural posterior, plexo venoso vertebral interno, dura-máter, aracnoide e, por fim, espaço subaracnoideo.

Quando posicionada da forma correta, a agulha avança sem dificuldades ao longo dos tecidos. No momento em que a agulha atravessa o ligamento amarelo, pode-se sentir certa resistência na passagem, seguida por um estalido característico ou um desaparecimento súbito de resistência, o que indica a passagem por esse ligamento e a entrada no espaço epidural. A partir desse ponto, a agulha deve ser movida de forma milimétrica até o espaço subaracnoideo. Avance 2 mm e retire o mandril para avaliar se há saída de liquor; caso não haja, avance mais 2 mm e retire novamente o mandril.

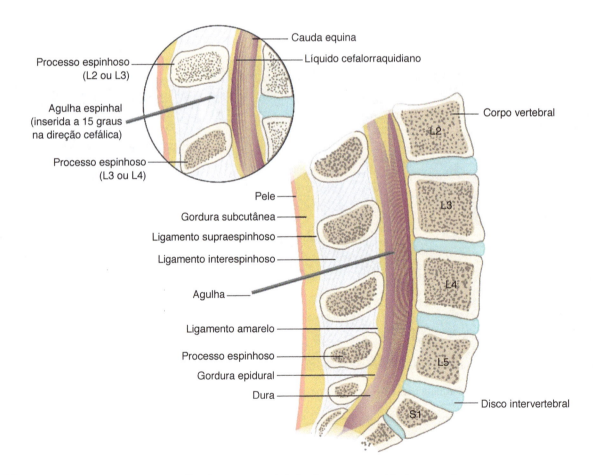

Figura 9.8 Visão sagital da angulação da agulha de punção espinhal e dos pontos anatômicos que devem ser transpassados para coleta do liquor.

Fonte: Acervo pessoal dos autores.

PUNÇÃO LOMBAR

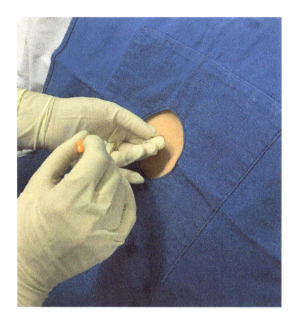

Figuras 9.9 Utilização da agulha de punção espinhal.
Fonte: Acervo pessoal dos autores.

Quadro 9.1 Armadilhas e dicas do procedimento.

Armadilhas e dicas
▪ Se uma estrutura óssea for atingida, o paciente referir dor aguda irradiada para um dos membros inferiores ("dor em choque") ou não houver gotejamento de LCR, retorne a agulha ao tecido subcutâneo, sem retirá-la totalmente do paciente. Palpe mais uma vez o espaço intervertebral, certifique-se dos marcos anatômicos e reintroduza a agulha com angulação adequada, repetindo o processo anteriormente citado. Via de regra, osso é encontrado quando a agulha não foi inserida na linha média ou com a angulação incorreta.
▪ Pacientes desidratados podem não apresentar fluxo espontâneo imediato de liquor. Nesses casos, aguarde alguns segundos para avaliar a saída do LCR.
▪ Caso o gotejamento do liquor esteja muito lento, é possível que uma raiz ou um filamento da dura-máter esteja obstruindo a agulha. Se isso ocorrer, rotacione-a em 90°.
▪ Quando houver um acidente de punção, é sugerido realizar novamente a PL em outro espaço intervertebral.

Fonte: Acervo pessoal dos autores.

9) Obter o LCR

Com a retirada do mandril, estando-se no espaço subaracnoideo, o liquor escoa de forma espontânea por dentro da agulha e goteja no tubo de coleta. O volume de líquido coletado deve ser o mínimo possível para uma adequada análise laboratorial. A aspiração do LCR com uma seringa pode ocasionar lesão em estruturas do saco dural e, portanto, não deve ser realizada.

Nessa etapa, o examinador deve avaliar o liquor quanto ao seu aspecto macroscópico. O LCR normal é límpido e incolor, qualquer grau de turvação ou opacidade é patológico.

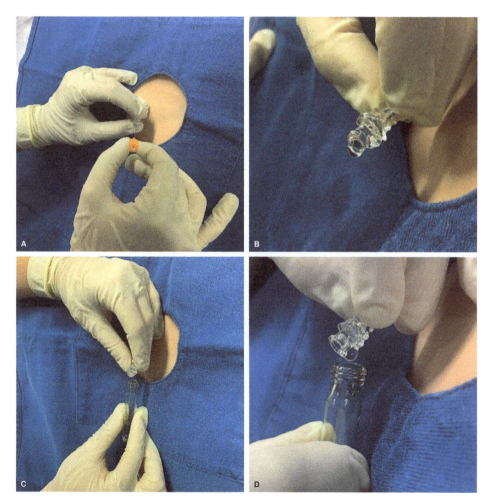

Figuras 9.10 (A) Retirada do mandril para coleta do líquido cefalorraquidiano. (B) Visualização da saída de líquor. (C) Posicionamento do tubo de coleta. (D) Coleta da quantidade desejada de liquor no tubo coletor.
Fonte: Acervo pessoal dos autores.

10) Realizar a medida da pressão liquórica

A medida da pressão liquórica, também chamada manometria, não é realizada de forma corriqueira, porém pode ser indicada em algumas situações clínicas. Para a obtenção da pressão de abertura, como citado, o paciente deve estar em decúbito lateral e é necessário um dispositivo chamado manômetro. Após visualização do extravasamento de liquor, com o auxílio de um conector flexível, acople o manômetro à agulha de punção espinhal. Aguarde a subida da coluna de líquido no interior do dispositivo e obtenha a medida da pressão liquórica de abertura pela altura da coluna na régua. Em geral, é possível observar pulsação da coluna de líquido em razão dos movimentos cardíacos ou respiratórios.

Nos adultos em decúbito lateral, a pressão de abertura normal do liquor varia de 5 a 20 cmH$_2$O. Em pacientes obesos, esse parâmetro de normalidade é estendido até 25 cmH$_2$O. Valores acima desses indicadores, portanto, sugerem hipertensão intracraniana. É importante ressaltar que a pressão de abertura liquórica sofre influência de diversos fatores, podendo estar falsamente elevada em pacientes que se encontram tensos ou com musculatura contraída.

11) Retirar a agulha

Após a coleta do volume desejado de liquor, reposicione o mandril no interior da agulha e a remova do paciente. Se necessário, oclua o conduto com o polegar enquanto o mandril não é posicionado. Aperte o local de punção com gaze logo após a retirada.

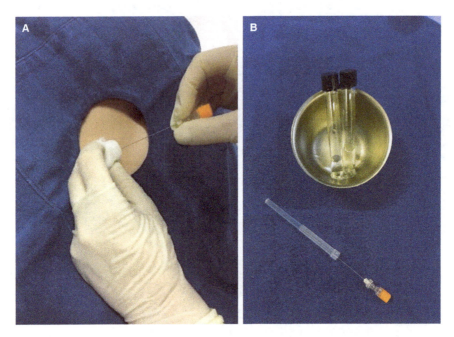

Figuras 9.11 (A) Retirada da agulha de punção espinhal do paciente. (B) Frascos após a coleta do líquido cefalorraquidiano e recolocação da tampa da agulha.
Fonte: Acervo pessoal dos autores.

12) Realizar o curativo

Realize curativo compressivo com as gazes estéreis e o esparadrapo no sítio do procedimento.

13) Realizar o registro clínico

Deve constar em prontuário, de forma detalhada, a descrição do procedimento, incluindo intercorrências e dificuldades, aspecto macroscópico do LCR e pressão de abertura, quando aferida.

14) Analisar o liquor

Conforme a indicação clínica, a amostra de LCR pode ser analisada para inúmeras características. Lembre-se de solicitar um teste de glicose sérica para posterior comparação com a glicose liquórica do paciente.

Quadro 9.2 Características do liquor que podem ser avaliadas.

Opacidade	Proteínas
Desidrogenase láctica (LDH)	Glicose
Contagem diferencial de células	Coloração de Gram
Cultura (bactérias, fungos, micobactérias e vírus)	Esfregaços
Testes para antígenos	Xantocromia
VDRL	Tinta da china

Fonte: Acervo pessoal dos autores.

Quadro 9.3 Resumo do passo a passo para a realização da punção lombar.

1. Posicionar o paciente na posição escolhida.
2. Localizar os referenciais anatômicos e o ponto de punção.
3. Aplicar a solução degermante.
4. Realizar higiene e paramentação.
5. Aplicar a solução alcoólica.
6. Posicionar os campos estéreis.
7. Aplicar a anestesia local.
8. Introduzir a agulha de punção espinhal.
9. Obter o LCR.
10. Realizar a medida da pressão liquórica (opcional).
11. Retirar a agulha.
12. Realizar o curativo.
13. Realizar o registro clínico.
14. Analisar o liquor macroscopicamente e submeter à análise laboratorial.

Fonte: Acervo pessoal dos autores.

Desafios do procedimento

Pacientes obesos com deformidades osteomusculares (como escoliose e espondilite anquilosante) e/ou com histórico de correções cirúrgicas na coluna vertebral podem apresentar um desafio na correta determinação dos marcos anatômicos, o que está diretamente relacionado com um aumento de complicações da punção lombar. Esses pacientes podem se beneficiar de um procedimento guiado por ultrassonografia ou radiologia intervencionista.

Complicações do procedimento

A PL é, em geral, um método relativamente seguro de coleta do LCR, com baixa taxa de complicações. Evita-se a maioria destas com a avaliação adequada do paciente antes do procedimento, a técnica correta de punção e a correta antissepsia e paramentação do profissional. Contudo, complicações podem ocorrer mesmo com todas as medidas padrão aplicadas. A seguir estão listadas as complicações mais frequentes da PL:

- **Cefaleia pós-punção:** a cefaleia pós-punção é a complicação mais comum da PL, com incidência variando entre 10% e 30% na literatura. Ocorre primariamente por hipotensão intracraniana por conta do extravasamento de liquor no local de punção. Inicia-se, em geral, nas primeiras 24 horas após o procedimento e possui duração aproximada de 2 a 8 dias. Sem tratamento, apresenta, em geral, remissão espontânea em até 2 semanas. O tratamento pode incluir medidas conservadoras nos casos mais brandos ou medidas intervencionistas nos casos mais severos.

- **Punção lombar traumática:** uma PL traumática ocorre quando há acidente de punção, ou seja, um vaso sanguíneo é lesionado no percurso da agulha. Isso pode promover uma alteração do aspecto do liquor do paciente na coleta, tornando-o hemorrágico sem que de fato haja uma hemorragia meníngea. Para diferenciar um acidente de punção de um liquor verdadeiramente hemorrágico, pode-se realizar o teste dos três tubos. No acidente de punção, o liquor se torna mais claro ao longo dos três tubos, enquanto na hemorragia verdadeira o liquor se mantém igualmente hemorrágico nas três amostras.

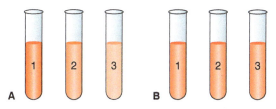

Figura 9.12 Teste dos três tubos. (A) Acidente de punção. (B) Hemorragia meníngea verdadeira.

Fonte: Acervo pessoal dos autores.

- Infecção: a infecção local após o procedimento (p. ex., a meningite por contaminação ou a osteomielite) é muito rara.

- Hematoma espinal/epidural (HEP): o HEP é uma complicação rara caracterizada por um sangramento sintomático na região interna do canal vertebral. O principal fator de risco são os transtornos hemostáticos, incluindo pacientes em terapia anticoagulante e antiplaquetária.

- Herniação cerebral ou compressão da medula espinal.

- Síndrome da cauda equina.

- Vazamento de LCR.

- Dorsalgia e sintomas radiculares: via de regra, são sintomas temporários, ocasionados pela manipulação local.

Cuidados pós-procedimento

Até o momento, nenhum estudo científico mostrou evidência de benefícios para o repouso pós-procedimento quando comparado à mobilização imediata, porém, recomenda-se usualmente que se permaneça em repouso por algumas horas, evitando agitação, e que aumente sua ingesta hídrica quando possível. É essencial monitorar o sítio de punção para hemorragia, sinais infecciosos, extravasamento de liquor ou outras situações que possam sugerir uma complicação, além de acompanhar o paciente quanto ao seu estado neurológico.

Acesse o vídeo com demonstração do procedimento

Bibliografia recomendada

Roberts JR, Custalow CB, Thomsen TW. Clinical Procedures in Emergency Medicine and Acute Care. 7. ed. v. 1. Elsevier; 2019.

Cevik AA, Quek LS, Noureldin A, Cakal ED. iEmergency Medicine for Medical Students and Interns. 2018. Disponível em: http://iem-student.org.

Velasco IT, Brandão Neto RA, Souza HP, Marino LO, Marchini JFM, Alencar JCG. Medicina de Emergência: Abordagem Prática. 14. ed. São Paulo: Manole; 2020.

Rowland LP, Pedley TA. Merritt Tratado de Neurologia. 14. ed. Rio de Janeiro: Guanabara Koogan; 2011.

Machado A, Haertel LM. Neuroanatomia Funcional. 3. ed. Atheneu; 2014.

Scalabrini Neto A, Dias RD, Velasco IT. Procedimentos em Emergências. 2. ed. São Paulo: Manole; 2016.

Walls RM, Hockberger RS, Gausche-Hill M, Bakes B. Rosen Medicina de Emergência: Conceitos e Prática Médica. 9. ed. Elsevier; 2019.

Hudgins PA, Fountain AJ, Chapman PR, Shah LM. Difficult Lumbar Puncture: Pitfalls and Tips from the Trenches. AJNR Am J Neuroradiol. 2017;38(7):1276-83.

Domingues R, Bruniera G, Brunale F, Mangueira C, Senne C. Lumbar Puncture in Patients Using Anticoagulants and Antiplatelet Agents. Arq Neuropsiquiatr. 2016;74(8):679-86.

Almeida RF. The Forgotten Lumbar Puncture. Headache Medicine. 2009;12(1):36-9.

Oliveira JPS, Mendes NT, Martins ÁR, Sanvito WL. Líquido Cefalorraquidiano: História, Técnicas de Coleta, Indicações, Contraindicações e Complicações. J Bras Patol Med Lab. 2020;56:1-11.

Matas SL de A. Why should we use atraumatic needles in lumbar puncture? Arq Neuro-Psiquiatr. 2013;71(9B):681-4.

Doherty CM, Forbes RB. Diagnostic Lumbar Puncture. Ulster Med J. 2014;83(2):93-102.

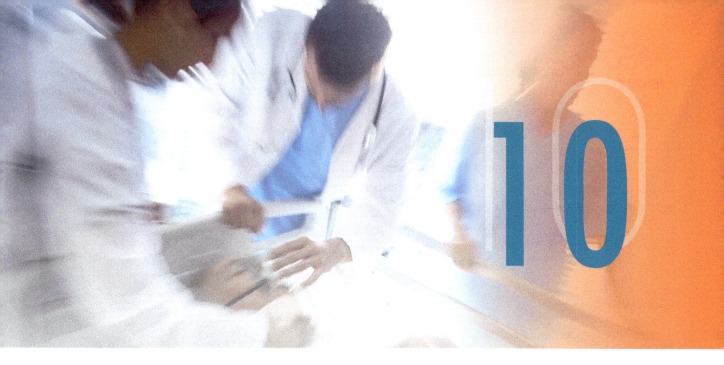

BLOQUEIOS NERVOS-PERIFÉRICOS

MARINA TEIXEIRA SILVA | DANILO ARAÚJO GUIMARÃES

Um bloqueio periférico pode ser definido como a infiltração de anestésico local em um nervo periférico com a finalidade de atenuar a resposta motora e sensorial. Quando comparado com outros tipos de analgesia, pode trazer diversos benefícios, uma vez que o bloqueio de nervo periférico é mais tolerado pelo paciente e necessita de menos anestésico do que uma anestesia local.

Para a realização de um bloqueio de nervo periférico com precisão, é necessário bom conhecimento de anatomia, inervações e das técnicas para o bloqueio da região desejada. Fundamentalmente, existem quatro técnicas: 1) utilizando somente referenciais anatômicos, 2) com auxílio de neuroestimuladores, 3) com técnicas guiadas por ultrassonografia e 4) combinando as técnicas de estimulação e ultrassom.

As técnicas guiadas por ultrassom oferecem diversas vantagens quando comparadas à utilização única de referenciais anatômicos, uma vez que é mais segura, sendo possível uma melhor identificação dos nervos a serem bloqueados e o acompanhamento em tempo real da agulha. O uso do ultrassom fornece taxas de sucesso melhores, menos tentativas, menor tempo para realizar o bloqueio e menor número de complicações.

É importante evitar injeção intraneural, uma vez que pode comprimir os axônios e seus capilares, podendo causar uma necrose axonal e lesão permanente do nervo. A presença de parestesia ao inserir a agulha pode ser um sinal de que a agulha está localizada no espaço intraneural; retirar a agulha de 1 mm a 2 mm normalmente resolve a parestesia em poucos segundos e o anestésico pode ser injetado quando a parestesia é resolvida. A utilização da técnica de estímulo de nervo periférico pode ser útil para evitar injeção intraneuronal.

Indicações

Um bloqueio periférico é indicado quando fornece vantagens sobre as outras técnicas anestésicas, como a anestesia local. Podemos citar situações como:

- Lesões extensas em que uma infiltração local necessitaria de grande dose e potencialmente tóxica de anestésico.

- Quando a forma mais eficaz de anestesia é o bloqueio periférico, como o bloqueio intercostal em casos de fratura de arco costal.

- Quando uma anestesia local for mais dolorosa ao paciente que o bloqueio periférico, por exemplo, na superfície plantar do pé e na palma da mão.

- Em reparo de lesões com ênfase na estética, uma vez que uma anestesia local pode causar distorção do tecido, perda de referenciais anatômicos, tornando a aproximação e reparo do tecido mais difícil.

- Para minimizar a dor durante procedimentos de redução de deslocamento ou fraturas.

- Para manejo da dor no cuidado ao queimado.

Contraindicações

Quanto as contraindicações para a realização de um bloqueio periférico podemos citar: infecção no local da punção, alergia ao anestésico local, coagulopatias, doenças que acometem o nervo e recusa do paciente. A técnica guiada por referenciais anatômicos é contraindicada para pacientes com alteração do estado mental e incapacidade de cooperar, uma vez que tais pacientes não serão capazes de relatar a parestesia nos casos de injeção intraneural.

A técnica guiada por ultrassom não possui contraindicações relativas ao paciente. Porém, é importante ressaltar que o médico deve ter familiaridade e treinamento com o procedimento e com o uso do aparelho de ultrassonografia.

Materiais

- Luvas estéreis;

- Campo estéril;

- Material para assepsia e antissepsia;

- Solução anestésica;

- Seringas descartáveis para aspiração e aplicação do anestésico;

- Agulha adequada para aspiração do anestésico;

- Agulha adequada para realização do bloqueio;

- Aparelho de ultrassonografia quando indicado;

- Estimulador de nervos periféricos quando indicado.

Preparação do paciente

Durante a preparação do paciente, é fundamental orientá-lo a carca do procedimento a ser realizado, ressaltando a possibilidade de parestesia, a duração do efeito do anestésico, os riscos do procedimento e suas possíveis complicações.

Deve-se realizar um exame neurológico previamente ao bloqueio, buscando constatar a presença de algum déficit neurológico e, caso apresente, deve ser descrito e documentado, com o consentimento informado do paciente para a realização do procedimento.

O posicionamento do paciente dependerá do bloqueio a ser realizado e será descrito melhor em cada procedimento. Posteriormente, deve ser exposta a área a ser realizada o bloqueio, realização da assepsia e antissepsia e preparação do campo estéril.

Escolha do anestésico

Grande parte dos bloqueios regionais realizados no Departamento de Emergência serão para reparo de lesões traumáticas, estas que continuarão causando dor após o reparo ser feito. Assim, é preferível utilizar anestésicos de longa duração, com a finalidade de maximizar a analgesia do paciente. Para a maioria dos bloqueios periféricos, é indicado o uso de bupivacaína a 0,25% ou lidocaína com epinefrina a 1%, a lidocaína com epinefrina fornecerá um alívio mais rápido da dor do paciente. Para bloqueios de nervos mais largos, é comumente utilizado concentrações maiores de lidocaína (≤ 2%) ou bupivacaína (0,5%). A duração do efeito da bupivacaína varia de 120 a 240 minutos, enquanto o de lidocaína com epinefrina variará de 60 a 400 minutos.

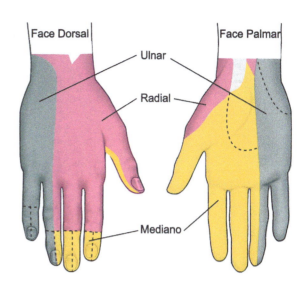

Figura 10.1 Inervação sensitiva da mão.
Fonte: Acervo pessoal dos autores.

Bloqueio de nervo radial a nível de cotovelo

- **Anatomia:** tem seu início entre os músculos braquial e braquirradial, posteriormente à artéria braquial, medialmente ao úmero e anteriormente à cabeça longa do músculo tríceps braquial, e se estende até a região anterior do cotovelo. Inerva sensitivamente a região dorsal proximal do 1º, 2º, 3º, metade lateral proximal do 4º dedo e a porção lateral do dorso da mão. Quanto à região palmar, inervará a eminência tênar (Figura 10.1).

- **Posicionamento do paciente:** deve-se colocar o paciente em decúbito dorsal com o cotovelo fletido de 15° a 30°.

- **Referenciais anatômicos:** palpe o côndilo medial e lateral do úmero e marque uma linha entre eles. Em seguida, identifique a borda lateral do bíceps braquial e posicione a agulha a cerca de 2 cm lateralmente ao tendão (Figura 10.2A).

- **Técnica:** a agulha deve ser inserida lateralmente ao tendão do bíceps braquial entre a linha intercondilar em direção ao músculo braquiorradial a uma profundidade de 1 cm a 2 cm. Lentamente, mova a agulha para provocar a parestesia e, em seguida, retire cerca de 1 mm a 2 mm. Aguarde a parestesia resolver e injete de 3 mL a 5 mL de anestésico.

- **Técnica guiada por USG:** posicione o transdutor na fossa cubital do paciente com o braço em abdução de 45°, o cotovelo em extensão e a mão supinada. Identifique o nervo radial lateralmente ao tendão do bíceps e da artéria braquial. Posicione a agulha inferior ao feixe do transdutor e insira até sua ponta estar no nervo. Injete o anestésico até circundar o nervo.

Bloqueio de nervo radial a nível de punho

- **Anatomia:** na região de fossa cubital, o nervo radial se divide nos ramos superficial e profundo. O ramo superficial segue em direção à mão juntamente com a arterial e é responsável pela parte sensitiva. Sua inervação foi abordada na sessão anterior.

- **Posicionamento do paciente:** deve-se colocar o paciente em decúbito dorsal com o membro abduzido de 45°, cotovelo em extensão total e a mão parcialmente supinada.

- **Referenciais anatômicos:** identifique o processo estiloide do rádio. A agulha deve ser posicionada proximal ao processo estiloide.

- **Técnica:** a agulha deve ser inserida perpendicularmente cerca de 5 cm proximal ao processo estiloide (Figura 10.2B). Se o paciente relatar parestesia, retire a agulha cerca de 1 mm a 2 mm, aguarde a parestesia resolver e injete de 5 a 7 mL de anestésico.

- **Técnica guiada por USG:** posicione o transdutor no terço médio do antebraço, mova o transdutor lateralmente até a artéria radial ser visível. O nervo radial é uma estrutura hiperecoica lateral à artéria ulnar. Posicione a agulha longitudinalmente ao feixe do transdutor e insira até sua ponta estar no nervo. Injete o anestésico até circundar o nervo.

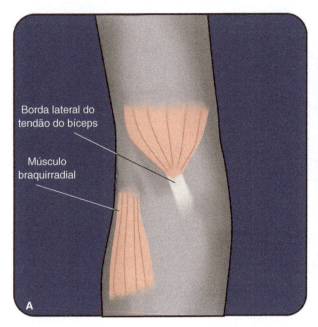
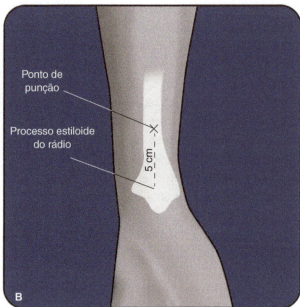

Figura 10.2 (A) Ponto de referência para bloqueio do nervo radial a nível de cotovelo. (B) Ponto de referência para bloqueio do nervo radial a nível de punho.
Fonte: Acervo pessoal dos autores.

Bloqueio de nervo mediano a nível de cotovelo

- **Anatomia:** situa-se medialmente ao tendão do bíceps e à artéria braquial. Inerva sensitivamente a região palmar do 1º, 2º, 3º, metade lateral do 4º dedo e a porção lateral da palma da mão. Quanto à região dorsal, inervará uma porção distal variável do 2º, 3º e distal lateral do 4º dedo (ver Figura 10.1).

- **Posicionamento do paciente:** deve-se colocar o paciente em decúbito dorsal com o membro abduzido, o cotovelo em extensão total e a mão supinada.

- **Referenciais anatômicos:** palpe o côndilo medial e lateral do úmero e marque uma linha entre eles. Em seguida, identifique a artéria braquial palpando a região de fossa cubital medialmente ao tendão do bíceps braquial (Figura 10.3ª).

- **Técnica:** a agulha deve ser inserida medialmente à artéria braquial entre a linha intercondilar a uma profundidade de 2 cm a 3 cm. Lentamente, mova a agulha para provocar a parestesia e, em seguida, retire cerca de 1 mm a 2 mm, aguarde a parestesia resolver e injete de 5 mL a 7 mL de anestésico. Quando utilizada a técnica guiada por neuroestimulação, procura-se flexão do punho ou dedos.

- **Técnica guiada por USG:** posicione o transdutor na fossa cubital e identifique a artéria braquial e o nervo mediano. Posicione a agulha inferior ao transdutor e insira até sua ponta estar no nervo. Injete de 5 mL a 7 mL de anestésico até circundar o nervo.

Bloqueio de nervo mediano a nível de punho

- **Anatomia:** situa-se no retináculo dos flexores medialmente ao tendão do flexor radial do carpo e lateral ao palmar longo. Sua inervação foi abordada na sessão anterior.

- **Posicionamento do paciente:** deve-se colocar o paciente em decúbito dorsal com o membro abduzido de 45°, cotovelo em extensão total e a mão supinada.

- **Referenciais anatômicos:** identifique os tendões dos músculos palmar longo e flexor radial do carpo, realizando uma flexão forçada de punho. A agulha deve ser posicionada entre os dois tendões. (Figura 10.3B).

- **Técnica:** a agulha deve ser inserida entre os tendões dos músculos palmar longo e flexor radial do carpo. Se o paciente relatar parestesia, retire a agulha cerca de 1 mm, aguarde a parestesia resolver e injete de 3 mL a 5 mL de anestésico. Quando utilizada a técnica guiada por neuroestimulação, procura-se flexão do primeiro dedo.

- **Técnica guiada por USG:** posicione o transdutor no terço médio do antebraço. O nervo médio é uma estrutura hiperecoica na região central. Posicione a agulha longitudinalmente ao feixe do transdutor, insira até sua ponta estar no nervo. Injete o anestésico até circundar o nervo.

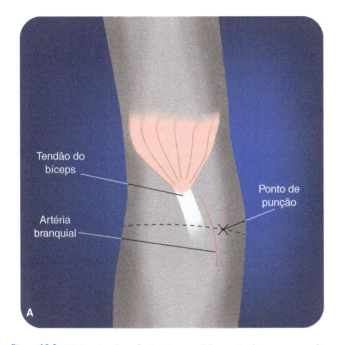
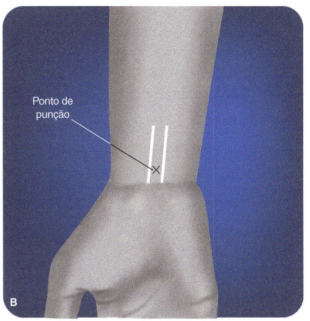

Figura 10.3 (A) Ponto de referência para bloqueio do nervo mediano a nível de cotovelo. (B) Ponto de referência para bloqueio do nervo mediano a nível de punho.

Fonte: Acervo pessoal dos autores.

Bloqueio de nervo ulnar a nível de cotovelo

- **Anatomia:** segue distalmente a partir da axila pelo sulco no nervo ulnar, passa atrás do epicôndilo medial e medialmente ao olecrano até entrar no antebraço. Inerva sensitivamente o 5º, metade medial do 4º dedo e a porção medial da mão (Figura 10.1).

- **Posicionamento do paciente:** deve-se colocar o paciente em decúbito dorsal com o cotovelo fletido cerca de 90° e o ombro fletido cerca de 45° (Figura 10.4A).

- **Referenciais anatômicos:** identifique o olecrano e o epicôndilo medial do úmero por meio da palpação. Posicione a agulha no espaço entre esses dois referenciais anatômicos (Figura 10.4A).

- **Técnica:** a agulha deve ser inserida entre a epicôndilo medial e o olecrano perpendicular ao úmero. Se o paciente relatar parestesia, retire a agulha cerca de 1 mm, aguarde a parestesia resolver e injete de 5 mL a 8 mL de anestésico. Quando utilizada a técnica guiada por neuroestimulação, procura-se flexão ulnar do carpo e abdução do polegar.

- **Técnica guiada por USG:** posicione o transdutor entre o epicôndilo medial e o olecrano. Identifique o olecrano e o epicôndilo medial e o nervo ulnar entre essas duas estruturas. Posicione a agulha inferior ao feixe do transdutor e insira até sua ponta estar no nervo. Injete o anestésico até circundar o nervo.

Bloqueio de nervo ulnar a nível de punho

- **Anatomia:** a artéria e o nervo ulnar emergem no tendão do músculo flexor ulnar do carpo e entram na mão superficialmente ao retináculo dos flexores. Sua inervação foi abordada na sessão anterior.

- **Posicionamento do paciente:** deve-se colocar o paciente em posição supinada com o membro abduzido de 45° a 90°, cotovelo em extensão total e a mão supinada.

- **Referenciais anatômicos:** identifique o músculo flexor ulnar do carpo realizando uma flexão forçada da mão do paciente.

- **Técnica:** a agulha deve ser inserida perpendicularmente na região medial do punho, posterior tendão do músculo flexor ulnar do carpo e anterior ao processo estiloide da ulna a uma profundidade de 0,5 cm (Figura 10.4B). Se o paciente relatar parestesia, retire a agulha cerca de 1 mm, aguarde a parestesia resolver e injete de 3 mL a 5 mL de anestésico. Quando utilizada a técnica guiada por neuroestimulação, procura-se flexão ulnar do carpo e abdução do polegar.

- **Técnica guiada por USG:** posicione o transdutor no terço médio do antebraço, mova o transdutor medialmente até a artéria ulnar ser visível. O nervo ulnar é uma estrutura hiperecoica medial à artéria ulnar. Posicione a agulha longitudinalmente ao feixe do transdutor e insira até sua ponta estar no nervo. Injete o anestésico, até o ele circundar o nervo.

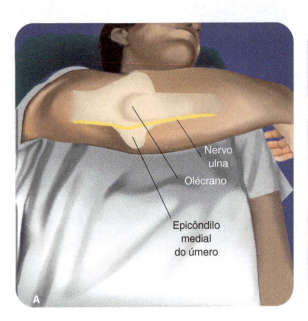 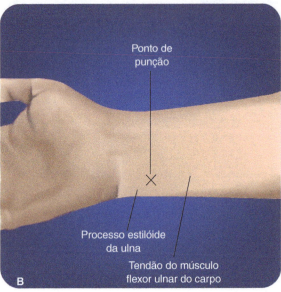

Figura 10.4 (A) Posicionamento e ponto de referência para bloqueio do nervo ulnar a nível de cotovelo. (B) Ponto de referência para bloqueio do nervo ulnar a nível de punho.
Fonte: Acervo pessoal dos autores.

Bloqueio de nervos digitais

- **Anatomia:** os dedos serão supridos por ramos do nervo radial ulnar e mediano. Seus ramos ocuparão região lateral ao longo do percurso do dedo.

- **Posicionamento do paciente:** deve-se colocar o paciente com a mão pronada.

- **Referenciais anatômicos:** identifique o espaço a raiz dos dedos a serem anestesiados e a articulação metacarpo-falangiana.

- **Técnica:** a agulha deve ser inserida no aspecto dorsal da raiz do dedo a ser anestesiado, distalmente à articulação. Insira a agulha a uma profundidade de 0,5 cm e injete 1 mL de solução anestésica. O procedimento deve ser realizado na face medial e lateral do dedo.

Bloqueio de punho

É possível bloquear sensitivamente toda a mão utilizando as técnicas descritas anteriormente. Para isso, será necessário bloquear o nervo radial, ulnar e mediano a nível de punho.

Bloqueio de nervos intercostais

- **Anatomia:** cada nervo intercostal tem seu início a partir do forame intervertebral. Eles vão até os sulcos das costelas e continuam neles ou imediatamente inferiores a eles, seguindo inferiormente às artérias e veias intercostais. Seus ramos cutâneos inervam sensorialmente as paredes anterior e póstero lateral do tórax.

- **Posicionamento do paciente:** deve-se colocar o paciente em decúbito ventral, com os braços soltos e com uma almofada sob o abdome com o objetivo de deixar a curvatura lombar mais retilínea.

- **Referenciais anatômicos:** faça uma marcação paralela a coluna vertebral a uma distância de cerca de 5 cm a 8 cm, no ângulo da costela. Identifique os arcos costais e realize uma marcação nas bordas inferiores sobre a linha vertical.

- **Técnica:** utilize o dedo indicador da mão não dominante para tracionar a pele sobre a borda inferior da costela. Mantenha a seringa a um ângulo de 80° e insira a agulha lentamente até tocar a costela. Nesse ponto, solte a pele paciente, a medida com que a pele é solta é possível perceber que a agulha ficará perpendicular. Utilize o dedo indicador e o polegar para segurar o canhão da agulha e obter mais estabilidade e mova a agulha cuidadosamente para fora da borda inferior. Insira a agulha 3 mm. Aspire para garantir que a agulha não perfurou um vaso e injete 2 mL a 4 mL de anestésico. Realize o mesmo procedimento nos outros espaços intercostais desejados. Essa técnica deve ser realizada com extremo cuidado, para evitar um pneumotórax.

- **Técnica guiada por USG:** posicione o transdutor longitudinalmente na linha do ângulo costal. Posicione a agulha longitudinalmente ao feixe do transdutor e visualize a agulha aproximando da margem inferior da costela. Injete o anestésico.

Bloqueio de nervo peniano

- **Anatomia:** o nervo peniano dorsal se divide em direito e esquerdo. Ele passará inferiormente a sínfise púbica e penetrará o ligamento suspensor do pênis. Caminhará próximo aos vasos penianos e será envolto pela fáscia de Buck. Inerva sensitivamente todo o pênis.

- **Posicionamento do paciente:** o paciente deve ser posicionado em decúbito dorsal.

- **Referenciais anatômicos:** identifique a base do pênis, o corpo cavernoso e a linha média. A agulha deve ser posicionada lateralmente à linha mediana na base do pênis (Figura 10.5A).

- **Técnica:** lentamente, insira a agulha a cerca de 0,5 cm a 1 cm lateralmente à linha média no corpo cavernoso até sentir uma perda de resistência, o que será indicativo da penetração da fáscia de Buck. Realize uma aspiração e injete de 1 mL a 2 mL de anestésico sem vasoconstritor para crianças e de 3 mL a 5 mL para adultos. Realize o mesmo procedimento no outro lado (Figura 10.5B).

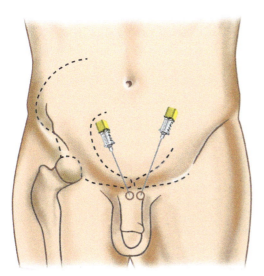 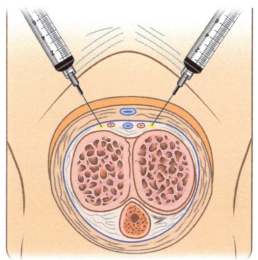

Figura 10.5 (A) Ponto de referência para bloqueio do nervo peniano. (B) Inserção da agulha para bloqueio do nervo peniano
Fonte: Acervo pessoal dos autores.

- **Técnica guiada por USG:** o transdutor deve ser posicionado verticalmente abaixo da sínfise púbica. Identifique a fáscia de Buck, os nervos penianos dorsais e a vasculatura dorsal do pênis. Insira a agulha transversalmente ao feixe do ultrassom até perfurar a fáscia de Buck e injete o anestésico. Realize o mesmo procedimento do outro lado.

Bloqueio de fossa poplítea

- **Anatomia:** o nervo isquiático pouco acima da fossa poplítea se divide em dois ramos: nervo tibial e nervo fibular comum. O nervo fibular comum continuará seu percurso lateralmente acompanhando a fíbula. O nervo tibial continuará seu percurso por meio da fossa poplítea. Também será encontrado na fossa poplítea a artéria e veia poplítea (Figura 10.6A). Invernarão sensorialmente toda a perna a partir do joelho com exceção do aspecto medial.

- **Posicionamento do paciente:** o paciente deve ser posicionado em decúbito ventral com uma almofada sob o tornozelo, de forma a deixar o joelho em uma leve flexão.

- **Referenciais anatômicos:** identifique as bordas da fossa poplítea e realize uma divisão em dois triângulos traçando uma linha na dobra da articulação do joelho. Trace outra linha do ângulo superior do triangulo superior até a base do triangulo. Marque um ponto 5 cm superior a base do triangulo superior e a 1 cm da linha medial do triangulo superior (Figura 10.6B).

- **Técnica:** insira a agulha a 5 cm superior na base do triangulo superior e a 1 cm da linha medial do triângulo superior em um ângulo de 45° a 60° no sentido anterior e superior até o paciente relatar parestesia. Retire a agulha cerca de 2 mm, aguarde a parestesia resolver e injete 20 mL de anestésico.

- **Técnica guiada por USG:** posicione o transdutor cerca de 10 cm acima da dobra da articulação do joelho e identifique o nervo isquiático e sua divisão em tibial e fibular comum. Posicione a agulha longitudinalmente ao feixe do transdutor, no local da bifurcação dos nervos, e insira cerca de 5 cm a 8 cm até sua ponta estar no nervo. Injete o anestésico até ele circundar o nervo. A técnica guiada por ultrassom permite um bloqueio seletivo dos nervos tibial e fibular comum.

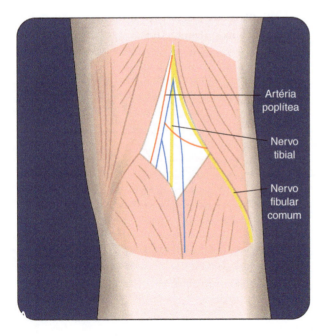
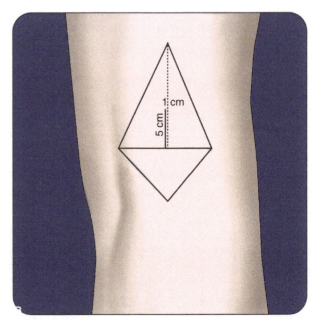

Figura 10.6 (A) Anatomia da fossa poplítea. (B) Identificação dos referenciais anatômicos para realização do bloqueio.
Fonte: Acervo pessoal dos autores.

Bloqueio de nervo safeno acima do joelho

Essa técnica deverá ser realizada utilizando o auxílio do aparelho de ultrassonografia em razão de sua maior eficácia.

- **Anatomia:** o nervo safeno é um ramo terminal do nervo femoral e se localizará dentro do canal dos adutores. Esse canal é formado pelos músculos vasto medial, sartório e adutores da coxa. Estão presentes nesse canal o nervo safeno, a artéria femoral e a veia femoral (Figura 10.7A). Inerva sensitivamente faces mediais da perna, da panturrilha, do tornozelo e do pé (Figura 10.8).

- **Posicionamento do paciente:** posicione o paciente em decúbito dorsal com uma almofada sob o tornozelo com a perna em rotação externa.

- **Técnica guiada por USG:** posicione o transdutor na região medial da coxa, cerca de 10 cm acima do joelho. Posicione a agulha longitudinalmente ao feixe do transdutor em sentido lateral para medial e insira-a até sua ponta estar anterior a artéria femoral, entre as fáscias dos músculos vasto medial, sartório e adutores. Aspire para certificar que a agulha não está em nenhum vaso. Injete de 15 mL a 20 mL de anestésico (Figura 10.7B).

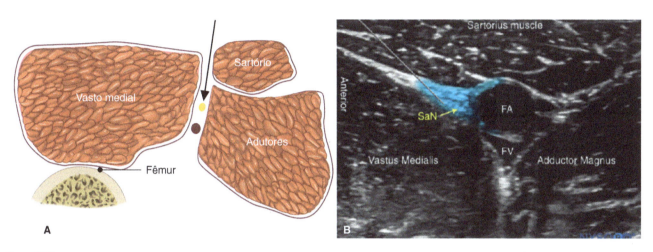

Figura 10.7 (A) Anatomia do canal dos adutores e posicionamento da agulha. (B) Localização ultrassonográfica do nervo safeno no canal dos adutores.
Fonte: Acervo pessoal dos autores.

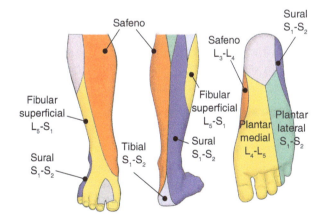

Figura 10.8 Inervação sensitiva do pé.
Fonte: Acervo pessoal dos autores.

Bloqueio de nervo safeno a nível de tornozelo

- **Anatomia:** no tornozelo, o nervo safeno se localizará entre o tendão do músculo tibial anterior e o maléolo medial, adjacente à veia safena magna. Sua inervação foi abordada na sessão anterior.

- **Posicionamento do paciente:** posicione o paciente em decúbito dorsal com uma almofada sob o tornozelo com a perna em rotação externa.

- **Referenciais anatômicos:** identifique a borda anterior do maléolo medial e a veia safena magna a partir da palpação (Figura 10.9A).

- **Técnica:** posicione a agulha a 1,5 cm superior e anterior ao maléolo medial (Figura 10.9A). Injete de forma subcutânea 3 mL a 5 mL de anestésico em leque.

- **Técnica guiada por USG:** posicione o transdutor na borda anterior do maléolo medial e identifique a veia safena magna; o nervo pode ser difícil visualizar a esse nível. Use o Doppler para ajudar na identificação da veia. Posicione a agulha longitudinalmente ao feixe do transdutor e insira-a até sua ponta estar adjacente a veia safena magna. Aspire para certificar que a agulha não está em nenhum vaso. Injete de 1 mL a 2 mL de anestésico, até circundar a veia safena magna.

Bloqueio de nervo tibial posterior

- **Anatomia:** no tornozelo, o nervo tibial posterior se localizará entre o maléolo medial e o tendão do calcâneo, adjacente à artéria tibial posterior, dará origem ao nervo plantar medial e lateral. Inversa sensitivamente grande parte da superfície plantar do pé (Figura 10.8).

- **Posicionamento do paciente:** posicione o paciente em decúbito dorsal com uma almofada sob o tornozelo com a perna em rotação externa.

- **Referenciais anatômicos:** identifique a borda posterior do maléolo medial e a artéria tibial posterior a partir da palpação (Figura 10.9B).

- **Técnica:** insira a agulha a 45° em relação ao plano medial, praticamente perpendicular à pele, de 0,5 cm a 1 cm posterior ao pulso da artéria tibial posterior; caso não seja palpável, insira entre a borda posterior do maléolo medial e o tendão do calcâneo. Avance a agulha em direção a tíbia até o paciente relatar parestesia. Retire a agulha cerca de 2 mm, aguarde a parestesia resolver e injete de 3 mL a 5 mL de anestésico. Se o paciente não relatar parestesia, avance a agulha até tocar a tíbia, retire cerca de 1 mm e infiltre de 5 mL a 7 mL de anestésico enquanto retira lentamente a agulha (Figura 10.9B).

- **Técnica guiada por USG:** posicione o transdutor na borda posterior do maléolo medial e identifique a artéria tibial posterior e o nervo tibial posterior. Posicione a agulha longitudinalmente ao feixe do transdutor e insira-a até sua ponta sua ponta estar no nervo e injete o anestésico, até o ele circundar o nervo.

Bloqueio de nervo fibular superficial

- **Anatomia:** a nível de tornozelo o nervo fibular superficial irá se localizar entre o maléolo lateral e o tendão do músculo extensor longo do hálux. Inverna sensitivamente a face lateral da parte inferior da perna e para o dorso do pé (Figura 10.8).

- **Posicionamento do paciente:** posicione o paciente em decúbito dorsal com uma almofada sob o tornozelo.

- **Referenciais anatômicos:** identifique a borda anterior do maléolo lateral e o tendão do músculo extensor longo do hálux a partir da palpação (Figura 10.9C).

- **Técnica:** a agulha deve ser posicionada entre o maléolo lateral e o tendão do músculo extensor longo do hálux. Injete de forma subcutânea 4 mL a 10 mL de anestésico em uma linha entre o maléolo e o tendão (Figura 10.9C).

- **Técnica guiada por USG:** posicione o transdutor na borda anterior do maléolo lateral. Posicione a agulha longitudinalmente ao feixe do transdutor e visualize a agulha entrando no tecido subcutâneo em sentido ao tendão do músculo extensor do hálux. Injete de 4 mL a 8 mL de anestésico à medida em que a agulha vai sendo retirada.

Bloqueio de nervo fibular profundo

- **Anatomia:** no tornozelo, o nervo fibular profundo se localizará entre o tendão do músculo tibial anterior e extensor longo do hálux. Inversa sensitivamente a parte lateral do hálux e medial do 2° dedo do pé (Figura 10.8).

- **Posicionamento do paciente:** posicione o paciente em decúbito dorsal com uma almofada sob o tornozelo.

- **Referenciais anatômicos:** palpe e identifique os tendões dos músculos extensor longo do hálux e tibial anterior e a artéria tibial anterior pelo pulso (Figura 10.9D).

- **Técnica:** insira a agulha entre os dois tendões e lateral à artéria tibial anterior a uma profundidade de 3 mm (Figura 10.9D). Caso a agulha toque a tíbia, retire-a cerca de 1 mm e injete de 3 mL a 5 mL.

- **Técnica guiada por USG:** posicione o transdutor na borda anterior do maléolo medial e identifique os tendões dos músculos extensor longo do hálux e tibial anterior, bem como a artéria tibial anterior. Posicione a agulha longitudinalmente ao feixe do transdutor e insira-a entre os tendões e lateral a artéria. Injete de 3 mL a 5 mL de anestésico. O uso de Doppler pode ser útil para identificação da artéria.

Bloqueio de nervo sural

- **Anatomia:** no tornozelo, o nervo sural se localizará entre o maléolo lateral e o tendão do calcâneo.

Inerva sensitivamente a região anterolateral do pé e parte do 5º dedo (Figura 10.8).

- **Posicionamento do paciente:** posicione o paciente em decúbito dorsal com uma almofada sob o tornozelo com a perna em rotação interna.
- **Referenciais anatômicos:** palpe e identifique o tendão do calcâneo e a borda posterior do maléolo lateral (Figura 10.9E).
- **Técnica:** a agulha deve ser posicionada entre o maléolo lateral e o tendão do calcâneo. Injete de forma subcutânea 5 mL de anestésico em uma linha entre o maléolo e o tendão (Figura 10.9E).
- **Técnica guiada por USG:** posicione o transdutor na borda posterior do maléolo lateral e identifique o maléolo lateral e o tendão do calcâneo. Posicione a agulha longitudinalmente ao feixe do trans-

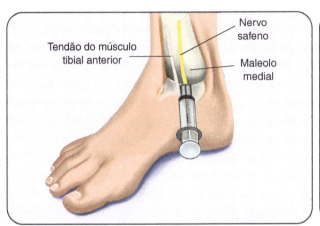

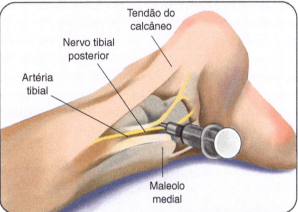

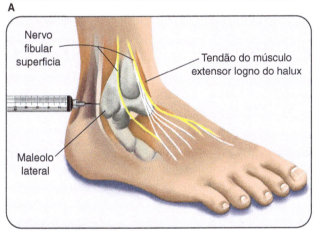

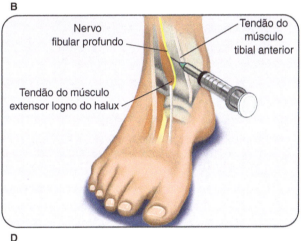

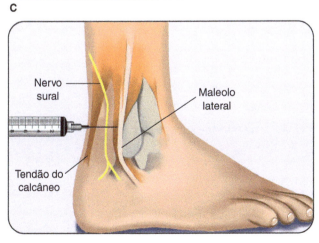

Figura 10.9 (A) Ponto de referência e posicionamento da agulha para bloqueio do nervo safeno. (B) Ponto de referência e posicionamento da agulha para bloqueio do nervo tibial posterior. (C) Ponto de referência e posicionamento da agulha para bloqueio do nervo fibular superficial. (D) Ponto de referência e posicionamento da agulha para bloqueio do nervo fibular profundo. (E) Ponto de referência e posicionamento da agulha para bloqueio do nervo sural.

Fonte: Acervo pessoal dos autores.

dutor e insira-a até a região posterior do maléolo lateral. Aspire para certificar que a agulha não está em nenhum vaso. Injete de 3 mL a 5 mL de anestésico. O uso de Doppler pode ser útil para identificação da artéria.

Pentabloqueio do pé

É possível bloquear sensitivamente todo o pé utilizando as técnicas descritas anteriormente. Para isso, será necessário bloquear o nervo tibial posterior, nervo sural, tibial superficial, tibial profundo e safeno.

Complicações

Complicações decorrentes de um bloqueio periférico são raras, mas podem acontecer. As complicações normalmente são decorrentes de má realização da técnica. Dessa forma, é importante ao médico realizar a técnica de bloqueio com maestria, com ênfase em medidas para evitar lesões no nervo, injeção intravascular e toxicidade sistêmica. Dentre as complicações, podemos citar reações alérgicas, lesão no nervo, injeção intravascular, hematoma, infecção e toxicidade sistêmica.

Cuidados pós-procedimento

É importante avaliar a função neurovascular do paciente até a função da área retornar completamente. Em bloqueios extensos ou bloqueio de grandes raízes nervosas, é recomendável manter o paciente em observação até a sensibilidade e função da área anestesiada retornar. Quando for realizado um bloqueio menor, não é necessário manter o paciente em observação, porém ele deve ser devidamente orientado.

Bibliografia recomendada

Cangiani LM, Nakashima ER, Gonçalves TAM, Pires OC, Bagatini A (eds). Atlas de Técnicas de Bloqueios Regionais SBA. 3. ed. Rio de Janeiro: Sociedade Brasileira de Anestesiologia; 2013.

Delbos A, Philippe M, Clément C, Olivier R, Coppens S. Ultrasound-Guided Ankle Block. History Revisited. Best Practice; Research Clinical Anaesthesiology. 2019;33(1):79-93.

Hadzic A. Hadzic's Peripheral Nerve Blocks and Anatomy for ultrasound-Guided Regional Anesthesia. New York, NY: McGraw-Hill; 2012.

Moore KL, Dalley AF, Agur AMR. Clinically Oriented Anatomy. Philadelphia, PA: Wolters Kluwer; 2018.

Prithishkumar IJ, Joy P, Satyanandan C. Comparison of the Volar and Medial Approach in Peripheral Block of Ulnar Nerve at the Wrist – A Cadaveric Study. J Clin Diagn Res. 2014;8(11):AC01-4.

Rebouças F, Brasil Filho R, Filardis C, Pereira RR, Cardoso AA. Estudo Anatômico do Trajeto do Nervo Musculocutâneo em Relação ao Processo Coracoide. Rev Bras Ortop. 2010;45(4):400-3. Disponível em: http://www.scielo.br/scielo.php?script=sci_arttext&pid=S0102-36162010000400010&lng=en. Acesso em: 23 jul. 2023.

Reichman EF. Regional Nerve Blocks (Regional Anesthesia). In: Reichman's Emergency Medicine Procedures. 3. ed. New York, NY: McGraw-Hill Education; 2019:1271-312.

Roberts JR, Custalow CB, Thomsen TW. Regional Anesthesia of the Thorax and Extremities. In: Roberts and Hedges' Clinical Procedures in Emergency Medicine and Acute Care. 7. ed. Philadelphia, PA: Elsevier; 2019:560-87.

Sandeman DJ, Dilley AV. Ultrasound Guided Dorsal Penile Nerve Block in Children. Anaesthesia and Intensive Care. 2007;35(2):266-9.

Smith JA, Howards SS, Preminger GM, Dmochowski RR. Methods of Nerve Block. In: Hinman's Atlas of Urologic Surgery. 4. ed. Philadelphia, PA: Elsevier; 2018:39-42.

Stone MB, Carnell J, Fischer JW, Herring AA, Nagdev A. Ultrasound-Guided Intercostal Nerve Block for Traumatic Pneumothorax Requiring Tube Thoracostomy. Am J Emerg Med. 2011;29(6):697.e1-697.e2.

Town C, Johnson J, Van Zundert A, Strand H. Exploring the Role of Regional Anesthesia in the Treatment of the Burn-injured Patient. Clin J Pain. 2019;35(4):368-74.

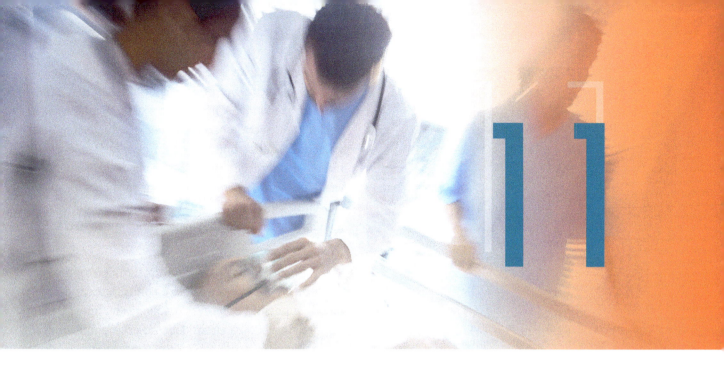

PRINCÍPIOS BÁSICOS DA ULTRASSONOGRAFIA EM MEDICINA DE EMERGÊNCIA

PATRICK CAVALCANTI SIQUEIRA | RENATO AUGUSTO TAMBELLI

A ultrassonografia é uma modalidade de exame de imagem que tem sido usada por médicos há mais de meio século para auxiliar no diagnóstico e orientar procedimentos. Nas últimas décadas, os equipamentos de ultrassom se tornaram mais compactos e de melhor qualidade, o que possibilitou o desenvolvimento da ultrassonografia *point-of-care* (POCUS) – ultrassom feito à beira leito pelo próprio médico assistente do doente. Este se tornou um recurso fundamental na avaliação clínica do doente crítico, e tem sido amplamente utilizada por médicos nas diversas especialidades incluindo a Medicina de Emergência. Reconhecido como o "quinto pilar do exame físico", o domínio das técnicas do ultrassom passou a ser habilidade essencial para a formação do profissional que atua nos cenários de emergência e cuidados críticos.

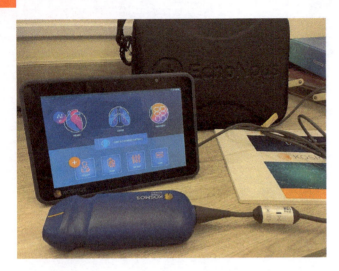

Figura 11.1 Equipamento de USG portátil utilizado em cenários de emergência e terapia intensiva.
Fonte: Acervo pessoal dos autores.

O POCUS é uma ferramenta segura, rápida, portátil e custo-efetiva. Ele fornece respostas a perguntas clínicas que surgem durante a avaliação do doente grave à beira leito, auxilia a guiar procedimentos e facilita a tomada de decisões em situações em que o tempo é limitante para a realização de exames complementares. Este capítulo revisará os princípios básicos da ultrassonografia e os ajustes iniciais para uso do equipamento.

Princípios básicos das ondas sonoras

As ondas sonoras são impulsos mecânicos de energia cinética que podem ser descritos em termos de sua frequência em ciclos por segundo ou hertz (Hz), comprimento de onda em milímetros (mm) e amplitude em decibéis (dB).

A frequência de uma onda de ultrassom consiste no número de ciclos ou mudanças de pressão que ocorrem em 1 segundo. A frequência é determinada apenas pela fonte de som e não pelo meio em que o som está viajando. O ultrassom é um som de alta frequência e refere-se a vibrações mecânicas acima de 20 kHz. Os ouvidos humanos podem ouvir apenas sons com frequências entre 20 Hz e 20 kHz. As frequências de ultrassom comumente usadas para diagnóstico médico estão entre 2 e 15 MHz.

A amplitude da onda de ultrassom corresponde à distância entre a crista e o vale da onda. A partir da amplitude é possível descrever o volume (ou intensidade) do som audível ou a intensidade do eco no ultrassom.

A energia cinética é propagada através de um meio, alternando entre compressão e rarefação, correspondendo a regiões de partículas de alta e baixa densidade. A distância entre a rarefação e a compressão determina o comprimento de onda. Quando as ondas de ultrassom são aplicadas ao tecido humano, quatro coisas acontecem às ondas sonoras. Eles são espalhados, refratados, atenuados e refletidos. Para fins de imagem, interessa-se as ondas sonoras refletidas e, para a análise Doppler, as ondas de ultrassom dispersas.

Ondas de ultrassom de comprimento curto tem uma frequência maior e oferecem a melhor resolução, mas têm mais dificuldade de penetrar nos tecidos profundos porque perdem energia mais rapidamente. As ondas sonoras de comprimento longo tem frequência menor e são capazes de penetrar nos tecidos mais profundos, mas oferecem a resolução mais pobre.

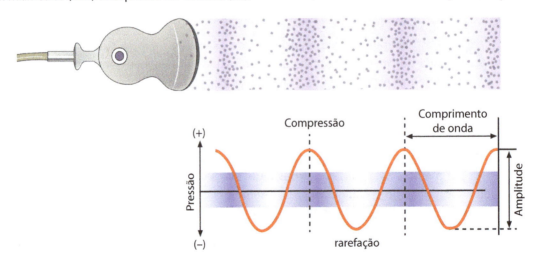

Figura 11.2 Características das ondas de ultrassom produzidas por um transdutor convexo.
Fonte: Adaptada de Soni, 2019.

Transdutores

Os transdutores geram as ondas de ultrassom e detectam as ondas refletidas. O transdutor contém um ou vários cristais piezoelétricos interconectados eletronicamente. Esses cristais vibram quando a eletricidade é aplicada a eles; isso é chamado efeito piezoelétrico. Essas vibrações criam as áreas alternadas de compressão e rarefação descritas anteriormente. Cada cristal piezoelétrico vibra em uma frequência característica. O transdutor excita o cristal piezoelétrico para enviar uma curta rajada de ondas sonoras para o tecido, então o transdutor se torna um receptor e espera o retorno das ondas sonoras refletidas.

Cada probe de ultrassom tem uma frequência característica. A onda de ultrassom gerada pelo transdutor é chamada feixe. Existem três transdutores mais comumente utilizados em ultrassonografia *point-of-care*:

Transdutor linear

Os transdutores lineares possuem elementos dispostos em uma matriz plana, produzindo feixes de ultrassom lineares paralelos e gerando um formato de imagem retangular. Geralmente, os transdutores lineares geram ondas sonoras de alta frequência e comprimento de onda mais curto que oferece a melhor resolução de todas as sondas, mas só consegue ver estruturas superficiais. Os transdutores de matriz linear são ideais para avaliar vasos sanguíneos, músculos, nervos e articulações, e para realizar procedimentos guiados por ultrassom

Transdutor curvilíneo

O feixe do transdutor curvilíneo é amplo e trapezoidal com extenso campo de visão, mas esse tipo de transdutor tem resolução inferior em comparação com os transdutores lineares. Transdutores curvilíneos utilizam frequências mais baixas com comprimentos de onda mais longos, sendo adequado para visualizar estruturas mais profundas. É frequentemente usada para exames de ultrassom abdominal e pélvico. No entanto, também pode ser usado para exames de ultrassom cardíaco e torácico, mas é limitado pela grande pegada e pela dificuldade de varredura entre os espaços das costelas.

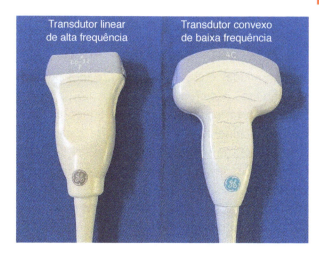

Figura 11.3 Transdutores de ultrassom e seu *footprint* com formato diferente.

Fonte: Acervo pessoal dos autores.

Transdutor setorial

Os transdutores setoriais produzem feixes de ultrassom de baixa frequência divergentes que geram um formato de imagem em formato de pizza com foco e direção ajustáveis. O direcionamento e o foco do feixe de ultrassom permitem um campo de visão mais amplo do que com transdutores lineares. A vantagem desta sonda é que os cristais piezoelétricos são dispostos em camadas e empacotados no centro do probe, tornando mais fácil entrar entre pequenos espaços, como as costelas. É o transdutor ideal para insonação cardíaco, porém pode realizar todas as aplicações que o transdutor curvilíneo também pode (com menor resolução lateral).

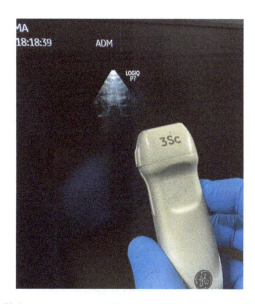

Figura 11.4 Transdutor setorial e a abertura do seu *preset* na tela.

Fonte: Acervo pessoal dos autores.

Formação da imagem

As ondas sonoras são refletidas, refratadas, espalhadas, transmitidas e absorvidas pelos tecidos por conta das diferenças nas propriedades físicas dos tecidos. As imagens são formadas com base no tempo em que o eco (ondas sonoras refletidas) demora para retornar ao transdutor, na velocidade do som e na duração do pulso. Os ecos gerados por estruturas de tecido mais superficiais retornam ao transdutor mais rapidamente, o que é interpretado como a formação de uma imagem mais superficial na tela do dispositivo. Os ecos emitidos por estruturas de tecido mais profundas demoram mais para retornar e, portanto, correspondem a imagens mais profundas na tela de ultrassom.

A reflexão e propagação das ondas sonoras através dos tecidos dependem de dois parâmetros importantes: impedância acústica e atenuação.

Impedância acústica

A velocidade de propagação é a velocidade do som nos tecidos e varia dependendo das propriedades físicas dos tecidos. A impedância acústica é a resistência à propagação de ultrassom conforme ela passa através de um tecido e é uma propriedade fixa dos tecidos determinada pela densidade de massa e velocidade da onda sonora em tecidos específicos. Portanto, se a densidade de um tecido aumentar, a impedância (resistência) também aumentará.

A reflexão ocorre com ondas de ultrassom quando dois tecidos adjacentes têm valores de impedância significativamente diferentes. Maiores diferenças na impedância acústica levam a uma maior reflexão das ondas sonoras.

A refração ocorre com ondas de ultrassom quando dois tecidos adjacentes têm valores de impedância ligeiramente diferentes. Portanto, quando as ondas de ultrassom viajam através do tecido e encontram outro tecido com valores de impedância ligeiramente diferentes, a velocidade muda um pouco e faz com que as ondas de ultrassom mudem de direção.

Atenuação

À medida que as ondas sonoras percorrem os tecidos, perde-se energia e essa perda de energia é denominada atenuação. A absorção é a causa mais importante de atenuação, refere-se à energia da onda sonora transferida para os tecidos. As ondas sonoras de alta frequência são absorvidas mais facilmente e, portanto, penetram mais superficialmente do que as ondas sonoras de baixa frequência.

Ajustes do equipamento de USG

Diferentes modos de imagem de ultrassom permitem a avaliação de diferentes características das mesmas estruturas.

Modo B

A maioria das imagens de ultrassom para diagnóstico é realizada usando o modo bidimensional. Esse modo também é chamado modo B ou modo de brilho. É um modo que cria uma imagem 2D em escala de cinza na tela do ultrassom.

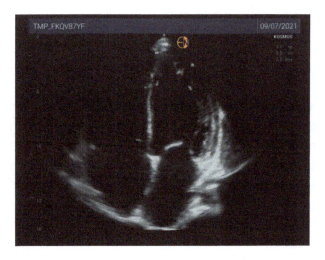

Figura 11.5 Janela cardíaca apical de 4C realizada em modo B.
Fonte: Acervo pessoal dos autores.

Modo M

O modo M ou de Movimento é usado para avaliar o movimento de uma estrutura de interesse ao longo do tempo. Marca-se um ponto de maior interesse em uma imagem produzida e previamente ajustada no modo B e observa-se seu movimento ao longo do tempo. As aplicações comuns para o modo M incluem a observação do deslizamento do pulmão e descartar pneumotórax, avaliar o calibre e colapsabilidade da veia cava inferior e avaliar o espessamento das paredes do ventrículo esquerdo durante o ciclo cardíaco.

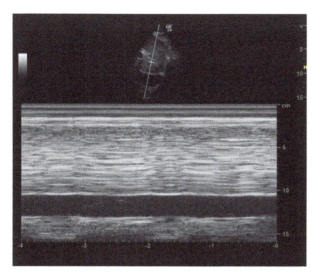

Figura 11.6 Janela subcostal – plano da veia cava inferior em modo M.
Fonte: Acervo pessoal dos autores.

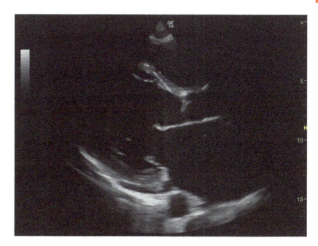

Figura 11.7 Janela cardíaca paraesternal eixo longo. Detalhe para identificação de estruturas **hiperecoicas** como pericárdio e estruturas valvares, **hipoecoicas** como as paredes dos ventrículos esquerdo e direito e **anecoicas** como o conteúdo líquido (sangue) no interior das câmaras cardíacas.
Fonte: Acervo pessoal dos autores.

Ecogenecidade

A ecogenicidade de um tecido se refere quão brilhante (ecogênico) um tecido aparece no ultrassom em relação a outro tecido. Com base na ecogenicidade da estrutura em relação aos tecidos adjacentes, ela pode ser classificada como hipoecoica, hiperecoica, anecoica ou isoecoica.

As estruturas que transmitem todas as ondas sonoras sem reflexão são descritas como anecoicas e aparecem pretas. Isso é mais comumente visto com estruturas cheias de fluido como sangue, bile e urina, pois as ondas de ultrassom passam através do fluido sem refletir nenhum eco de volta para a máquina de ultrassom.

As estruturas que refletem relativamente menos ondas sonoras do que as estruturas circundantes são descritas como hipoecoicas, como o córtex renal em relação ao fígado, resultando em uma aparência mais escura ou mais cinza.

Estruturas que refletem ondas sonoras semelhantes às estruturas circundantes são descritas como isoecoicas.

As estruturas hiperecoicas refletem a maioria das ondas sonoras e aparecem em um branco brilhante na ultrassonografia. Estruturas calcificadas e densas ou fibrosas, como o diafragma ou o pericárdio, aparecem hiperecoicas. Algumas estruturas hiperecoicas, como ossos, criam sombras devido à reflexão quase total das ondas sonoras e frequentemente impedem a visualização das estruturas subjacentes.

Artefatos

Os artefatos são definidos como imagens ultrassonográficas que não correspondem à imagem anatômica da estrutura avaliada. Normalmente são causados por processos físicos que afetam o feixe de ultrassom e que, de alguma forma, alteram as suposições básicas que o operador faz sobre o feixe.

Artefato em espelho

O artefato de imagem espelhada no ultrassom ocorre quando as ondas do ultrassom encontram uma superfície altamente reflexiva adjacente ao ar.

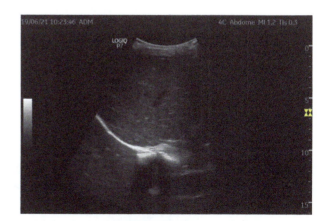

Figura 11.8 Janela do hipocôndrio direito – linha axilar posterior. Detalhe para a imagem em espelho do fígado formada inferiormente ao diafragma.
Fonte: Acervo pessoal dos autores.

O atraso de tempo para que os ecos sejam refletidos em um refletor especular resulta na máquina de ultrassom exibindo uma imagem espelhada da estrutura real profundamente para o refletor. O exemplo mais comum disso é a interface pleural-diafragma, causando o aparecimento do fígado ou baço dentro do pulmão.

Reverberação

O artefato de reverberação ocorre quando duas ou mais estruturas altamente reflexivas são paralelas entre si e o caminho do feixe de ultrassom é perpendicular a essas estruturas. Os pulsos de ultrassom refletem várias vezes entre as estruturas altamente reflexivas. Isso pode fazer com que a tela de ultrassom grave e exiba vários ecos na tela. As ondas de ultrassom que retornam após uma única reflexão representam a estrutura real; todos os ecos subsequentes levarão mais tempo para retornar ao transdutor e o ultrassom irá interpretá-los como reflexos espaçadas equidistantemente aumentadas.

verá realce acústico posterior: bexiga, vesícula biliar, cistos, vasos e ultrassom ocular.

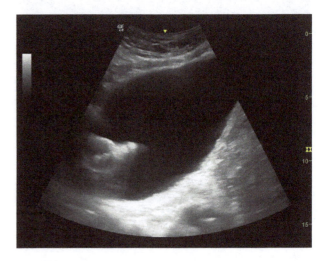

Figura 11.10 Janela abdominal retrovesical longitudinal.
Fonte: Acervo pessoal dos autores.

Sombreamento acústico

O sombreamento acústico é visto distal a estruturas altamente atenuantes que refletem, dispersam ou absorvem a maioria das ondas de ultrassom. O sombreamento acústico é observado em estruturas profundas a altamente atenuantes, como ossos, cálculos e corpos estranhos.

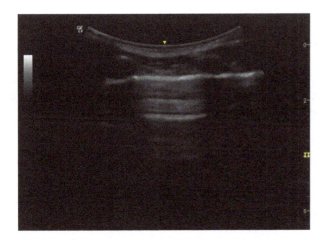

Figura 11.9 "The bat sign". Janela anterior do USG pulmonar evidenciando estrutura hiperecoica imediatamente abaixo as costelas (linha pleural) e imagens paralelas de reverberação equidistantes da pleura configurando o padrão de linhas A pulmonar.
Fonte: Acervo pessoal dos autores.

Reforço acústico posterior

Ocorre quando as ondas de ultrassom passam por uma estrutura com atenuação significativamente baixa, como sangue ou estruturas cheias de fluido. Estruturas preenchidas com fluido propagam ondas sonoras desimpedidas, causando aumento acústico, ou hiperecogenicidade, de tecidos profundamente à estrutura preenchida com fluido. A situação mais comum, você

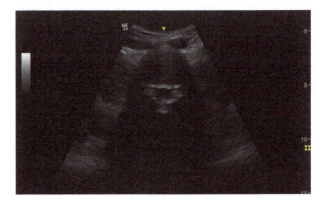

Figura 11.11 Janela abdominal aórtica – eixo transversal. Detalhe para a sombra acústica posterior promovida pela coluna lombar imediatamente após a veia cava inferior e a aorta abdominal.
Fonte: Acervo pessoal dos autores.

Orientação da imagem

Identificação do marcador do transdutor e da tela: todo transdutor de ultrassom tem um marcador (frequentemente um traço ou um círculo em uma das laterais do probe). O marcador da tela do ultrassom se localiza à direita na abertura do *preset* (pode ser um círculo colorido ou letras variando conforme marca do equipamento). Por convenção, quando utilizamos os transdutores linear e convexo, sempre utilizamos o marcador do transdutor para a direita ou com orientação cranial em relação ao paciente para que a imagem apresentada na tela não esteja invertida e seja padronizada entre diferentes examinadores.

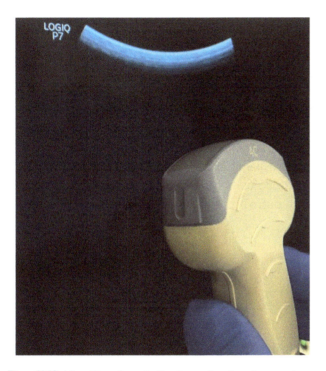

Figura 11.12 Identificando os indicadores da tela e do transdutor.
Fonte: Acervo pessoal dos autores.

O plano do ultrassom pode ser direcionado em qualquer plano anatômico ou entre planos. Dependendo da direção do marcador e do posicionamento do transdutor, é possível fazermos diversos tipos de cortes ultrassonográficos: sagital (longitudinal), transverso e coronal.

Além de conhecer os planos de insonação e a orientação da tela e do probe durante a realização do ultrassom, ainda existem ajustes necessários para obter uma imagem adequada para interpretação:

- **Profundidade:** deve ser ajustado de acordo com a imagem a ser pretendida. Devemos deixar a estrutura a ser visualizado ocupando toda a tela, evitando cortes em sua imagem. Esse ajuste mudará de acordo com cada paciente ou com a estrutura a ser visualizada. Na máquina, esse ajuste é obtido nas teclas "zoom" ou "depth".

- **Ganho:** o ajuste de ganho é relacionado a intensidade do "brilho" da tela ou contraste. Pode variar de acordo com o eco que cada estrutura produzirá no retorno pelo feixe sonoro. Algumas estruturas são mais hiperecoicas e produzirão mais brilho, outras mais hipoecoicas e produzirão menos brilho. O ideal sempre será o ganho intermediário para melhor visualização das estruturas na imagem formada.

- **Gel:** uma boa imagem de ultrassom depende da inexistência de ar entre o *footprint* do transdutor e a pele. Para isso, é fundamental utilizar uma quantidade generosa de gel para obtenção de visualização adequada das estruturas.

- **Movimentos do probe:** existem tradicionalmente quatro movimentos básicos que são realizados durante a varredura com ultrassom: deslizar, rotacionar, inclinar e oscilar. Outro movimento possível é a compressão.

    - O deslizamento é a realocação do transdutor na superfície da pele específica para encontrar uma janela de imagem melhor.

    - Rotação envolve girar o transdutor no sentido horário ou anti-horário ao longo de seu eixo central. A rotação é mais comumente usada para alternar entre os eixos longo e curto de uma estrutura específica.

    - Inclinação refere-se à mudança do ângulo do plano de imagem para obter imagens de seção transversal em série.

    - Oscilação refere-se a apontar o feixe de ultrassom para perto ou para longe do marcador de orientação do transdutor para centralizar a imagem na tela.

    - A compressão com o probe envolve colocar pressão para baixo na sonda para avaliar a compressibilidade de uma estrutura ou órgão de interesse.

Acesse o vídeo com demonstração do procedimento

Configurações de ultrassom: passo a passo

1) Ligar o ultrassom por meio do botão liga/desliga.

2) Selecione o transdutor mais adequado para seu exame.

3) Selecione o *preset* de aplicação correta para esse transdutor. A seleção do *preset* determina automaticamente a frequência, a profundidade e o ganho ideais para aquela aplicação, porém esses últimos precisam ser ajustados.

4) Ajuste a profundidade.

5) Ajuste o ganho.

6) Aplique gel generosamente ao *footprint* do transdutor.

7) Inicie o exame utilizando as janelas conforme o protocolo utilizado.

Obs.: outros botões que você pode encontrar e que podem ser úteis são: congelar/*freeze*, medir/*measure*, vídeo/*cineloop* ou capturar imagem de ultrassom.

Realização do exame

É importante segurar a sonda de modo que ela não escorregue de sua mão ou deslize na pele do paciente coberta com gel. Segurar a sonda com os primeiros três a quatro dedos da mão permite que o quarto ou quinto dedo e a base da mão forneçam uma plataforma estável para a insonação. Assim, menos pressão precisa ser aplicada para manter a posição na superfície da pele sem escorregar. Segurar a sonda como se fosse um lápis é um bom primeiro passo para um manuseio confortável.

Por fim, vários planos de varredura devem ser usados sempre que gerar imagens de qualquer estrutura anatômica. É sempre importante criar estruturas de imagem em pelo menos dois planos (p. ex., transversal e longitudinal), pois estamos visualizando estruturas tridimensionais com imagens bidimensionais. Utilize as janelas pré-estabelecidas nos protocolos de insonação como: E-FAST, FOCUS, RUSH, BLUE, CASA, entre outros.

Bibliografia recomendada

Noble VE, Bret P. Manual of Emergency and Critical Care Ultrasound. 2. rev. ed. Cambridge University Press; 2011.

Soni NJ. Point of Care Ultrasound. 2. ed. Elsevier; 2019.

Bahner DP, Blickendorf M, Bockbrader M, Adkins E, Vira A, Bougler C, Panchal AR. Language of Transducer Manipulation. Journal of Ultrasound in Medicine. 2016;35(1):183-8. doi: https://doi.org/10.7863/ultra.15.02036.

Dinh V. Ultrasound Machine Basics-Knobology, Probes, and Modes. POCUS 101. [s.d.]. Disponível em: https://www.pocus101.com/ultrasound-machine-basics-knobology-probes-and-modes/. Acesso em: 6 out. 2021.

Enriquez J, Wu TS. An Introduction to Ultrasound Equipment and Knobology. Critical Care Clinics. 2014;30(1):25-45. doi: https://doi.org/10.1016/j.ccc.2013.08.006.

Zander D, Hüske S, Hoffmann B, Cui XW, Dong Y, Lim A et al. Ultrasound Image Optimization ('Knobology'): B-Mode. Ultrasound International Open. 2020;6(1):E14–24. doi: https://doi.org/10.1055/a-1223-1134.

Abu-Zidan FM, Hefny AF, Corr P. Clinical Ultrasound Physics. Journal of Emergencies, Trauma, and Shock. 2011;4(4):501-3. doi: https://doi.org/10.4103/0974-2700.86646.

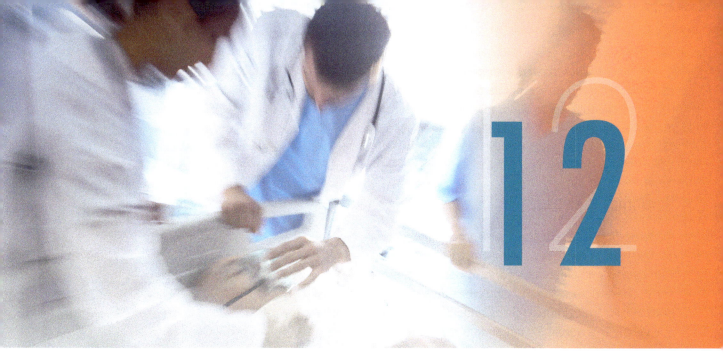

TERAPIAS ELÉTRICAS

ANDERSON DE SOUZA MENDONÇA JUNIOR | ERIVELTON ALESSANDRO DO NASCIMENTO

As terapias elétricas consistem no uso de descargas elétricas para o tratamento de arritmias cardíacas. A corrente elétrica aplicada despolariza todo o miocárdio, permitindo o retorno da geração e do controle do ritmo cardíaco pelo nó sinusal, revertendo, assim, as arritmias.

Nessas alterações elétricas cardíacas, sinais e/ou sintomas de instabilidade hemodinâmica podem indicar tratamento imediato com terapias elétricas (Quadro 12.1).

Quadro 12.1 Critérios de instabilidade em taquiarritmias.

Choque	Dor precordial/torácica
Edema agudo de pulmão	Taquidispneia
Alterações isquêmicas no ECG	Rebaixamento do nível de consciência
Perfusão periférica inadequada	Sincope

Fonte: Adaptado de Brandão Neto et al. (2016), Oliveira et al. (2019) e Valesco et al. (2020).

Dentre os tipos de terapias, podemos citar desfibrilação, cardioversão e estimulação elétrica temporária. Neste capítulo, serão abordadas apenas as terapias usadas em taquiarritmias, sendo elas a desfibrilação e a cardioversão sincronizada.

Desfibrilação elétrica

A desfibrilação elétrica é um procedimento terapêutico que consiste na administração de uma carga elétrica não sincronizada no tórax. A descarga elétrica, por meio da despolarização simultânea de todas as fibras do miocárdio, interrompe os circuitos de reentrada que geram as arritmias, restaurando o ritmo em todo o coração a partir do foco sinusal.

Nessa terapia, geralmente o paciente não tem presença de pulso, assim, a aplicação do choque não é de forma sincronizada com a despolarização ventricular.

O sucesso do procedimento é definido como o fim das arritmias por pelo menos 5 segundos após o choque. As taquiarritmias de forma frequente retornam após desfibrilações bem-sucedidas, mas essa recorrência não deve ser considerada como falha do choque.

Indicações do procedimento

As indicações para desfibrilação são fibrilação ventricular (FV) e taquicardia ventricular sem pulso (TVsp), ambos os ritmos de parada cardiorrespiratória (PCR). Também é indicada para TV polimórficas, como torsades de pointes, por não permitirem sincronização.

Nos casos de PCR, o choque deve ser administrado no menor tempo possível, assim que o desfibrilador estiver disponível, pois quanto mais rápido for a desfibrilação, maior será a chance de sucesso no procedimento.

Contraindicações do procedimento

O procedimento é contraindicado em pacientes com arritmias cardíacas com presença de pulso pelo risco de produzir o fenômeno "R sobre T", gerando um ritmo de PCR.

Materiais e equipamentos

Para a realização do procedimento, são necessários monitor multiparamétrico e desfibrilador.

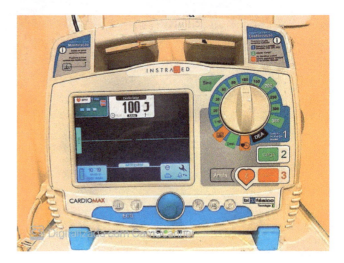

Figura 12.1 Desfibrilador.
Fonte: Acervo pessoal dos autores.

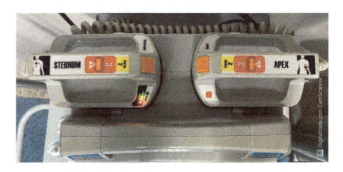

Figura 12.2 Pás do desfibrilador.
Fonte: Acervo pessoal dos autores.

Passo a passo do procedimento

1) Identificar o ritmo cardíaco com verificação da necessidade de desfibrilação elétrica.
2) Ligar o desfibrilador.
3) Selecionar a carga máxima do desfibrilador, seja ele monofásico ou bifásico.
4) Carregar a descarga/choque.
5) Solicitar para que todos os presentes se afastem do paciente e afastar fonte de oxigênio.
6) Passar o gel condutor nas pás.
7) Colocar do par de pás manuais nas posições corretas do tórax do paciente (ver Figura 12.3).
8) Verificar que todos os presentes estão afastados do paciente.
9) Pressionar o botão do choque.

A respeito das posições corretas das pás do desfibrilador, conforme demonstrado na Figura 12.3, o APEX, em vermelho, deve ser colocado na parte inferior do tórax, abaixo do mamilo esquerdo; o STERNUM, em preto, deve ser posicionado na parte superior do tórax, logo abaixo da clavícula direita.

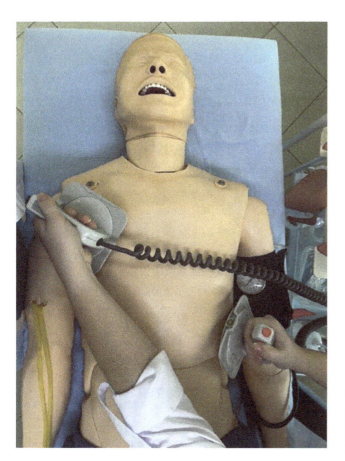

Figura 12.3 Posição das pás no paciente.
Fonte: Acervo pessoal dos autores.

Complicações

Dentre as complicações do procedimento, as principais são:

- Queimadura cutânea;
- Lesão ao músculo cardíaco;
- Choque em outro indivíduo.

Cuidados pós-procedimento

Após a desfibrilação elétrica, deve-se procurar o motivo da PCR do paciente para tratar e reverter a causa da parada cardíaca. O paciente deve, idealmente, ser encaminhado para UTI e ser monitorizado continuamente.

Cardioversão elétrica

A cardioversão elétrica, assim como a desfibrilação, consiste em um procedimento terapêutico feito a partir da administração de uma carga elétrica no tórax, a fim de promover uma despolarização difusa do miocárdio e restaurar o ritmo sinoatrial.

Entretanto, nesse procedimento, o choque é sincronizado com o a despolarização ventricular (complexo QRS) a fim de que a descarga elétrica não ocorra durante o período de repolarização ventricular, ocasionando o fenômeno chamado "R sobre T". Caso o choque seja aplicado nesse momento, ocorre risco de produzir uma fibrilação ventricular em um paciente previamente com pulso.

Indicações do procedimento

A cardioversão elétrica é recomendada para tratar pacientes instáveis com fibrilação atrial (FA), *flutter* atrial, outras taquicardias supraventriculares (TSV) e TV monomórfica com pulso. É indicada, também, mas de forma eletiva, para pacientes hemodinamicamente estáveis que não responderam à terapia farmacológica.

Cada ritmo necessita de uma carga diferente para a realização da cardioversão, como pode ser visto no Tabela 12.1.

Tabela 12.1 Nível de energia inicial usado na cardioversão.

Taquiarritmia	Nível de energia inicial	
	Monofásico	Bifásico
Fibrilação atrial	200 J	120-200 J
Flutter atrial	50-100 J	50-100 J
TV monomórfica com pulso	100 J	100 J

Fonte: Adaptada de Brandão Neto *et al.*, 2016.

Contraindicações do procedimento

A cardioversão elétrica não deve ser utilizada para o tratamento de FV ou para TV irregular (TVsp ou TV polimórfica), pois esses ritmos exigem a aplicação de descargas elétricas não sincronizadas e de alta energia.

Materiais e equipamentos

Para a realização do procedimento são necessários monitor multiparamétrico (ver Figura 12.1) e desfibrilador (ver Figura 12.2) com função de sincronização.

Como nas situações em que é necessário cardioversão o paciente está, apesar de instável, acordado, drogas sedativas são úteis e necessárias para a realização do procedimento, reduzindo o desconforto. Entretanto, se o paciente se encontrar em risco iminente de parada cardíaca, o choque deve ser realizado sem sedação.

Passo a passo do procedimento

1) Identificar o ritmo cardíaco com verificação da necessidade de cardioversão elétrica.
2) Se indicado, realizar sedoanalgesia no paciente (ver Tabela 12.2).
3) Ligar o monitor/cardioversor.
4) Selecionar o nível de energia adequado para a arritmia do paciente (ver Tabela 12.1).
5) Pressionar o botão, colocando no modo "sincronizar".
6) Carregar a descarga/choque.
7) Solicitar para que todos os presentes se afastem do paciente.
8) Colocar do par de pás manuais no tórax do paciente, aplicando pressão (ver Figura 12.3).
9) Verificar que todos os presentes estão afastados do paciente.
10) Pressionar o botão do choque.

Tabela 12.2 Sedoanalgesia para cardioversão elétrica.

Analgesia	
Medicamento	Dose
Fentanil EV	2 mcg/kg
Sedação	
Propofol EV	2-3 mg/kg
Midazolam EV	0,1 mg/kg

Fonte: Adaptado de Oliveira et al., 2019.

Complicações

Dentre as complicações, as principais são relacionadas a eventos cardioembólicos, por conta do desprendimento de trombos das câmaras cardíacas. Além disso, queimaduras na pele e outras arritmias podem ser desencadeadas pelo do procedimento.

Cuidados pós-procedimento

Após a cardioversão elétrica, medicamentos devem ser usados para manter o ritmo cardíaco regular e evitar o reaparecimento das taquiarritmias (Tabela 12.3).

Tabela 12.3 Drogas antiarrítmicas usadas após cardioversão elétrica.

Droga	Dose/dia	Via
Amiodarona	200-400 mg	VO
Propafenona	450-900 mg	VO
Sotalol	240-320 mg	VO

Fonte: Adaptada de Valesco et al., 2020.

Cardioversão

Desfibrilação

Bibliografia recomendada

Link MS, Atkins DL, Passman RS, Halperin HR, Samson RA, White RD et al. Part 6: Electrical Therapies: Automated External Defibrillators, Defibrillation, Cardioversion, and Pacing: 2010 American Heart Association Guidelines for Cardiopulmonary Resuscitation, and Emergency Cardiovascular Care. Circulation. 2010;122(18 Suppl 3):S706-19.

Goyal A, Sciammarella JC, Chhabra L, Singhal M. Synchronized Electrical Cardioversion. In: StatPearls. Treasure Island (FL): StatPearls Publishing; 2021. Disponível em: http://www.ncbi.nlm.nih.gov/books/NBK482173/. Acesso em: 23 jul. 2023.

Hindricks G, Potpara T, Dagres N, Arbelo E, Bax JJ, Blomström-Lundqvist C et al. 2020 ESC Guidelines for the Diagnosis and Management of Atrial Fibrillation Developed in Collaboration with the European Association for Cardio-Thoracic Surgery (EACTS). Eur Heart J. 2021;42(5):373-498.

Magalhães LP, Figueiredo MJO, Cintra FD, Saad EB, Kuniyoshi RR, Teixeira RA et al. II Diretrizes Brasileiras de Fibrilação Atrial. Arq Bras Cardiol. 2016;106(2):1-22.

Scalabrini Neto A, Dias RD, Valesco IT. Procedimentos em Emergências. 2. ed. Barueri, SP: Manole; 2016.

Oliveira CQ, Souza MMC, Moura CGG. Yellowbook Fluxos e Condutas: Emergência. 2. ed. Salvador, BA: Sanar; 2019.

Samson RA, Atkins DL. Tachyarrhythmias and Defibrillation. Pediatr Clin North Am. 2008;55(4):887-907.

Seabra MK, Leal GA, Castro JC. Terapia Elétrica: Desfibrilação e Cardioversão de Taquiarritmias. Acta Méd. 2012;33(1):1-7.

Turner I, Turner S, Grace AA. Timing of Defibrillation Shocks for Resuscitation of Rapid Ventricular Tachycardia: Does it Make a Difference? Resuscitation. 2009;80(2):183-8.

Valesco IT, Brandão Neto RA, Souza HS, Marino LO, Marchini JFM, Alencar JCG. Medicina de Emergência: Abordagem Prática. 14. ed. Barueri, SP: Manole; 2020.

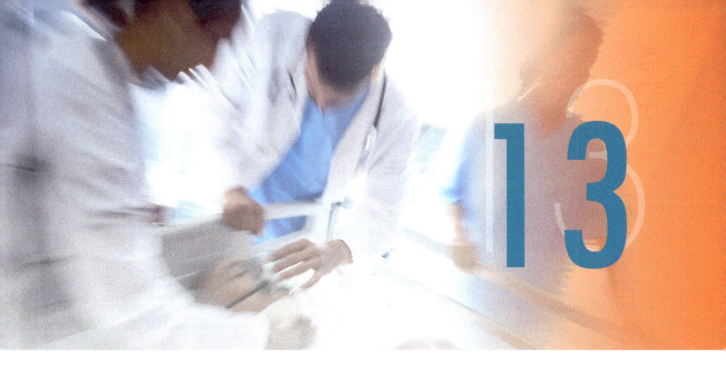

PERICARDIOCENTESE

DÁRIO LUIGI FERRAZ GOMES | GUSTAVO MOREIRA

A pericardiocentese é um procedimento minucioso e salvador na emergência, classificado como terapêutico e diagnóstico em casos de tamponamento cardíaco e derrame pericárdio. Em ambos os casos, há acúmulo anormal de líquido no espaço pericárdico. Relembrando a anatomia, o coração é recoberto pelo saco pericárdico, que contém dois folhetos (pericárdio visceral e pericárdio parietal); enquanto o primeiro está aderido ao coração, o segundo é separado por 25-50 mL de fluido seroso fisiológico.

O tamponamento cardíaco acontece quando ocorre um acúmulo de líquido pericárdico, de forma aguda ou subaguda, promovendo compressão das câmaras cardíacas. Funciona assim: o pericárdio possui certa capacidade elástica e complacência. Uma vez atingido seu limite, a pressão gerada pelo derrame começa a se igualar às pressões de enchimento, limitando a diástole e gerando colapso no átrio direito (AD). À medida que o derrame avança, maior é o prejuízo a diástole e menor é a complacência das câmaras. Quando a pressão intrapericárdica atinge aproximadamente 15-20 mmHg, o ventrículo direito (VD) perde a capacidade de relaxamento, ocorre redução do débito cardíaco e consequente colapso hemodinâmico e choque por obstrução ao fluxo sanguíneo.

Nos aspectos de exames de imagem, não podemos renunciar ao uso da ultrassonografia (USG) à beira do leito, que se tornou um aliado para o médico nas tomadas de decisões. Na prática, o tamponamento cardíaco pode ser visto por vários exames de imagens, entre eles, os mais comuns são: ultrassonografia, raio-X e tomografia computadoriza. O eletrocardiograma (ECG) auxilia no diagnóstico, porém não é um exame de imagem. Na Tabela 13.1 notamos algumas alterações possíveis no tamponamento cardíaco.

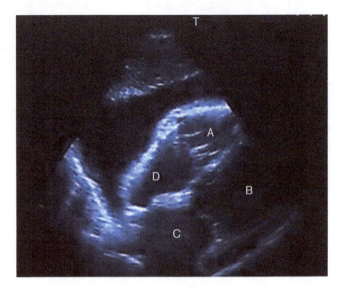

Figura 13.1 Ecocardiograma com janela pericárdica.
Fonte: Acervo pessoal dos autores.

Tabela 13.1 Alterações nos exames completares.

Raio-X	ECG	Ecocardiograma
• Silhueta cardíaca alargada	• Normal • Taquicardia sinusal • Alteração de ST • Alternância elétrica • Arritmia atrial • Bradicardia	• Colapso do AD sistólico • Colapso do VD • Colapso do AE • Dilatação da veia cava inferior na inspiração • Dança do coração • Aumento do fluxo da tricúspide • Diminuição do fluxo na mitral

Fonte: Acervo pessoal dos autores.

No ecocardiograma, as janelas ecocardiográficas são bastante usadas para analisar o coração. Duas dessas janelas podem ser vistas nos qrcodes abaixo. Na Figura 13.1, notamos quatro câmeras cardíacas e um derrame pericárdio importante envolta das câmeras.

USG: Janela Subcostal

USG: Janela subxifóide

O raio-X no derrame pericárdio não é padrão-ouro para visualização, visto que derrames inferiores a 200 mL tornam difícil sua visualização, mas é um exame de fácil acesso e que também pode auxiliar a clínica do doente. Na Figura 13.2, temos um raio-X demonstrando um importante derrame pericárdico.

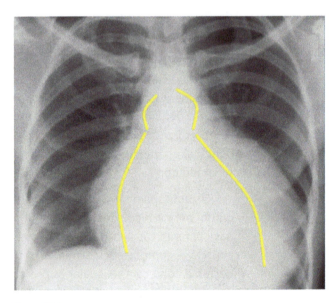

Figura 13.2 Raio-X de derrame pericárdico.
Fonte: Adaptado de Friedmann, 2019.

Na Figura 13.2, podemos ver o grande aumento da silhueta cardíaca com apagamento de sulcos e saliências, e tendência à simetria, configuração semelhante a um vaso de barro para conservar água fresca ("coração em moringa"), sugestivo de derrame pericárdico. As linhas amarelas indicam o provável contorno do coração sem derrame líquido.

O derrame pericárdico pode ser suspeitado no ECG pelo encontro de baixa voltagem generalizada e taquicardia sinusal. O critério mais aceito para definir baixa voltagem generalizada é a inexistência de deflexões maiores que 0,5 mV nas derivações do plano frontal e de 1 mV nas precordiais. A diminuição da voltagem decorre do efeito dielétrico (isolante elétrico) do líquido de derrame. É interessante observar que a diminuição de voltagem se relaciona mais com a composição do derrame do que com o volume líquido; efusões com maior teor de fibrina apresentam maior impedância elétrica. Assim, exsudatos diminuem mais a voltagem no ECG do que transudatos. O encontro de baixa voltagem de todos os complexos acompanhada de taquicardia sinusal é muito sugestivo de derrame pericárdico. A taquicardia sinusal resulta da insuficiência cardíaca diastólica por tamponamento cardíaco.

Na Figura 13.3, podemos notar a taquicardia sinusal com frequência cardíaca de 115 bpm; extrassístole ventricular isolada no fim do traçado; baixa voltagem de todos os complexos (amplitude máxima de 1 mV em V2 e menores que 0,5 mV nas derivações do plano frontal); e alterações discretas da repolarização ventricular (ondas T tendendo a negativas em algumas derivações precordiais).

A abordagem mais indicada para realizar a pericardiocentese é aquela que se localiza o mais próximo do maior volume do derrame (na maioria dos pacientes subxifoide ou apical). Após muito tempo sendo realizada a punção às cegas, atualmente, a atuação é realizada com a ecocardiografia por ser mais disponível nos serviços de saúde.

Indicações do procedimento

Tratamento primário do tamponamento pericárdio (emergência).

Em outros casos:

- Coleta para pesquisa diagnóstica do líquido;
- Administração de antibióticos e quimioterápicos;
- Derrame pericárdio > 20 mm da diástole.

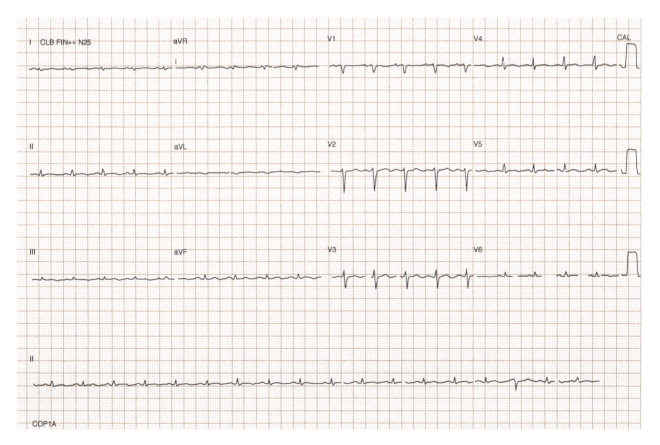

Figura 13.3 Eletrocardiograma típico de derrame pericárdico.

Fonte: Adaptada de Friedmann, 2019.

Contraindicações do procedimento

Existem contraindicações relativas de acordo com a clínica e o quadro geral do paciente. Estes são:

- Dissecção aguda de aorta

- Hemopericárdio traumático (toracotomia de emergência – mais adequado);

- Coagulopatia (plaquetas < 50 mil e/ou INR > 1,5x o controle).

Materiais e equipamentos

Monitorização hemodinâmica, associado com ECG.

Materiais individuais e do campo

- Luvas estéreis;

- Capote estéril;

- Máscara;

- Touca;

- Campos estéreis;

- Capa estéril para transdutor de ultrassom.

Materiais do procedimento

- Gel de ultrassom estéril;

- Escova de assepsia com clorexidina;

- Lidocaína de 1% a 2%;

- Agulha calibre 25 gauges e seringa para injeção de lidocaína;

- Gelco 16 ou 18;

- Solução salina em seringa;

- Uma torneira de 3 vias;

- Seringa de 20 mL;

- *Kit* de acesso venoso central/*kit* de pericardiocentese;

- Gaze estéril.

Preparação do paciente – passo a passo do procedimento

A preparação do paciente envolve uma análise minuciosa para a melhor abordagem no procedimento, com três possibilidades: profissional deve levar em conta os exames de imagens prévios do paciente para realizar a melhor técnica, as vantagens e desvantagens, e a experiência do profissional com a técnica a ser utilizada é de suma importância para decisão. A Tabela 13.2 mostra as características que permeiam as diferentes abordagens. A Figura 13.4 demonstra os locais para realização do procedimento

1) Explicar ao paciente como funcionará o procedimento, caso esteja consciente e estável.

2) Posicionar o paciente em 30°, semissentado ou em posição supina.

3) Monitorização hemodinâmica, acesso venoso e ECG antes, durante e após o procedimento.

4) Realizar a paramentação adequada.

5) Preparar a equipe, os materiais e os campos necessários.

6) Identificar o local pelas referências anatômicas.

7) Anestesiar o local de punção com lidocaína de 1% a 2%, se necessário.

8) Acoplar uma seringa vazia de 20 mL ou 60 mL com uma torneira de três vias a um cateter agulhado de 15 cm ou mais, calibre 16 a 18 G.

9) Observar o paciente para verificar se ocorreu algum movimento mediastinal, que possa ter causado um deslocamento significativo do coração.

10) Posicione o transdutor de acordo a abordagem utilizada, nesse caso, subxifoide.

11) Introduza a agulha 1 cm à esquerda do apêndice xifoide, a 45° da pele, logo abaixo do esterno com pressão negativa (aspirando). Proceder lentamente a agulha em direção à fúrcula esternal (mantendo a aspiração da seringa) até que seja observado refluxo do fluido pericárdico.

12) Caso não aspire líquido pericárdico, redirecionar a agulha para o ombro esquerdo. Avançar a agulha sutilmente.

13) Se a agulha avançar e penetrar o músculo cardíaco, surgirá no monitor do ECG um padrão conhecido como "corrente de lesão", alterações acentuadas do segmento ST-T e/ou alargamento e aumento do complexo QRS. Esse padrão indica que a agulha deve ser recuada até que o traçado do ECG prévio reapareça. Há chances de ocorrer extrassístoles ventriculares por conta da manipulação do miocárdio, porém é incomum.

PERICARDIOCENTESE

Tabela 13.2 Características das diferentes abordagens na pericardiocentese.

Abordagem	Descrição	Vantagens	Desvantagens
Subcostal e/ou subxifoide	Inferiormente ao processo xifoide, angulando-a no sentido cefálico e à esquerda, em direção ao coração; e/ou Inserção da agulha entre o esterno e a margem costal esquerda. Uma vez abaixo da cartilagem, abaixe a agulha em um ângulo de 15° a 30°, com a parede abdominal direcionada ao ombro esquerdo.	▪ Boa janela acústica criada pelo fígado, sem estruturas ósseas sobrepondo a visualização. ▪ Um ângulo mais acentuado pode entrar na cavidade peritoneal e uma direção medial aumenta o risco de punção atrial direita. ▪ Caminho mais longo até o espaço pericárdico.	▪ Risco de perfuração hepática. ▪ Menor risco de pneumotórax.
Paraesternal	O local de inserção da agulha é no quinto espaço intercostal esquerdo próximo à margem esternal. Avance a agulha perpendicularmente à pele.	▪ Sem órgãos sobrepostos.	▪ Risco de pneumotórax. ▪ Punção dos vasos torácicos internos.
Apical	O local de inserção da agulha é de 1-2 cm lateral ao ápice do batimento, dentro do quinto, sexto ou sétimo espaço intercostal. Avance a agulha sobre a borda superior da costela para evitar nervos e vasos intercostais.	▪ Caminho mais curto até o espaço pericárdico. ▪ VE mais espesso, tem maior probabilidade de selar automaticamente após a punção. ▪ As artérias coronárias são menores no ápice.	▪ Risco de punção do ventrículo esquerdo. ▪ Risco de pneumotórax.

Fonte: Adaptado de Carlinni e Maggiolini, 2017.

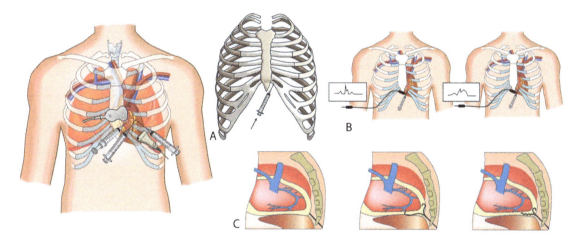

Figura 13.4 Possíveis abordagens da pericardiocentese e exemplificação da introdução da agulha.
Fonte: Acervo pessoal dos autores.

14) No momento em que ponta da agulha penetrar no saco pericárdico, aspirar o máximo possível do fluido, comumente sangue.

15) Durante a aspiração, o pericárdio reaproxima-se da superfície do pericárdio e da ponta da agulha, podendo reaparecer o padrão ECG de lesão, indicando que a agulha deve ser retraída até que desapareça.

16) Após a conclusão da aspiração, remover a seringa e acoplar uma torneira de três vias, deixando-a fechada. Lembrar de fixar o cateter.

17) Drenagem contínua: após a retirada da seringa, fazer uma incisão na pele e introduzir fio-guia através da agulha. Retire a agulha, introduza o cateter "*pigtail*" ou de acesso venoso central, conecte o sistema de drenagem fechada e suture o cateter na pele.

18) Curativo estéril.

Após o procedimento, o médico deverá solicitar radiografia do tórax para verificar a não ocorrência de complicações como pneumotórax. A realização de um novo ecocardiograma analisará se o tamponamento cardíaco foi resolvido por completo.

Na Figura 13.5, o paciente está em uma posição semirreclinada (A). Use uma agulha montada na sonda coberta com uma bainha estéril (B), escolha o ângulo

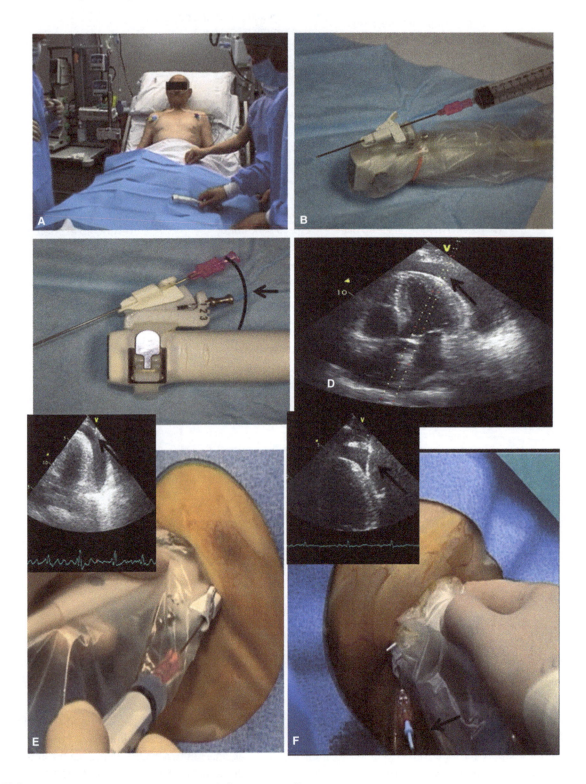

Figura 13.5 Procedimento de pericardiocentese guiada por ecocardiograma.
Fonte: Carlinni e Maggiolini, 2017.

adequado para a agulha (C e D), avance a agulha lentamente na aspiração através do tecido até que haja uma visualização contínua da ponta (seta/E) e introduza um fio com ponta em J na agulha sob visualização contínua (seta/F).

A resolução pela pericardiocentese costuma ser instantânea. A aspiração de pequena quantidade de líquido do derrame aumenta significativamente o volume sistólico, reduz as pressões intrapericárdica e atrial, além de permitir a separação entre as pressões de enchimento de cada lado. Os sinais vitais, como a frequência cardíaca e respiratória, diminuem, enquanto o pulso paradoxal desaparece e a pressão arterial aumenta.

Complicações

As complicações no procedimento geralmente estão relacionadas ao coração. O ultrassom auxilia o procedimento e diminui o risco de complicações. Alguns estudos apontam estatísticas de 20% a 30% de punção às cegas; em contrapartida, com o uso do ultrassom, essa taxa fica em torno de 5%. A Tabela 13.3 mostra as complicações que permeiam o procedimento.

Cuidados pós-procedimento

- Radiografia de tórax após o procedimento para exclusão de pneumotórax, pneumoperitônio, hemotórax ou novo hemopericárdio.

- Na utilização do cateter para manter drenagem contínua, suturá-lo na pele próximo ao local de inserção, atentando para não aplicar muita força a sutura, evitando oclusão do cateter.

- Curativo na inserção do cateter feito de gaze estéril e esparadrapo.

- Monitorização hemodinâmica e eletrocardiograma devem ser contínuo para possíveis achados que sugiram novo acúmulo de líquido e eventuais complicações do procedimento.

A pericardiocentese pode ser um procedimento potencialmente salvador com alto risco de complicações. Nesse sentido, o suporte de imagem e o planejamento cuidadoso do local de entrada adequado são fundamentais para um procedimento seguro e bem-sucedido.

Tabela 13.3 Complicações da pericardiocentese.

Coração	Pulmonar
Hemopericárdio e pneumopericárdio	Pneumotórax e hemotórax
Laceração de vasos sanguíneos e músculos cardíacos	Edema agudo de pulmão
Pericardite supurativa	Outras complicações
Arritmias cardíacas* (p. ex., fibrilação ventricular)	Punção e/ou laceração de outros órgãos
Aspiração de sangue ventricular	Punção do peritônio, podendo haver falsa aspiração ou peritonite
Parada cardiorrespiratória	Infecção e lesão diafragmática

*As arritmias cardíacas costumam se resolver com a retirada da agulha, cateter ou fio-guia.

Fonte: Acervo pessoal dos autores.

Bibliografia recomendada

Wald D, Davis L. Emergency Medicine Clerkship. iEM Education Project. Pericardiocentesis. 2018:631-41.

Chetrit M, Lipes J, Mardigyan V. A Practical Approach to Pericardiocentesis with Periprocedural Use of Ultrasound Training Initiative. Can J Cardiol. 2018;34(9):1229-32.

Osman A, Wan Chuan T, Ab Rahman J, Via G, Tavazzi G. Ultrasound-Guided Pericardiocentesis: A Novel Parasternal Approach. Eur J Emerg Med. 2018;25(5):322-7.

Friedmann AA. Eletrocardiograma no Tamponamento Cardíaco. Diagn Tratamento. 2019;24(4):161-3.

Via G, Tavazzi G, Price S. Ten Situations Where Inferior Vena Cava Ultrasound May Fail to Accurately Predict Fluid Responsiveness: A Physiologically Based Point of View. Intensive Care Med. 2016;42(1):1664-7.

Cavalcante L. Como Realizar Pericardiocentese. 6 nov. 2020. [4 min, 13 s]. Disponível em: https://www.youtube.com/watch?v=i0wHJVAAuXw. Acesso em: 23 jul. 2023.

Brandão Neto RA, Marchini JFM, Petrin CA. Medicina de Emergência: Abordagem Prática. 13. ed. Barueri, SP: Manole; 2019:437-49.

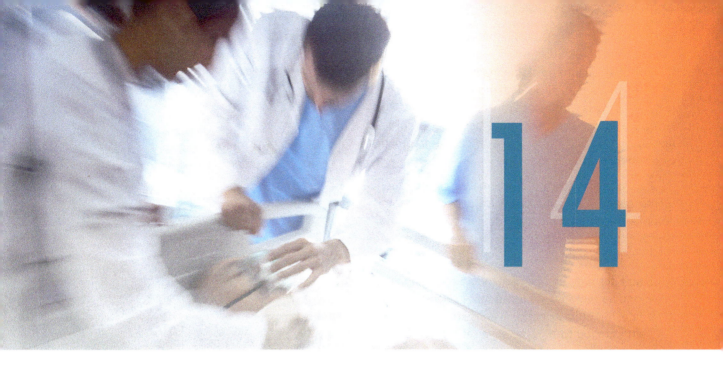

TORACOTOMIA DE REANIMAÇÃO

MARIA LUISA ROCHA | ANA CAROLINA SAMPAIO FREIRE | WELLINGTON JOSÉ DOS SANTOS

A toracotomia de reanimação é um procedimento desafiador usado, principalmente, no tratamento da parada cardiorrespiratória (PCR) traumática. Quadros como esse podem ser muito estressantes, necessitando uma abordagem rápida por uma equipe qualificada, com base em um protocolo bem estruturado para maior chance de sucesso no procedimento. Dessa forma, é muito importante entender as bases de evidências atuais para realizar a indicação de toracotomia de reanimação de forma adequada. Além disso, uma boa sintonia entre a equipe do atendimento pré-hospitalar (APH) e a do pronto socorro é um dos pontos-chave para o desfecho positivo.

É um procedimento cirúrgico quase sempre realizado no Departamento de Emergência, mas que, com as corretas indicações, equipamento e treinamento adequados, também pode ser feito no atendimento pré-hospitalar.

Essa técnica é usada para o tratamento e a estabilização do paciente com ferimento penetrante ou contuso, possibilitando uma via de acesso à caixa torácica para controle da hemorragia; tratamento de quadros de choque obstrutivo, tanto por pneumotórax hipertensivo com a realização da punção de alívio ou toracostomia digital, quanto por tamponamento cardíaco, com pericardotomia para alívio de tamponamento e controle da hemorragia cardíaca; clampeamento de aorta torácica descendente para aumentar a perfusão do coração; massagem cardíaca interna em caso de PCR traumática; e controle de embolia gasosa.

Para pacientes com PCR traumática com tamponamento cardíaco por lesão torácica penetrante, a toracotomia de emergência para descompressão do saco pericárdico pode oferecer uma chance significativa de sobrevivência de até 21%.

É uma ferramenta útil, chegando a ser uma medida salvadora, na tentativa de ressuscitar pacientes em iminência de PCR ou *In extremis*. O conceito de *In extremis*, ou último momento de vida, deve ser sempre avaliado na admissão de pacientes com hemorragias traumáticas graves ou quadro de choque obstrutivos graves, sendo associado a quadro de pressão arterial extremamente baixa (PAS < 60 mmHg), podendo estar associada a quadro de bradicardia, demonstrando, nessa situação, uma completa perda dos mecanismos fisiológicos protetores à manutenção da estabilidade hemodinâmica.

É importante que a decisão de realizar a toracotomia seja feita de forma rápida, com base na avaliação do paciente. Em alguns casos, o exame físico associado ao mecanismo de trauma, local afetado e tempo desde o início da parada, podem ser suficientes para a indicação da toracotomia. Lesões penetrantes anteriores no quadrilátero de Ziedler (Figura 14.1) ou posteriores mediais à escápula, associadas à instabilidade ou à PCR são suficientes para indicação dessa abordagem, pensando em possíveis danos aos grandes vasos, às estruturas hilares e/ou ao coração, podendo o último levar ao tamponamento cardíaco.

O diagnóstico da PCR traumática é feito de forma clínica, com um paciente com *Gasping* ou Ausência de Respiração Espontânea e ausência de Pulso Central. Destaca-se também quadros de iminência de parada, que consistem em instabilidade cardiovascular, hipotensão, ausência de pulsos periféricos em locais sem lesões e alteração no nível de consciência sem alteração no sistema nervoso central, que, se não tratado precocemente, é muito provável que resulte em uma PCR.

A utilização do FAST na sala vermelha pode ser de grande valor, pois consiste em um método rápido e preciso para avaliação do coração e pericárdio. Quando realizada por um operador experiente, apresenta uma precisão de 90-95% na identificação de fluido no pericárdio, sendo muito eficiente no diagnóstico do tamponamento cardíaco, quadro que leva ao choque obstrutivo por um acúmulo de sangue no saco pericárdico.

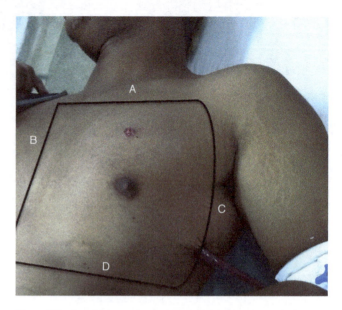

Figura 14.1 Quadrilátero de Ziedler. (A) Linha horizontal à fúrcula esternal. (B) Linha paraesternal direita. (C) Linha axilar anterior esquerda. (D) Linha horizontal do rebordo da décima costela. Acima, pode-se observar a turgência de jugular.

Foto: Acervo pessoal dos autores.

Dentro da apresentação clínica do tamponamento cardíaco, a suspeita, muitas vezes, é associada à presença da tríade de Beck, composta pela estase jugular, abafamento das bulhas cardíacas e hipotensão arterial. É importante mencionar que a presença desta tríade de Beck se faz presente em uma pequena porcentagem dos pacientes, 10% a 40% dos casos de tamponamento cardíaco. Por isso, esperar a presença desse achados podem retardar o tratamento e agravar ainda mais a condição clínica dos pacientes.

Indicações e contraindicações

Para entender as recomendações da toracotomia, é importante saber o conceito de sinais de vida. De forma geral, os sinais de vida são importantes para garantirmos vitalidade neurológica dos pacientes abordados, sendo necessário pelo menos um dos critérios a seguir:

- Atividade elétrica cardíaca presente (p. ex. atividade elétrica sem pulso);
- Pupilas fotorreativas;
- Movimentação espontânea de extremidades ou tórax;
- Pressão arterial mensurável ou palpável;
- *Gasping* ou ventilação espontânea;
- Presença de pulso central (carotídeo ou femoral).

Uma revisão sistemática tentou estabelecer recomendações baseadas no uso da toracotomia de reanimação e sua influência na sobrevivência de pacientes e no desenvolvimento de sequelas neurológicas. Esse estudo avaliou pacientes sem pulso após lesão contusa, torácica penetrante ou extratorácica, na presença ou não de sinais de vida. Com isso, foram estabelecidos 6 cenários, nos quais 5 deles apresentavam resultados positivos para a recomendação da toracotomia de reanimação, sendo fortemente recomendada para quadros de pacientes sem pulso com trauma torácico penetrante que ainda apresentam sinais de vida. E, o único em que os autores se encontravam condicionalmente contrários ao procedimento foi em casos de trauma contuso sem sinais de vida.

Contudo, a toracotomia continua sendo realizada em casos selecionados de trauma fechado, principalmente, com base no tempo e na presença de sinais de vida. As complicações em quadros de trauma fechado, muitas vezes, são associadas à presença de vários segmentos corpóreos comprometidos, com vários focos de hemorragia, o que resulta em um pior prognóstico.

Em 2012, a Western Trauma Association desenvolveu um algoritmo para a indicação de toracotomia no departamento de emergência. Nele, pacientes em PCR sem sinais de vida, são avaliados de acordo com o tipo de trauma e tempo de PCR para avaliar as devidas medidas a serem tomadas.

O procedimento de emergência está indicado em pacientes, sem sinais de vida, com mecanismo de trauma contuso, com início de PCR há menos de 10 minutos, e trauma penetrante com início de PCR há menos de 15 minutos, com exceção de casos com presença de trauma penetrante na região cervical ou extremidades, que resultam em perda maciça de sangue, em que o tempo máximo para começar o procedimento seria de 5 minutos desde o início da PCR. Caso o paciente sem sinais de vida esteja em PCR há mais tempo que os descritos, para cada mecanismo de trauma, ele deve ser declarado morto.

Além disso, pacientes em PCR com sinais de vida ou choque refratário profundo, em quadros *In extremis*, PAS < 60 mmHg, também apresentam a indicação para realização da toracotomia de emergência.

A toracotomia de reanimação está contraindicada em pacientes com PCR não presenciada e sinais de perda de circulação espontânea prolongada, como livores cadavéricos ou *rigor mortis*. É relevante destacar que a toracotomia deve ser desencorajada na presença de lesões incompatíveis com a vida, quando não há chance de sobrevivência do paciente, ao ser um procedimento que apresenta grandes custos. Nesses casos, o uso inadequado da toracotomia resulta em custos substanciais, desperdício de recursos e exposição de profissionais de saúde a possíveis infecções, sem oferecer benefício na sobrevivência. Veja o fluxograma (Figura 14.2) para entender melhor quando indicar uma toracotomia de emergência em pacientes em PCR de etiologia traumática.

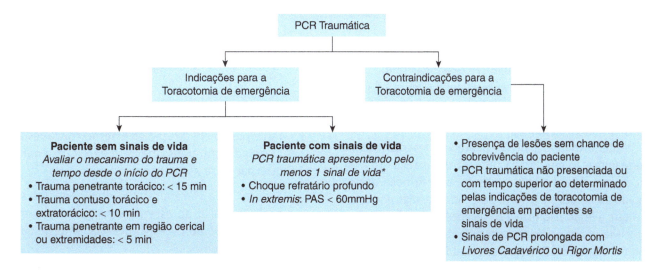

Figura 14.2 Fluxograma de indicação e contraindicações da toracotomia de emergência.

* Sinais de vida: AESP, pupilas fotorreativas, movimentação espontânea de memebros ou tórax, PA mensurável ou palpável, ventilação espontânea ou *gasping*, ou presença de pulso central (carotídeo ou femoral).

Fonte: Acervo pessoal dos autores.

Materiais e equipamentos

Para realizar o procedimento, é importante que os "4 'Es' da toracotomia" estejam presentes:

1) *Expertise*: conhecimento, treinamento e protocolos bem estruturados.

2) *Equipament*: material cirúrgico.

3) *Environment*: referência para o paciente, isto é, hospital terciário com suporte em terapia intensiva.

4) *Elapsed time*: tempo entre a perda dos sinais vitais. Não pode ser superior a 15 minutos.

Apesar de haver diferentes tipos de incisões, todas utilizam o mesmo instrumental, com pequenas alterações, sendo este composto por materiais básicos e de fácil acesso no ambiente hospitalar:

1) Bisturi;

2) Tesoura de dissecção;

3) Tesoura reta;

4) Pinça Mosquito;

5) Pinça para tecidos;

6) Pinça vascular de Satisnky;

7) Retrator de costelas, como o afastador de Finochietto;

8) Tesoura pesada ou serra de Gigli.

Passo a passo do procedimento

Algumas incisões podem ser realizadas sendo, classicamente, a toracotomia anterolateral (Figura 14.3) e a incisão de Clamshell (Figura 14.4) as mais utilizadas para a abordagem no ambiente de emergência.

Anteriormente, a incisão padrão para a toracotomia de reanimação em parada cardíaca traumática era a toracotomia anterolateral esquerda, pois fornece acesso rápido ao coração e à aorta descendente, mas nos casos em que a lesão não esteja ao alcance dessa abordagem, a incisão era estendida bilateralmente, formando a incisão de Clamshell. Entretanto, estudos atuais deixam tal padrão em discussão.

Ao comparar a realização da abordagem Clamshell com a abordagem anterolateral esquerda, não há aumento nas complicações sistêmicas ou torácicas quando se opta pela Clamshell. Hoje, considera-se que a toracotomia com a incisão de Clamshell é a mais indicada para situações de emergência, sendo a incisão encorajada a ser realizada o quanto antes, pois fornece melhor exposição da cavidade torácica, mediastino inferior e coração, bem como possibilidade de controle mais rápido das lesões presentes nessa área, principalmente para o profissional médico não cirurgião.

Segue as etapas para a realização da toracotomia de reanimação em uma parada cardíaca traumática:

1) Posicionar o paciente em decúbito dorsal. Orientar os demais membros da equipe do trauma a realizarem os outros procedimentos, como intubação, ventilação, acesso intravenoso, dentre outros.

2) Por conta da curta janela de tempo anteriormente explicada, não se deve perder tempo com a assepsia completa, entretanto, deve-se preparar o sítio de incisão com uma aplicação rápida de preparação de pele.

3) Usando o bisturi e a pinça romba, realizar toracostomias bilaterais no 4° ou 5° espaço intercostais anteriores até a linha axilar.

   a) Deve-se realizar primeiramente no lado lesado, para excluir pneumotórax hipertensivo e hemotórax como causa da perda de sinais de vida.

   b) Caso haja descompressão do pneumotórax hipertensivo e o retorno do débito cardíaco, a toracotomia de reanimação deve ser interrompida e o posicionamento de dreno de selo d'água deve ser realizado.

4) Se não houver retorno espontâneo do ritmo cardíaco, considerar a ampliação da toracotomia com uma incisão profunda, resultando na incisão de Clamshell.

5) Deve-se cortar as camadas de músculos intercostais e pleura em direção ao esterno com a tesoura pesada, entretanto, deve-se deixar uma ponte esternal entre as duas toracotomias.

6) Realizar uma varredura com dois dedos na superfície abaixo do esterno para garantir que o pericárdio ou outras estruturas não estejam aderidas ao esterno.

7) Cortar o esterno com a tesoura pesada ou com a serra de Gigli. Em seguida, remover qualquer tecido que possa estar aderido entre o esterno e o pericárdio.

8) Abrir a incisão com afastadores de Finochietto de costelas em sua extensão máxima, visando à exposição adequada com acesso a todas as áreas da cavidade torácica, tanto pleural como mediastinal.

9) Identificar o coração e verificar a existência de tamponamento cardíaco (pericárdio tensionado, aumentado e de coloração arroxeada/azulada).

10) Levantar a tenda do pericárdio com a pinça e realizar uma incisão que seja longitudinal na face anterior do coração com a tesoura reta e paralela ao nervo frênico. Evacuar todo sangue e coágulo presentes no pericárdio; em seguida, inspecionar o coração para verificar se há sangramento ativo e/ou lesões na parede do miocárdio.

11) Nesse ponto, um dos três cenários abaixo é provável:

   a) Retorno espontâneo dos batimentos e do débito cardíaco. Se tal situação acontecer, fechar todas as feridas cardíacas.

   b) Retorno dos batimentos cardíacos em ritmo lento e débito cardíaco reduzido. Caso seja a situação, fechar as feridas cardíacas e tentar melhorar o débito com massagem cardíaca interna e suporte inotrópico.

   c) O coração permanece em assistolia. Caso seja a situação, fechar as feridas cardíacas rapidamente e melhorar o débito como na situação indicada no item 11.b, buscando o retorno dos batimentos cardíacos.

12) Quando as massagens cardíacas internas são necessárias, é recomendado que seja realizada com ambas as mãos, com a técnica da "ordenha" e buscando uma média de 100 bpm. Nessa técnica, o sangue é direcionado do ápice para as saídas arteriais. Durante a massagem, deve-se atentar para que o coração permaneça em posição anatômica, sem elevar tanto o ápice, para que não haja prejuízo no retorno venoso.

13) Para o controle de sangramento, a orientação varia de acordo com o tamanho da ferida.

   a) Lesões pequenas, com 1 cm ou menos, podem ser ocluídas temporariamente com os dedos caso tenham sangramento ativo.

   b) Para lesões maiores, um cateter urinário de Foley número 10 pode ser utilizado. O cateter deve ser passado pelo orifício, inflado e levemente puxado para trás, e preso para que evite a perda de sangue e consiga reduzir o volume da cavidade ventricular. Uma pinça vascular de Satinsky pode ser utilizada para o controle do sangramento.

   c) Caso o sangramento não possa ser controlado com as medidas acima, sugere-se a realização de suturas grandes. Entretanto, essa medida deve ser considerada último recurso pois há risco de oclusão das coronárias.

14) Quando a utilização de desfibrilação for necessária, pode-se utilizar as pás internas com 10J inicialmente. Se não estiverem disponíveis, fechar a Clamshell e usar os eletrodos externos convencionais com a carga máxima que o aparelho fornecer (monofásico: 360J e bifásico: 200J).

15) Procedimento realizado e bem-sucedido: paciente começa a acordar, início de um sangramento de vasos, principalmente artérias mamárias internas e vasos intercostais. O sangramento pode ser contido com pinça mosquito e realizar ligadura.

16) A anestesia nesses pacientes é necessária de imediato. Ter atenção, pois esses pacientes são mais sensíveis a sedação e anestesia, optando sempre por drogas cardioprotetoras.

17) A administração de fluidos deve ser iniciada assim que os sítios de sangramentos forem fechados. Utilizar, preferencialmente, sangue aquecido.

18) Segundo a recomendação do *guideline* de 2021 da Queensland Ambulance Service, se após 20 minutos do início do procedimento não houver retorno do débito cardíaco, os esforços para ressuscitação devem ser cessados.

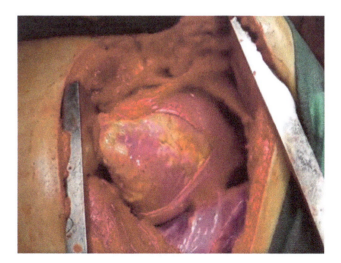

Figura 14.3 Toracotomia anterolateral esquerda.
Foto: Acervo pessoal dos autores.

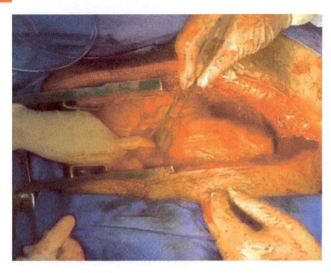

Figura 14.4 Abordagem de Clamshell aberta com utilização de afastador de Finochietto.
Foto: Acervo pessoal dos autores.

Possíveis complicações

O conhecimento do procedimento, da anatomia funcional torácica e a aplicação da técnica cirúrgica adequada por profissionais qualificados são cruciais para a realização da toracotomia de reanimação, criando um ambiente seguro e minimizando riscos para a equipe e para o paciente. Por se tratar de um procedimento de alto risco, com diversas etapas, realizado em situações de estresse, diferentes complicações podem ser associadas a diversas etapas do procedimento. Dentre as possíveis complicações podemos destacar:

- Acidente ocupacional, pelo uso inadequado ou pela ausência de equipamento de proteção individual, aumentando o risco de exposição a doenças transmissíveis pelo sangue. Caso aconteça um acidente, é crucial comunicar e seguir os protocolos estabelecidos para acidentes biológicos do Ministério da Saúde.
- Lesão de estruturas no processo de abertura do tórax (p. ex., costelas, pericárdio, coração e/ou pulmões), principalmente por aplicação de técnica e instrumentos inadequados.
- Transecção do nervo frênico durante a pericardiotomia.
- Ligadura inadequada de artérias coronárias no reparo cardíaco.
- Falha no clampeamento da aorta: oclusão incompleta do vaso, lesão vascular, clampeamento do esôfago junto com a aorta, clampeamento apenas do esôfago e/ou lesão esofágica, muito associada à visualização incompleta das estruturas.
- Sangramento recorrente da parede torácica por secção da artéria torácica interna.
- Lesão cardíaca pela massagem cardíaca interna inadequada.
- Isquemia de órgãos por diminuição do aporte sanguíneo pelo clampeamento da aorta.
- Comprometimento neurológico, pela PCR e hipóxia.
- Infecções.

Bibliografia recomendada

Passos EM, Engels PT, Doyle JD, Beckett A, Nascimento Jr B, Rizoli SB et al. Societal Costs of Inappropriate Emergency Department Thoracotomy. J Am Coll Surg. 2012;214(1):18-25.

Harrison OJ, Lockey D. Should Resuscitative Thoracotomy Be Performed in the Pre-Hospital Phase of Care? Trauma. 2013;15(2):176-85.

Chalkias A. Prehospital Emergency Thoracotomy: When to Do It? Australasian Journal of Paramedicine. 2009;7(4):1-12.

Rhee PM, Acosta J, Bridgeman A, Wang D, Jordan M, Rich N. Survival After Emergency Department Thoracotomy: Review of Published Data from the Past 25 Years. J Am Coll Surg. 2000;190(3):288-98.

Seamon MJ, Haut ER, Van Arendonk K, Barbosa RR, Chiu WC, Dente CJ et al. An Evidence-Based Approach to Patient Selection for Emergency Department Thoracotomy: A Practice Management Guideline from the Eastern Association for the Surgery of Trauma. J Trauma Acute Care Surg. 2015;79(1):159-73.

Mejia JC, Stewart RM, Cohn SM. Emergency Department Thoracotomy. Seminars in Thoracic and Cardiovascular Surgery. 2008;20(1):13-8.

Segalini E, Di Donato L, Birindelli A, Piccinini A, Casati A, Coniglio C et al. Outcomes and Indications for Emergency Thoracotomy After Adoption of a More Liberal Policy in a Western European Level 1 Trauma Centre: 8-Year Experience. Updates Surg. 2019;71(1):121-7.

Henry SM. ATLS: Advanced Trauma Life Support. 10th ed. Student Course Manual. Chicago: American College of Surgeons; 2018.

Papaiordanou F, Lourenço A, Ribeiro Jr M. Trauma na Zona Perigosa de Ziedler. Emergência Clínica. 2009;4(17):85-91.

Lockey DJ, Lyon RM, Davies GE. Development of a Simple Algorithm to Guide the Effective Management of Traumatic Cardiac Arrest. Resuscitation. 2013;84(6):738-42.

Nagdev A, Stone MB. Point-of-Care Ultrasound Evaluation of Pericardial Effusions: Does This Patient Have Cardiac Tamponade? Resuscitation. 2011;82(6):671-3.

Martins HS, Brandão Neto RA, Velasco IT. Medicina de Emergência: Abordagem Prática. Barueri, SP: Manole; 2016.

Burlew CC, Moore EE, Moore FA, Coimbra R, McIntyre Jr RC, Davis JW et al. Western Trauma Association Critical Decisions in Trauma: Resuscitative Thoracotomy. J Trauma Acute Care Surg. 2012;73(6):1359-63.

Evans C, Quinlan D, Engels P, Sherbino J. Reanimating Patients After Traumatic Cardiac Arrest: A Practical Approach Informed by Best Evidence. Emerg Med Clin North Am. 2018;36(1):19-40.

Wise D, Davies G, Coats T, Lockey D, Hyde J, Good A. Emergency Thoracotomy: "How to Do It". Emergency Medicine Journal. 2005;22(1):22-4.

The ETC Course Management. European Trauma Course: The Team Approach. 2019 .

Wright KD, Murphy K. Cardiac Tamponade: A Case of Kitchen Floor Thoracotomy. Emerg Med J. 2002;19(6):587-8.

Clinical Quality & Patient Safety Unit. Resuscitative Clamshell Thoracotomy. 2021.

Farooqui AM, Cunningham C, Morse N, Nzewi O. Life-Saving Emergency Clamshell Thoracotomy with Damage-Control Laparotomy. BMJ Case Rep. 2019;12(3),e227879.

Flaris AN, Simms ER, Prat N, Reynard F, Caillot J-L, Voiglio EJ. Clamshell Incision Versus Left Anterolateral Thoracotomy. Which One is Faster When Performing a Resuscitative Thoracotomy? The Tortoise and the Hare Revisited. World J Surg. 2015;39(5):107–11.

Morgan BS, Garner JP. Emergency Thoracotomy: The Indications, Contraindications, and Evidence. J R Army Med Corps. 2009;155(2):87-93.

Simms ER, Flaris AN, Franchino X, Thomas MS, Caillot J-L, Voiglio EJ. Bilateral Anterior Thoracotomy (Clamshell Incision) Is the Ideal Emergency Thoracotomy Incision: An Anatomic Study. World J Surg. 2013;37(6):1277-85.

Suliburk JW. Complications of Emergency Center Thoracotomy. Tex Heart Inst J. 2012;39(6):876-7.

Nunn A, Prakash P, Inaba K, Escalante A, Maher Z, Yamaguchi S et al. Occupational Exposure During Emergency Department Thoracotomy: A Prospective, Multi-Institution Study. J Trauma Acute Care Surg. 2018;85(1):78-84.

Brasil. Ministério da Saúde. Exposição a Materiais Biológicos. Brasília, DF: MS; 2016.

Weare S, Gnugnoli DM. Emergency Room Thoracotomy. In: StatPearls. Treasure Island (FL): StatPearls Publishing; 2021.

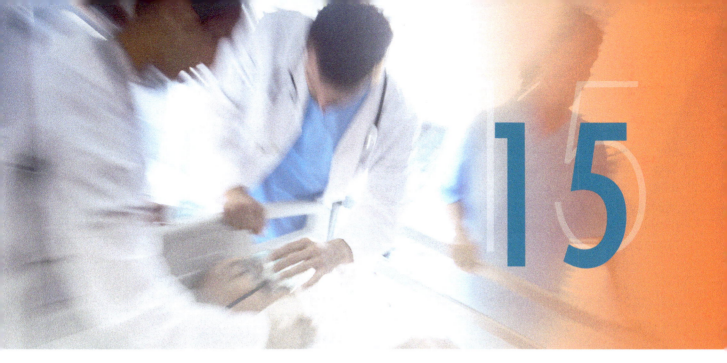

SEQUÊNCIA RÁPIDA DE INTUBAÇÃO

HENRIQUE HERPICH | DIEGO AMOROSO

O manejo das vias aéreas é uma das habilidades mais importantes para quem trabalha no Departamento de Emergência, e o emergencista tem por obrigação conhecer a fundo suas técnicas. Embora esse manejo compreenda diversos dispositivos e técnicas de intubação, este capítulo abordará de forma específica o procedimento de Sequência Rápida de Intubação (SRI).

A SRI é a técnica mais indicada para intubação de pacientes em um contexto de emergência, com dados recentes de registro, mostrando que ela é usada em 85% de todas as intubações de emergência.

Definição

A sequência rápida de intubação é a administração, após oxigenação e otimização do paciente de um agente indutor potente, seguido imediatamente por um agente bloqueador neuromuscular com início de ação rápido para induzir inconsciência e paralisia motora, permitindo a intubação traqueal.

Um dos principais pilares da SRI é a intubação do paciente sem a necessidade de ventilação com pressão positiva previamente à laringoscopia. Isso é especialmente importante em um cenário de emergência em que, virtualmente, todos os pacientes candidatos à intubação são considerados como potencialmente de "estômago cheio", seja pela ausência de tempo adequado de jejum ou pela gravidade do quadro, o que isoladamente já aumenta o risco de regurgitação e aspiração do conteúdo gástrico.

Indicações e contraindicações do procedimento

Estabelecida a decisão da necessidade de intubação endotraqueal, a SRI deve ser considerada o método de escolha para quase a totalidade dos pacientes com atenção para as três situações a seguir:

1) Caso o paciente apresente preditores de laringoscopia difícil, a SRI deve ser realizada com duplo preparo, ou seja, com a preparação para que a cricotireoidostomia cirúrgica seja realizada imediatamente após o reconhecimento da falha de intubação e ventilação.

2) Se, além da predição de laringoscopia difícil, também for prevista dificuldade em ventilar o paciente com o dispositivo bolsa-válvula-máscara e/ou com dispositivos extraglóticos, deve-se considerar não realizar o bloqueador neuromuscular e optar por técnica de intubação acordado como alternativa.

3) A avaliação subjetiva do intubador pode contraindicar o bloqueio neuromuscular em cenários em que essa estratégia provavelmente não melhorará a exposição à laringe ao ponto de facilitar a intubação (p. ex., hematoma cervical expansivo, incapacidade de abertura oral por alteração anatômica da face, tumores orais ou outras situações em que existe obstrução mecânica não passível de desobstrução no ato da intubação).

Pacientes sabidamente irresponsivos ou em parada cardíaca ou respiratória são candidatos à intubação sem assistência farmacológica.

Técnica do procedimento

A sequência rápida de intubação pode ser dividida, de forma didática, em 7 passos, os quais serão descritos detalhadamente a seguir.

Preparação

Uma preparação adequada é a chave para o sucesso. O objetivo, nesse momento, é elaborar e iniciar a execução do plano de ação para que a intubação seja realizada na primeira tentativa, no menor tempo possível com segurança. O Quadro 15.1 elenca os principais pontos para uma boa preparação.

Quadro 15.1 *Checklist* de preparação para intubação orotraqueal.

Checklist – Preparação
Ações:
■ Avaliação dos preditores de dificuldade da intubação orotraqueal (IOT).
■ Estruturação de plano de resgate em caso de falha na IOT.
■ Monitoramento cardíaco.
■ Monitoramento de pressão arterial (ajustado para o menor intervalo possível no caso de monitoramento não invasivo).
■ Oxímetro de pulso.
■ Capnografia por onda contínua.
■ Discussão da estratégia de manejo da via aérea com a equipe.
■ Escolha do laringoscópio e testagem.
■ Escolha do tamanho de tubo endotraqueal e testagem do balonete (preparar também um tubo 0,5 mm menor para caso de dificuldade durante o procedimento).
■ Escolha o tamanho do dispositivo extraglótico.
■ Prepararar *kit* de crico (tubo 6.5, *bougie* e bisturi).
■ Escolha dos agentes farmacológicos e sua preparação em seringas devidamente rotuladas.
■ Certificar-se de que a fonte de oxigênio está funcionante.
■ Posicionar adequadamente paciente (tragus – esterno).
■ Acessos venosos testados.
■ Fio-guia.
■ Bolsa-válvula-máscara (ambu).
■ Máscara não-reinalante (máscara de Hudson).
■ Cateter nasal (oxigenação apneica).
■ *Bougie*.

Fonte: Acervo pessoal dos autores.

Como escolher a lâmina para laringoscopia direta?

Apesar do uso crescente da laringoscopia óptica e por vídeo, a laringoscopia direta ainda é a técnica mais difundida no Brasil. As lâminas mais utilizadas são Macintosh e Miller. A ponta da lâmina curvada de Macintosh é direcionada para a região da valécula, enquanto a lâmina reta de Miller deve sobrepor a epiglote para visualização da laringe.

Cada tipo de lâmina tem vantagens e desvantagens. A lâmina reta é, muitas vezes, a melhor escolha em pacientes pediátricos, em pacientes com laringe anterior ou epiglote longa e flexível, e em indivíduos cuja laringe seja mais fixa por conta da presença de tecido cicatricial. É menos eficaz, no entanto, em pacientes com dentes superiores proeminentes e mais frequentemente associada a laringoespasmo, porque estimula o nervo laríngeo superior, que inerva a superfície inferior da epiglote. As lâminas curvas mais largas são úteis para manter a língua retraída do campo de visão e permitir mais espaço para a passagem do tubo através da orofaringe, sendo geralmente preferidas para intubações adultas não complicadas.

Como escolher o tamanho do tubo endotraqueal?

O tamanho do tubo é baseado em seu diâmetro interno e pode variar de 2.0 mm a 10.0 mm. Homens adultos geralmente aceitam tubos orotraqueais de 7.5 s 9.0 mm e mulheres adultas, de 7.0 a 8.0 mm. A escolha deve ser pautada na estatura do paciente e na patologia que está levando à intubação. Por exemplo, pacientes com doenças que aumentam a resistência das vias aéreas podem requerer tubos de diâmetros maiores para que acrescentem menor resistência ao circuito de ventilação mecânica.

Pré-oxigenação

A pré-oxigenação consiste em oferecer oxigênio a 100% por 3 a 5 minutos. Recomenda-se as seguintes formas de oferta de oxigênio na pré-oxigenação:

- Máscara não reinalante com um fluxo de pelo menos 40 L/min. Esse fluxo é alcançado quando se abre totalmente a válvula do fluxômetro de oxigênio (fluxos em torno de 15 L/min oferecem frações subótimas de oxigênio e não devem ser usadas como estratégia de pré-oxigenação). Sempre que possível, os pacientes devem ser pré-oxigenados com uma inclinação de 30 a 45°.

Se bem executada, essa etapa garante um tempo de apneia segura, ou seja, tempo que o paciente leva para dessaturar abaixo de 90%, em torno de 8 a 10 minutos em um paciente adulto saudável. O tempo de apneia segura pode ser reduzido para poucos segundos em pessoas obesas, gestantes, crianças e pacientes gravemente doentes.

Uma estratégia para otimizar o tempo de apneia segura é a utilização da oxigenação apneica, ou seja, oferta de oxigênio a 15 L/min via cânula nasal após a sedação e o bloqueio do paciente, mantendo até a intubação.

Pré-intubação (otimização)

Essa etapa envolve a identificação e possível resolução de áreas de vulnerabilidade cardiopulmonar. Caso haja tempo hábil para fazê-lo, os parâmetros hemodinâmicos anormais devem ser corrigidos antes da intubação. A hipotensão é um dos principais fatores de risco para parada cardiorrespiratória no período peri-intubação e deve ser manejada antes do procedimento, a conduta para otimização deve ser individualizada, mas pode incluir infusão de volume, hemocomponentes ou uso de drogas vasoativas.

Paralisia com indução

Nessa etapa, é realizada a administração de um agente de indução rápida seguido imediatamente da administração do agente bloqueador neuromuscular (ABNM). Ambos os medicamentos são administrados em bólus intravenoso (IV).

Agentes de indução

Os agentes sedativos de indução são medicamentos utilizados para promover hipnose durante a sequência rápida de intubação. Os agentes de indução de escolha na emergência costumam ser o etomidato e a cetamina, o primeiro por conta de seu rápido início de ação e relativa estabilidade hemodinâmica, e o segundo por suas características potencialmente benéficas para certos tipos de pacientes, como elevação da pressão arterial e frequência cardíaca. O propofol e o midazolam, embora ainda sejam usados como agente de indução, não são as melhores opções para a sequência rápida de intubação no Departamento de Emergência e devem ter seu uso reservado quando houver ausência dos demais.

Tabela 15.1 Características dos agentes de indução.

	Etomidato	Cetamina	Propofol	Midazolam
Dose habitual para indução no DE*	0,3 mg/kg	1,5 mg/kg	1,5 mg/kg	0,2-03 mg/kg
Início (s)	15-45	45-60	15-45	60-90
Duração (min)	3-12	10-20	5-10	15-30

*DE: Departamento de Emergência.

Fonte: Acervo pessoal dos autores.

O etomidato é uma escolha adequada para a maioria das intubações de sequência rápida por conta de seu início de ação rápido e estabilidade hemodinâmica. A dor no local da injeção é comum e pode ser atenuada fazendo-se correr rapidamente uma solução IV em veia de grande calibre. Sabe-se que ocorre inibição adrenal temporária após o seu uso, mas diversos estudos demonstraram segurança na infusão em pacientes sépticos. Dessa forma, também pode ser usado nesse contexto.

A cetamina possui propriedade broncodilatadora e é um excelente agente de indução para pacientes hipovolêmicos, hipotensos ou hemodinamicamente instáveis, incluindo aquelas com sepse.

O propofol é um agente de indução categoria B para gestantes, sendo a droga de escolha para a maior parte dessa população. Também possui efeito broncodilatador, mas seu principal limitante é a vasodilatação e inotropismo negativo que seu uso desencadeia.

Por fim, o midazolam é um benzodiazepínico com início de ação longo e produz caracteristicamente . Seu uso não é aconselhado, exceto quando as demais opções não estiverem disponíveis.

Independentemente da segurança hemodinâmica do hipnótico, ele tem potencial para causar hipotensão. Uma estratégia recomendada para pacientes hemodinamicamente instáveis é a redução da sua dose pela metade.

Agentes bloqueadores neuromusculares

O uso dos agentes bloqueadores neuromusculares (ABNM) na sequência rápida de intubação aumentam a chance de sucesso de intubação na primeira tentativa e reduzem o risco de lesões de via aérea durante o procedimento. Como os ABNM não oferecem sedação, analgesia ou amnésia, eles devem sempre ser combinados com agentes de indução.

Tabela 15.2 Características dos agentes bloqueadores neuromusculares.

	Succinilcolina	Rocurônio
Dose habitual para intubação no DE*	1,5 mg/kg	1,0-1,2 mg/kg
Início (s)	45	60
Duração (min)	6-10	40-60

*DE: Departamento de Emergência.

Fonte: Acervo pessoal dos autores.

A succinilcolina é o ABNM mais utilizado no Departamento de Emergência. Sua despolarização se manifesta inicialmente por fasciculações, mas isso é rapidamente seguido por paralisia motora completa. Pacientes com história familiar ou pessoal de hipertermia maligna estão contraindicados para o seu uso. Entre seus efeitos colaterais, estão fasciculações, hiperpotassemia, bradicardia, bloqueio neuromuscular prolongado, hipertermia maligna e trismo/espasmo muscular do masseter.

Rocurônio é o bloqueador neuromuscular não despolarizante mais adequado para SRI e vem ganhando cada vez mais espaço dentro das intubações no Departamento de Emergência. Sua única contraindicação é a anafilaxia prévia conhecida a esse agente. Sugamadex é seu agente reversor, entretanto, seu uso e suas indicações são limitadas no Departamento de Emergência.

Posicionamento do paciente

Nesta etapa, o paciente recebe o último ajuste de posicionamento antes da intubação. A altura da cama deve estar elevada o suficiente para permitir uma intubação confortável ao intubador, no geral, alinhando o nariz do paciente ao apêndice xifoide do intubador. O paciente deve ser posicionado na cabeceira da cama, com flexão da cervical inferior e extensão atlanto-occipital na posição popularmente conhecida como "posição do cheirador" utilizando coxim subocciptal. A flexão ideal da coluna cervical faz com que o meato auditivo externo do paciente fique na mesma altura do manúbrio de seu próprio esterno. Pacientes obesos podem requerer coxins adicionais subescapulares em formato de rampa para alcançar o alinhamento sugerido. Em pacientes com suspeita de lesão cervical, a restrição da mobilidade da coluna cervical deve ser respeitada.

Posicionamento do tubo com confirmação

Após a administração dos medicamentos e do posicionamento do paciente, é o momento de verificar a flacidez da mandíbula e realizar a intubação. Confira na sequência um passo a passo da intubação:

1) Segure na base do laringoscópio com a mão esquerda, de forma que a extremidade proximal da lâmina empurre a eminência hipotênar da mão esquerda.

2) Com a mão direita, abra a boca do paciente ao máximo possível.

3) Insira a lâmina do laringoscópio pela incisura labial direita, de modo a empurrar a língua para a esquerda.

4) Avance cuidadosamente pela orofaringe, confirmando a localização da ponta da lâmina em relação às estruturas anatômicas até que a epiglote seja localizada.

5) Ao usar a lâmina curva, a epiglote se eleva indiretamente, pressionando o ligamento hipoepiglótico na região da valécula com um movimento anterior e superior.

Ao usar a lâmina reta, levantar a epiglote diretamente com a ponta da lâmina.

6) Identifique as cartilagens posteriores, o sulco interaritenoideo e as pregas vocais (se possível).

7) Receba o tubo orotraqueal ou o *bougie* com a mão direita de um assistente, mantendo o olhar fixo na glote do paciente.

8) Passe o tubo por essas estruturas através da glote, retire o fio-guia e, então, progrida o tubo até

a posição final. A localização correta do tubo é no mínimo 2 cm acima da carina traqueal (aproximadamente 23 cm ao nível do dente incisivo em homens e 21 cm, em mulheres).

Caso tenha sido utilizado o *bougie*, progrida até a confirmação do posicionamento e, então, introduza o tubo até a posição final e retirado o *bougie*.

9) Infle o balonete com 5 a 7mL de ar.

10) Confirme a intubação, conforme descrito a seguir, e fixe o tubo orotraqueal para evitar extubação ou deslocamentos.

A utilização de um fio-guia para produzir um tubo reto com uma pequena curvatura inferior (no formato de bastão de hóquei) facilita a visualização das pregas vocais durante a intubação e permite a manipulação da ponta do tubo com maior facilidade.

A utilização do *bougie* aumenta o sucesso de intubação em primeira tentativa, especialmente quando a glote não consegue ser totalmente visualizada. O *bougie* deve ser inserido após a laringoscopia e, se corretamente inserido, haverá uma interrupção brusca da progressão próximo dos 40 cm de inserção, além da sensação dos anéis traqueais impactando contra a ponta do *bougie*. Se no momento da passagem do tubo houver resistência, gire 90° no sentido anti-horário e, então, introduza-o novamente. Isso faz com que a ponta do tubo deixe de impactar com as cartilagens posteriores e progrida livremente até a traqueia.

Após realizada a passagem do tubo, é obrigatório confirmar se o paciente foi intubado adequadamente e que a intubação não foi seletiva, ou seja, em apenas um dos brônquios. O padrão-ouro é a detecção de dióxido de carbono no final da expiração ($ETCO_2$) por detectores calorimétricos qualitativos ou capnografia quantitativa. A expansibilidade torácica é uma avaliação clínica de grande utilidade quando não há capnografia disponível. A ausculta do tórax e do epigástrio, embora sejam práticas comuns, não são métodos acurados. A radiografia de tórax não deve ser utilizada para diagnosticar intubação esofágica, mas tem utilidade na avaliação de uma possível intubação seletiva ou complicações decorrentes do procedimento.

Pós-intubação

Após a intubação e a confirmação do correto posicionamento do tubo orotraqueal, o paciente deve ser conectado ao ventilador mecânico com ajustes personalizados para sua condição clínica. Deve-se atentar também, em especial no momento imediato pós-intubação, para a possibilidade de instabilidade hemodinâmica e necessidade de correção precoce. A sedação a longo prazo costuma ser indicada; já a paralisia por longo prazo deve ser evitada, exceto quando necessária.

Complicações

De forma geral, a taxa de complicações da SRI no Departamento de Emergência é baixa e a taxa de sucesso é alta. Entre as complicações mais comuns estão: intubação esofágica reconhecida, hipotensão e hipoxemia. Dessa forma, deve-se objetivar minimizar ao máximo o risco de que estas aconteçam no período peri-intubação.

Bibliografia recomendada

Roberts and Hedges' Clinical Procedures in Emergency Medicine and Acute Care. :1786.

Brown CA, Sakles JC, Mick NW. The Walls Manual of Emergency Airway Management. 5th ed. Philadelphia: Wolters Kluwer; 2018.

Tintinalli JE, Stapczynski JS, Ma OJ, Yealy DM, Meckler GD, Cline DM. Tintinalli's Emergency Medicine: A Comprehensive Study Guide. 9th ed. New York: McGraw-Hill Education; 2019.

Velasco IT, Brandão Neto RA, Souza HP, Marino LO, Marchini JFM, Alencar JCG et al. Medicina de Emergência: Abordagem Prática. 13. ed., rev., atual. e ampl. Barueri, SP: Manole; 2019.

Casey JD, Janz DR, Russell DW, Vonderhaar DJ, Joffe AM, Dischert KM et al. Bag-Mask Ventilation During Tracheal Intubation of Critically Ill Adults. N Engl J Med. 2019;380(9):811-21. doi: https://doi.org/10.1056/NEJMoa1812405.

Driver BE, Prekker ME, Kornas RL, Cales EK, Reardon RF. Flush Rate Oxygen for Emergency Airway Preoxygenation. Annals of Emergency Medicine. 2017;69(1):1-6. doi: https://doi.org/10.1016/j.annemergmed.2016.06.018.

Heffner AC, Swords DS, Nussbaum ML, Kline JA, Jones AE. Predictors of the Complication of Postintubation Hypotension During Emergency Airway Management. Journal of Critical Care. 2012;27(6):587-93. doi: https://doi.org/10.1016/j.jcrc.2012.04.022.

Wilcox SR, Bittner EA, Elmer J, Seigel TA, Nguyen NT, Dhillon A et al. Neuromuscular Blocking Agent Administration for Emergent Tracheal Intubation is Associated with Decreased Prevalence of Procedure-Related Complications. Critical Care Medicine. 2012;40(6):1808-13. doi: https://doi.org/10.1097/CCM.0b013e31824e0e67.

Mosier JM, Sakles JC, Stolz U, Hypes CD, Chopra H, Malo J, Bloom JW. Neuromuscular Blockade Improves First-Attempt Success for Intubation in the Intensive Care Unit. A Propensity Matched Analysis. Annals of the American Thoracic Society. 2015;12(5):734-41. doi: https://doi.org/10.1513/AnnalsATS.201411-517OC.

Driver BE, Prekker ME, Klein LR, Reardon RF, Miner JR, Fagerstrom ET et al. Effect of Use of a Bougie vs Endotracheal Tube and Stylet on First-Attempt Intubation Success Among Patients with Difficult Airways Undergoing Emergency Intubation: A Randomized Clinical Trial. JAMA. 2018;319(21):2179-89. doi: https://doi.org/10.1001/jama.2018.6496.

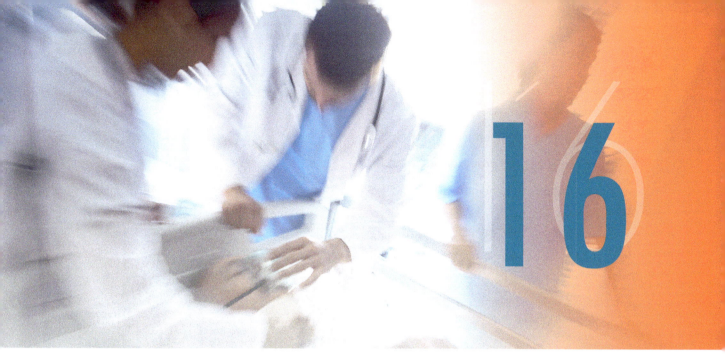

DISPOSITIVOS EXTRAGLÓTICOS

LETÍCIA LEMOS RIOS VITAL | EUGÊNIO FRANCO

São dispositivos colocados acima ou posteriormente à laringe, de modo a possibilitar a ventilação e oxigenação rápidas. No Departamento de Emergência, são excelentes alternativas para ventilação de resgate temporária enquanto os procedimentos de intubação traqueal ou via aérea cirúrgica são preparados, bem como para o manejo de situações de via aérea difícil e falha, portanto, é de extrema importância tê-los disponíveis junto aos demais materiais para o cuidado da via aérea. Para fins didáticos, este capítulo focará nos dispositivos extraglóticos mais utilizados nos departamentos de emergência, dando destaque a máscara laríngea, combitube e tubo laríngeo.

Vantagens

- Podem ser inseridos às cegas.
- Execução fácil, rápida e altamente efetiva.
- Exige menor habilidade dos profissionais.
- Causa pouca instabilidade hemodinâmica no paciente.
- Excelente alternativa à dificuldade ou impossibilidade de ventilação bolsa-válvula-máscara (VBVM) ou intubação orotraqueal (IOT).
- Pode facilitar a IOT, oferecendo passagem para o tubo endotraqueal (TET).

Tipos

Dispositivos supraglóticos (DSG)

Inseridos acima da laringe e representados, principalmente, pela máscara laríngea (ML) Classic e ML Fastrach ou máscara laríngea de intubação (MLI), que serviram de protótipo para a criação de outros modelos com características adicionais.

ML clássica	MILI	ML ProSeal
• Detalhada no tópico 3	• Permite passagem para tubo orotraqueal[17]	• Permite passagem de sonda gástrica e drenagem[2]

ML supreme	ML ambu	I-gel
• Possui tubo rígido e curvo que facilita a inserção[1]	• Gama de dispositivos com características diversas, como a Aura-i que permite intubação endoscópica[2]	• Permite passagem de sonda gástrica e drenagem[2]

Figura 16.1 Características dos principais modelos de máscaras laríngeas.
Fonte: Acervo pessoal dos autores.

Dispositivos retroglóticos

Localizam-se posterior à glote, terminando no esôfago. Habitualmente, possuem dois balonetes e duas saídas de ventilação, sendo uma entre os balões e uma na extremidade distal do dispositivo. Os principais representantes desse tipo dispositivo são o EasyTube, o combitube e o *laryngeal tube airway*, detalhados nos tópicos 4 e 5, respectivamente.

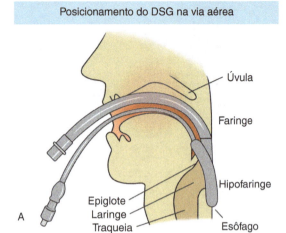

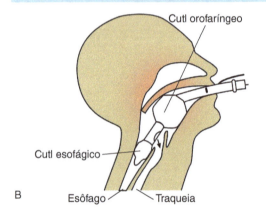

Figura 16.2 Posicionamento do DSG na via aérea. Note a localização do DSG, acima da glote.
Fonte: Acervo pessoal dos autores.

Indicações e contraindicações

Indicações

- Impossibilidade de ventilação bolsa-válvula-máscara (VBVM) e/ou de intubação orotraqueal (IOT): nesse cenário, a utilização de DEG s é uma excelente alternativa para permeabilizar a VA e ventilar os doentes.
- "Não intubo, não ventilo" (NINO): nessa situação, o ideal é proceder com cricotireoidostomia, mas a colocação de um DEG é capaz de converter a situação de NINO em "não intubo, mas ventilo" enquanto são preparados os materiais para a via aérea cirúrgica.

Contraindicações

- Reflexos preservados: há risco de broncoaspiração, mas geralmente é possível usar DEG, pois o paciente estará com os reflexos bloqueados por conta das drogas usadas na SRI.
- Trauma ou doenças de orofaringe e esôfago: em razão do risco de piorar ou causar perfurações e hemorragias.
- Obstrução de via aérea por corpo estranho (OVACE), pois há risco de deslocar o objeto para a traqueia.

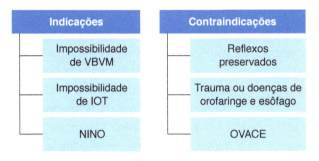

Figura 16.3 Indicações e contraindicações do uso de dispositivos extraglóticos.
VBVM: ventilação bolsa-válvula-máscara; IOT: intubação orotraqueal; NINO: não intubo, não ventilo; OVACE: obstrução de via aérea por corpo estranho.
Fonte: Acervo pessoal dos autores.

Máscara laríngea

Dispositivo

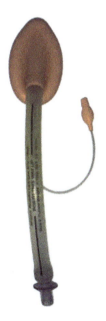

Figura 16.4 Máscara laríngea.
Fonte: Acervo pessoal dos autores.

Materiais e equipamentos

1) Máscara laríngea;
2) Equipamentos de proteção individual (EPIs): óculos de proteção, máscara cirúrgica, gorro e luva de procedimento;
3) Lidocaína gel;
4) Medicação sedativa;
5) Seringa;
6) AMBU;
7) Fixadores;
8) Estetoscópio;
9) Máscara facial de silicone;
10) Monitor multiparâmetros com eletrocardiograma (ECG), oxímetro de pulso (SpO_2) e capnógrafo.

Posicionamento do paciente e tamanho da máscara

Se não houver contraindicação, como a suspeita de trauma cervical, o paciente em decúbito dorsal pode ser colocado em *sniffing position* ou posição do "cheirador", na qual a cabeça fica estendida e o pescoço fletido para que se abra a via aérea e se obtenha uma melhor visualização, porém, a manipulação significativa da cabeça e do pescoço nem sempre é necessária, pois o dispositivo pode ser passado sem visualização direta da glote.

Tabela 16.1 Escolha do tamanho da máscara laríngea de acordo com o peso.

Peso em kg	LMA	LMA descartável	ILMA
< 5	1	Indisponível	Indisponível
5-10	1,5	Indisponível	Indisponível
10-20	2	Indisponível	Indisponível
20-30	2,5	Indisponível	Indisponível
30-50	3	3	3
50-70	4	4	4
70-1.000	5	5	5
> 100	6	Indisponível	Indisponível

LMA: máscara laríngea clássica (do inglês: *laryngeal mask airway*); ILMA: máscara laríngea de intubação (do inglês: *intubing laryngeal mask airway*).
Fonte: Acervo pessoal dos autores.

Perceba que apenas a LMA está disponível para pacientes com peso < 30 kg.

Procedimento

1) Escolha o tamanho da máscara: a ML adequada deve ser escolhida conforme recomendações do fabricante de acordo com o peso, como mostra a Tabela 16.1. Se houver dúvida, é preferível utilizar um tamanho maior para que haja vedação e ventilação adequadas.

2) Teste o *cuff*.

3) Esvazie o manguito (*cuff*): o manguito deve ser desinsuflado, pressionando contra uma superfície plana, até colabamento completo e até que fique com a superfície sem rugas.

4) Posicione o paciente em *sniff position*.

5) Lubrifique a máscara: deve ser lubrificada a face posterior da ML usando lubrificantes à base de água, como lidocaína gel.

6) Segure a máscara com a mão dominante como se fosse uma caneta, com o dedo indicador no ponto de encontro entre o tubo e o manguito. Com a mão não dominante, faça a elevação do mento com o polegar e o indicador em pinça.

7) Introduza a máscara laríngea, pressionando-a contra o palato até que sinta resistência.

8) Infle o manguito da máscara baseando-se no volume sugerido pelo fabricante; normalmente metade do volume máximo já é suficiente para uma boa vedação.

9) Conecte a máscara ao AMBU e verifique se há ventilação adequada por meio da elevação do tórax, sons respiratórios e capnografia.

10) Fixe a máscara na face do paciente.

Máscara laríngea para intubação

É um importante modelo de máscara laríngea com indicações de uso semelhantes às da máscara laríngea clássica, e que apresenta como vantagem permitir a passagem do tubo endotraqueal pelo seu interior sem necessitar de visualização direta para a intubação. No Brasil, a Fastrach e a Cookgas AirQ são os modelos liberados pela Agência Nacional de Vigilância Sanitária (Anvisa). Para intubar com a máscara laríngea, deve-se segurar a haste de metal e fazer movimento de

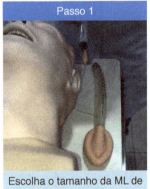
Passo 1 — Escolha o tamanho da ML de acordo com o peso

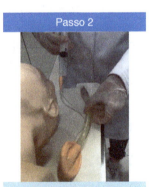
Passo 2 — Teste o *cuff* insuflando-o

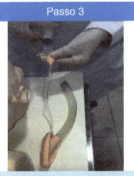
Passo 3 — Esvazie o manguito até que a ML fique sem rugas

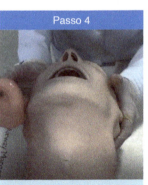
Passo 4 — Posicione o paciente na posição do cheirador

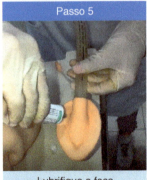
Passo 5 — Lubrifique a face posterior da ML

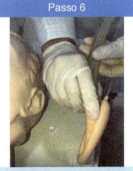
Passo 6 — Segure a ML como quem segura uma caneta

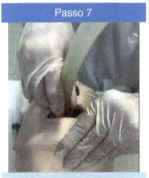
Passo 7 — Pince mento e língua e insira até resistência

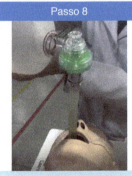
Passo 8 — Insufle o *cuff* e conecte ao AMBU, ventile e ausculte

Figura 16.5 Passo a passo do procedimento.

Fonte: Acervo pessoal dos autores.

elevação semelhante ao utilizado para laringoscopar. Em seguida, esvazia-se o balonete da máscara e insere o tubo.

Complicações

As principais complicações associadas ao uso de ML são: insuflação gástrica, broncoaspiração e abrasão de tecidos da faringe e sangramento se inserção vigorosa. Além disso, tem uso limitado para obesos mórbidos, pois há necessidade de pressões positivas mais altas na via aérea, podendo gerar vazamento ao redor do manguito. Apesar do exposto, é válido ressaltar que as taxas de complicações com esse dispositivo são baixas e menores do que as observadas com a intubação endotraqueal e o uso de bolsa-válvula-máscara.

Combitube

Materiais e equipamentos

- *Kit* combitube: dispositivo e seringas;
- Lidocaína;
- AMBU;
- Estetoscópio;
- Capnógrafo.

Posicionamento do paciente e tamanho do DEG

O paciente deve ser colocado em posição supina e com cabeça e pescoço em posição neutra. A *sniff position* deve ser evitada, pois pode dificultar a inserção do DEG. O combitube é fabricado em dois tamanhos: 37 French para pacientes com altura entre 1,40 m e 1,80 m, e 41 French para os maiores de 1,80 m de altura.

Procedimento

1) Teste o balão e, em seguida, esvazie-o.
2) Abra a via aérea usando o laringoscópio ou fazendo a elevação do queixo e da língua.
3) Lubrifique o dispositivo.
4) Insira o combitube até que a arcada dentária superior toque a marcação do dispositivo.
5) Infle ambos os balões com a quantidade sugerida pelo fabricante para cada balão.
6) Ventile o balão número 1 (de cor azul) eausculte. Se houver sons respiratórios, o DEG está localizado no esôfago, localização mais comum, e a fonte de oxigênio deve ser ligada ao balão de número 1.
7) Se não houver sons respiratórios no balão 1, deve-se testar o balão 2 (de cor branca). Ventile pelo balão 2 e ausculte. Se houver sons respiratórios, o DEG está localizado na traqueia e a fonte de oxigênio deve ser ligada ao balão de número 2.
8) Se não houver sons respiratórios em nenhum dos balões, considerar ajuste do DEG, reinserção, obstrução e patologia grave do paciente.
9) Após confirmação da ventilação com a ausculta e capnografia, fixe o dispositivo.

Complicações

As complicações relatadas com o uso de combitube, em sua maioria, são os traumas de via aérea superior e esôfago por conta da colocação agressiva e insuflação excessiva do balão, resultando em hematomas, perfuração do esôfago e seio piriforme e lesão de mucosa. Podem ser vistos ainda isquemia de mucosa e redução do fluxo sanguíneo carotídeo por compressão. Por ter a bolsa faríngea feita de látex, deve ser evitado em pacientes com alergia ao material. É válido ressaltar que as complicações são raras e facilmente evitadas com treinamento e técnica adequados.

Tubo larínge

Dispositivo

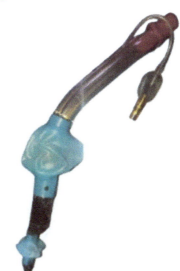

Figura 16.6 Tubo laríngeo.
Fonte: Acervo pessoal dos autores.

Materiais e equipamentos

- Tubo laríngeo;
- Luva;
- Seringa;
- Lidocaína gel;
- Bolsa-válvula-máscara.

Posicionamento do paciente e tamanho do DEG

Com o paciente em decúbito dorsal, pode ser feita uma leve extensão da cabeça. A abertura da boca deve ser de 2 cm a 3 cm em média.

Procedimento

1) Selecione o tamanho adequado: o LT adequado deve ser escolhida de acordo com o peso ou a altura do paciente, como mostra a Tabela 16.2.

Tabela 16.2 Escolha do tamanho do tubo laríngeo de acordo com o peso e a altura.

Peso (kg)/altura (cm)	LT
RN < 5 kg	0
Bebê 5-12 kg	1
Criança 12-25 kg	2
Criança/adulto 120-125 cm	2,5
Adulto < 155 cm	3
Adulto 155-180 cm	4
Adulto > 180 cm	5

LT: tubo laríngeo (do inglês: *laryngeal tube*).

Fonte: Acervo pessoal dos autores.

2) Testar o *cuff*.

3) Lubrifique o dispositivo: o tubo laríngeo deve ser totalmente lubrificado com lidocaína gel.

4) Posicione o paciente: a boca deve ser aberta uns 2 cm a 3 cm em média e pode ser feita uma leve extensão da cabeça para facilitar a inserção.

5) Insira o tubo laríngeo: o LT deve ser inserido em posição central ao longo do palato até que a marcação do tubo toque os incisivos superiores.

6) Inflar a bolsa: a bolsa deve ser inflamada por meio da entrada única (há um balão distal que oclui o esôfago e um proximal que obstrui a hipofaringe, porém são inflados simultaneamente) e com a quantidade de ar recomendada pelo fabricante.

7) Conectar ao ventilador, tracionar o LT lentamente e confirmar posicionamento correto por meio dos movimentos torácicos, ausculta pulmonar e capnografia: recomenda-se que a tração seja de 1 cm a 2 cm (menos para tamanho pediátrico menor e mais para tamanho adulto maior) e que cesse a tração quando a ventilação estiver fácil de ser realizada.

Complicações

As complicações descritas na literatura com o uso do tubo laríngeo são escassas. As principais relatadas foram: edema de língua, distensão gástrica, tubo localizado inadequadamente no seio piriforme, lesão e sangramento de estruturas em razão da colocação vigorosa do DEG e da compressão das artérias carótidas, prejudicial aos pacientes em PCR.

Cuidados pós-procedimento

Após inserção de DEG, deve-se proceder com a avaliação das trocas gasosas, ou seja, verificar se há adequada ventilação e oxigenação. Isso é feito da mesma forma que acontece com IOT, observando sons respiratórios, elevação do tórax e distensão gástrica e, principalmente, pela capnografia. Se houver inadequação, os problemas passíveis de correção devem ser rapidamente abordados, como patologias do paciente, reposicionamento da DEG e adição ou remoção de ar do manguito. Na impossibilidade de correção, o dispositivo deve ser removido e deve-se proceder com VBVM.

Considerações finais

É válido ressaltar que os dispositivos extraglóticos não são via aérea definitiva, assim, deve-se estar atento para a necessidade de troca por um TET , por exemplo. Se o DEG não está funcionando mesmo com a tentativa de solucionar o que atrapalha a ventilação e/ou oxigenação, a troca imediata é recomendada. Se o dispositivo estiver funcionando, deve-se agir de acordo com a evolução clínica do paciente; se o paciente necessitar de um

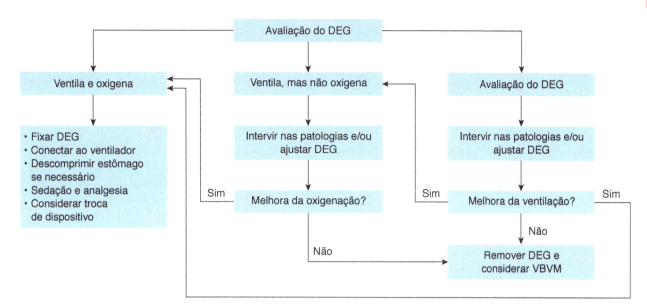

Figura 16.7 Fluxograma para o manejo após inserção de DEGs.
DEG: dispositivo extraglótico; VBVM: ventilação bolsa-válvula-máscara.
Fonte: Acervo pessoal dos autores.

procedimento crítico ou um exame de imagem imediato, por exemplo, a troca pode esperar. Em contrapartida, se o paciente estiver piorando, como em lesões térmicas por inalação nas quais os DEGs costumam apresentar falha, a troca não deve ser postergada.

Bibliografia recomendada

Roberts JR. Roberts and Hedges' Clinical Procedures in Emergency Medicine and Acute Care. 7. ed. Philadelphia, PA: Elsevier Health Sciences; 2019.

Calvin III AB, Salkes JC, Mick NW, Oliveira DCS, Guimarães HP, Islabão AG. Manual de Walls para o Manejo de via Aérea na Emergência. 5. ed. Porto Alegre: Artmed; 2019.

Laurin EG, Wolfson B, Grayzel J. Extraglottic Devices for Emergency Airway Management in Adults. UpToDate; 2021.

Walls RM. Rosen Medicina de Emergência: Conceitos e Prática. 9. ed. Rio de Janeiro: Elsevier; 2019.

Brasil. Ministério da saúde. Inserção da máscara laríngea. Disponível em: https://www.gov.br/ebserh/pt-br/hospitais universitarios/regiao-sudeste/hu-ufjf/saude/vigilancia-em-saude-e-seguranca-do paciente/nqh-nucleo-de-qualidade-hospitalar/POP.UCG.013InserodeMscaraLarngea.pdf/view . Acesso e: 18 abr. 2021.

Martins HS, Velasco IT, Santos RA, Brandão Neto RA, Arnauld F. Medicina de Emergência: Revisão Rápida. 1. ed. Barueri, SP: Manole; 2017.

Lim JA, Jeong MY, Kim JH. Airway Management Using Laryngeal Mask Airway (LMA) in a Patient in a Lateral Decubitus Position: A Case Report. Medicine. 2019;98(51):e18287.

Scalabrini Neto A, Dias RD, Velasco ID. Procedimentos em Emergência. 2. ed. Barueri, SP: Manole; 2016.

Simon VL, Torp DK. Laryngeal Mask Airway. Florida: StatPears; 2020. Disponível em: https://www.ncbi.nlm.nih.gov/books/NBK482184/. Acesso em: 10 maio 2021.

Comittee on Trauma. ATLS: Advanced Life Trauma Support. 10. ed. Chicago: American College of Surgeons; 2018.

Verón J. Protocolo de Colocación de Tubo Laríngeo. Notas Enferm. 2020;20(36):46-56.

Junior JOCA , Wen CL, Posso IP, Vieira JE, Torres MLA, Carmona MJC et al. Manejo de Vias Aéreas. 1. ed. Barueri, SP: Manole; 2013.

Sood J, Sahai C, Sharma B. Extraglottic Airway Devices: Techonology Update. Med Devices (Auckl). 2017;10:189-205.

Ganti L. Atlas of Emergency Medicine Procedure. Orlando: Springer; 2016. Disponível em: https://www.springer.com/gp/book/9781493925063. Acesso em: 20 abr. 2021.

Richard S, Florian HS, Mutlak H, Schweigkofler U, Zacharowski K, Peter N, Byhahn C. Complications Associated with the Prehospital Use of Laryngeal Tubes – A Systematic Analysis of Risk Factors and Strategies for Prevention. Ressuscitation. 2014;85(11):1629-32.

Segal N, Yannopoulos D, Mahoney BD, Frascone RJ, Matsuura T, Cowles CG et al. Impairment of Carotid Artery Blood Flow by Supraglottic Airway Use in A Swine Model of Cardiac Arrest. Resuscitation. 2012;83(8):1025-30.

Velasco IT, Brandão Neto RA, Souza HP, Marino LO, Marchini JFL, Alencar JCG. Medicina de Emergência: Abordagem Prática. 14. ed. Barueri, SP: Manole; 2020.

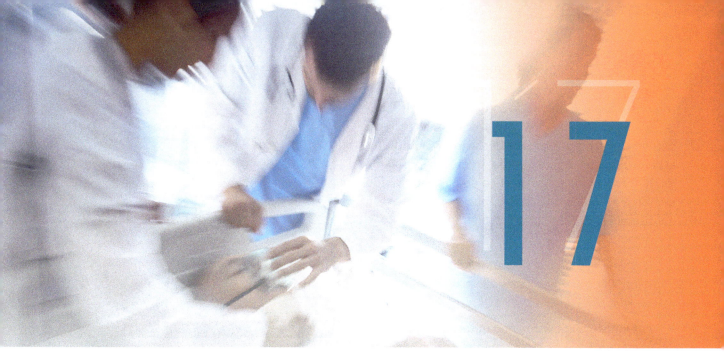

ULTRASSONOGRAFIA NA PCR

CAIO VIEIRA BARBOSA CARNEIRO | NILTON FREIRE DE ASSIS NETO

Com o passar dos anos e a evolução do atendimento aos pacientes, a ultrassonografia (USG) tem se mostrado uma poderosa ferramenta dentro e fora do Departamento de Emergência. Seu uso tem sido cada vez mais aplicado e difundido para as mais diferentes possibilidades, auxiliando as equipes de saúde a tomarem condutas, realizar diagnósticos e avaliar prognóstico dos pacientes à beira do leito, podendo ser feito de forma barata, segura, não invasiva e reprodutível em caso de dúvidas.

Por conta dessas características, seu uso tem sido endossado por diversas entidades como European Resuscitation Council (ERC), American Heart Association (AHA), American College of Emergency Physicians (ACEP) e Associação Brasileira de Medicina de Emergência (ABRAMEDE), que, além de reconhecerem sua importância, passaram a incluir em seus *guidelines* a USG no atendimento à parada cardiorrespiratória (PCR), uma vez que essa modalidade se mostrou capaz de sugerir diagnósticos de causas reversíveis de PCR por atividade elétrica sem pulso (AESP) e assistolia durante seu manejo.

A finalidade do instrumento durante o procedimento traz consigo vantagens únicas. Primeiramente, ter a capacidade de identificar possíveis alterações, naquele instante, que tragam malefício ao paciente e justifiquem o desfecho da PCR. Por ter essa habilidade, a intervenção frente ao problema identificado muda o prognóstico do paciente, sendo que uma abordagem assertiva, que varia em função da alteração desvendada, faz diferença durante o atendimento.

O exame ecocardiográfico à beira do leito na PCR pode ser útil no diagnóstico de algumas causas reversíveis de PCR:

- **Pneumotórax:** visto no ultrassom pulmonar como ausência de deslizamento da linha pleural (linha hiperecoica superior, posicionada entre as costelas), ausência de movimentação abaixo da linha pleural (sinal do código de barras no modo M – Figura 17.1), ausência de linhas B, predomínio de linhas A e visualização do ponto pulmonar (ponto de descolamento de pleura visceral e parietal).

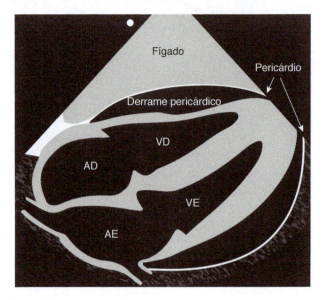

Figura 17.2 Visão esquemática da janela subxifoide com derrame pericárdico.
AD: átrio direito; AE: átrio esquerdo; VD: ventrículo direito; VE: ventrículo esquerdo.
Fonte: Acervo pessoal dos autores.

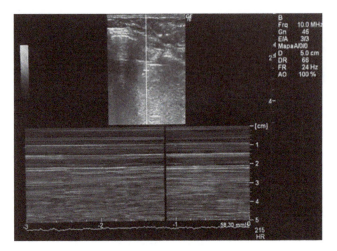

Figura 17.1 Sinal do código de barras em paciente com pneumotórax.
Fonte: Acervo pessoal dos autores.

- **Tamponamento cardíaco:** presença de líquido anecoico circundando a área cardíaca, colapso diastólico do ventrículo direito, colapso sistólico do átrio direito (Figuras 17.2 e 17.3).

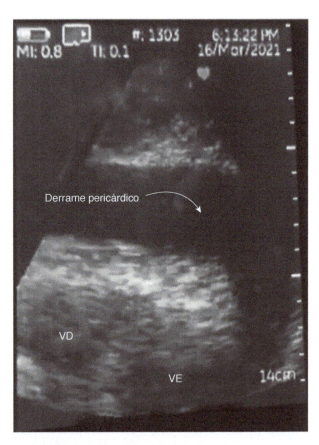

Figura 17.3 Ultrassom em janela subxifoide com derrame pericárdico.
VD: ventrículo direito; VE: ventrículo esquerdo
Fonte: Acervo pessoal dos autores.

- **Hipovolemia:** redução do diâmetro da VCI inferior a 2 cm associado a colabamento superior a 50% durante o ciclo ventilatório, hipercinesia de ventrículo esquerdo e FAST positivo.

- **Embolia pulmonar:** dilatação de ventrículo direito associado ao colapso do ventrículo esquerdo. Na parada cardíaca, esses achados podem ser encontrados mesmo na ausência de TEP por conta da diminuição do débito cardíaco e o relativo retorno venoso criado pelas compressões torácicas.

Quadro 17.1 Principais causas reversíveis de AESP e seus achados ultrassonográficos na janela subxifoides.

Pneumotórax	Ausência de deslizamento pleural durante a ventilação e/ou presença do ponto pulmonar.
Tamponamento cardíaco	Presença de líquido anecoico entre o coração e o pericárdio (linha hiperecogênica próxima ao fígado na janela subxifoide) e ventrículo esquerdo hiperdinâmico.
Tromboembolia pulmonar	Ventrículo direito maior que ventrículo esquerdo.
Hipovolemia	Diminuição do diâmetro da VCI e FAST positivo.

AESP: atividade elétrica sem pulso; VE: ventrículo esquerdo; VCI: veia cava inferior.

Fonte: Acervo pessoal dos autores.

Muito se chama atenção sobre algumas particularidades da abordagem a seu uso durante a PCR, como estar associado ao prolongamento de tempo nas pausas de checagem de ritmo e atraso na retomada das compressões. Para que não seja fator impeditivo na qualidade do atendimento e ressuscitações, buscou-se criar uma avaliação sistematizada na tentativa de identificar as causas reversíveis, para a realização desse exame durante o atendimento avançado à PCR. Ao longo dos anos, esses protocolos de atendimento foram amadurecidos. A ideia da construção do protocolo é exatamente para poder dar suporte ao atendimento e minimizar a interrupção da ressuscitação e, para isso, temos dois grandes protocolos, o Sonography in Hypotension and Cardiac Arrest (SHoC) e Cardiac Arrest Sonographic Assessment (CASA).

Indicações para uso de USG na PCR

1) Identificação de causas reversíveis de PCR em ritmos de assistolia e AESP.

2) Diferenciação de AESP e pseudo-AESP.

3) Realização de procedimentos guiados por USG que justifiquem a causa da PCR vigente.

4) Realização de procedimentos durante o atendimento, como obtenção de acessos vasculares.

5) Avaliação hemodinâmica no pós-PCR.

Limitações do uso de USG na PCR

1) Incapaz de realizar avaliação prognóstica para determinar interrupção das manobras de ressuscitação sem outros dados clínicos.

2) Difícil visualização durante as compressões torácicas.

3) Dilatação das câmaras direitas durante a PCR pode mimetizar os achados cardíacos de um tromboembolismo pulmonar (TEP).

4) Possibilidade de aumento na duração das pausas das compressões (> 10 segundos).

Materiais e equipamentos

1) Aparelho de ultrassom.

2) Gel para ultrassom.

3) Transdutor de baixa frequência (preferível transdutor setorial).

Passo a passo do procedimento

No contexto de PCR, a escolha do transdutor, do posicionamento da equipe e a escolha da janela ultrassonográfica a ser executada pode facilmente interferir nas manobras de ressuscitação, para minimizar essa interferência e maximizar a eficácia técnica da aquisição das imagens.

Escolha do transdutor

Durante a checagem de ritmo, o transdutor de escolha deve ser priorizado com um transdutor de baixa frequência e com a menor área de contato com a pele, idealmente um transdutor setorial, porém um transdutor curvilíneo pode ser utilizado. Para a avaliação torácica durante a realização das compressões, o transdutor de escolha será o linear, facilitando a avaliação da presença de um pneumotórax por conta de sua alta frequência e nitidez de estruturas mais superficiais. Os transdutores mais utilizados para a avaliação durante a parada cardíaca são apresentados na Figura 17.6.

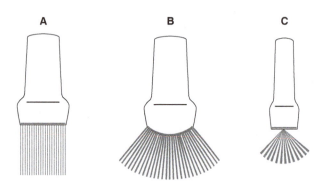

Figura 17.4 Os transdutores mais utilizados para a avaliação durante a parada cardíaca. Da esquerda para a direita os transdutores, (A) linear, (B) curvilíneo e (C) setorial.

Fonte: Acervo pessoal dos autores.

Posicionamento da equipe

Para a realização da ultrassonografia na PCR, idealmente deverá haver um membro da equipe dedicado ao uso dessa modalidade, de modo que ele possa, de forma independente, realizar o exame, interpretar as imagens e reportar seus achados ao líder do time. Para tal, ele deve se posicionar à direita do paciente ao lado do membro responsável pelas compressões torácicas, de modo que tenha fácil acesso a janelas, cardíacas, abdominais, pulmonares e vasculares sem interferir nas manobras de ressuscitação.

Aquisição das imagens

A aquisição da imagem ecocardiográfica na PCR se baseia no uso de duas principais janelas: janela subxifoide e apical de quatro câmaras. Essas janelas são preferíveis sobre as demais por conta de seu fácil acesso durante as manobras de ressuscitação e a não interferência durante as manobras de ressuscitação, tanto pela posição do transdutor quanto pela presença do gel condutor. Para a realização da janela subxifoide, o transdutor deve ser posicionado imediatamente abaixo do processo xifoide em uma angulação de aproximadamente 15° com a pele e apontado para o ombro esquerdo do paciente (Figura 17.7). Nessa mesma janela, é possível fazer a avaliação do calibre da veia cava inferior, posicionando o transdutor perpendicularmente ao abdome e rotacionando-o para aquisição da imagem em eixo-longo.

Independentemente da janela, durante a realização das manobras de ressuscitação é importante que o responsável pela avaliação ultrassonográfica posicione o transdutor na janela desejada antes da interrupção das compressões cardíacas para otimização do tempo de checagem, além de que essa avaliação não deve retardar o retorno das compressões.

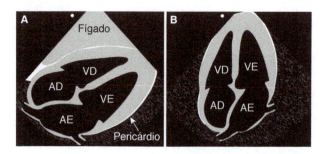

Figura 17.5 Visão esquemática das janelas normais. (A) Janela subxifoide. (B) Janela apical de quatro câmaras. (AD) Átrio direito. (AE) Átrio esquerdo. (VD) Ventrículo direito. (VE) Ventrículo esquerdo.

Fonte: Acervo pessoal dos autores.

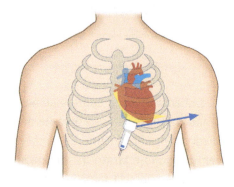

Figura 17.6 Posicionamento do transdutor para a janela subxifóide.

Fonte: Acervo pessoal dos autores.

Protocolos

Ultrassonografia em hipotensão e parada cardíaca

Desenvolvido a partir de um consenso internacional pelo Ultrasound Special Interest Group (USIG), da International Federation for Emergency Medicine (IFEM), o protocolo Sonography in Hypotension and Cardiac

Arrest (SHoC) – em português, ultrassonografia em hipotensão e parada cardíaca – foi proposto e criado para ser mundialmente implementado como uma ferramenta para estabelecer o manejo inicial de um paciente com choque sem causa identificada ou uma PCR.

Sua proposta consiste em fazer uma avaliação sequencial a partir de uma sequência chamada "4 Fs", em que será avaliado: fluido, forma, função e enchimento (do inglês, *filling*). Durante o atendimento da parada cardiorrespiratória, essas esferas serão avaliadas em três momentos distintos, a fim de minimizar a interrupção durante as compressões torácicas, buscando ser feita no momento da checagem de ritmo e respeitando o tempo de no máximo 10 segundos (ver Figura 17.9).

Essas três etapas recebem nomes correspondentes aos seus passos de avaliação (avaliação central, suplementar e adicional), em que cada uma abordará territórios específicos.

Antes de seguirmos, é importante lembrar que a avaliação central deverá ser feita em todo e qualquer atendimento a PCR no qual o ultrassom será usado, já as avaliações suplementares e adicionais só serão realizadas se houver indicação e em função da condição que o paciente se apresente.

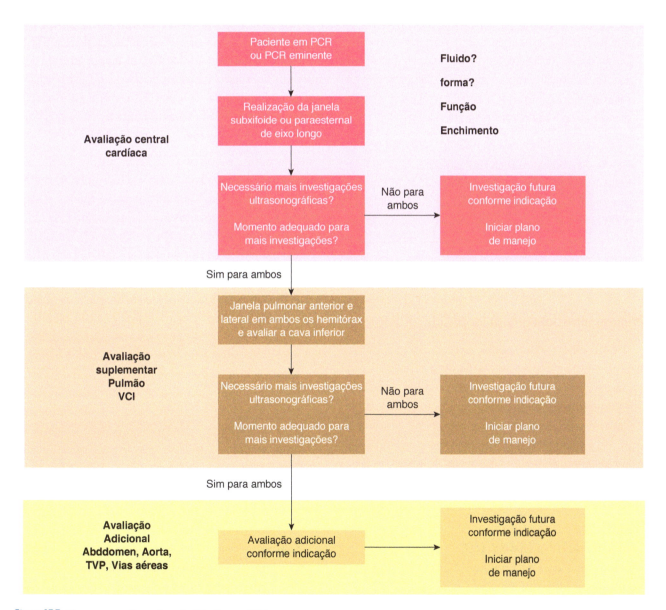

Figura 17.7 Fluxograma do protocolo SHoC para PCR.
PCR: parada cardiorrespiratória; VCI: veia cava inferior; TVP: trombose venosa profunda.
Fonte: Adaptada de Atkinson *et al.*, 2017.

- **Avaliação central:** abordando a área cardíaca, sua avaliação é feita por meio da janela subxifoide ou paraesternal de eixo longo. A função dessa avaliação consiste na busca de sinais de presença de fluido (derrame pericárdico), forma (aumento ou diminuição de câmaras cardíacas, que podem sugerir afecções como embolia pulmonar na dilatação de câmaras direitas e alta contratilidade que sugerem hipovolemia) e função (atividade ventricular e valvar).

- **Avaliação suplementar:** examinando a área pulmonar, sua avaliação consiste na abordagem bilateral dos pulmões a fim de excluir pneumotórax (ausência de deslizamento pleural), derrame pleural, síndromes intersticiais (presença de linhas B) e posicionamento da cânula endotraqueal, uma vez que mal posicionamento refletirá em um deslizamento pleural ausente. Durante essa avaliação, também é possível fazer avaliações de enchimento ao avaliar o diâmetro da veia cava inferior, em que VCI túrgidas seja um achado comum na parada cardiorrespiratória.

- **Avaliação adicional:** sua abordagem será feita dependendo do contexto clínico em questão, devendo ser avaliadas circunstâncias específicas focando em quatro janelas principais. Se a suspeita for perda de fluidos no peritônio, o território avaliado será o abdomino-pélvico; a fim de excluir aneurisma de aorta, o território será o aórtico; se a suspeita for de trombose venosa profunda proximal, o território avaliado será o inguinal.

Avaliação ultrassonográfica na parada cardíaca

O protocolo CASA (Cardiac Arrest Sonography Assesment) – em português, avaliação ultrassonográfica na parada cardíaca – foi elaborado para uma sistematização rápida, simples e eficiente, focado em um objetivo a cada avaliação. Seu objetivo é reduzir ao máximo o tempo de interrupção das compressões durante a avaliação ultrassonográfica das causas de PCR.

Essa avaliação é alicerçada em três pilares: derrame pericárdico, avaliação do ventrículo direito e atividade cardíaca. Sabemos que o tamponamento cardíaco e o tromboembolismo pulmonar (TEP) são causas reversíveis de PCR e a presença ou ausência de atividade cardíaca fornece informações sobre o prognóstico. Utilizando essa ferramenta, você consegue incorporar mais um auxiliar no seu atendimento sem interferir nas compressões cardíacas de alta qualidade

A avaliação é realizada no tempo máximo de 10 segundos, ou seja, no momento da checagem do ritmo no atendimento, você utiliza o probe setorial/cardíaco e faz a avaliação. Inclusive, você tem a possibilidade de gravar e assistir às imagens após o atendimento, seja para pacientes que obtiveram retorno da circulação espontânea (RCE), seja para *feedback* após o atendimento.

O local para o exame é na janela subxifoide. Existe uma explicação para isso: as compressões cardíacas tornam o tórax anterior de difícil acesso. Se você optar pelo eixo longo não estará errado, porém o problema dessa região é que você precisaria higienizar o local e essa higienização não se torna adequada e interfere nas manobras de RCP.

Além de tudo isso, você ainda pode ter mais uma ferramenta na mão que é a avaliação do eFAST. Na avaliação pulmonar, é possível avaliar a presença de pneumotórax, em que a ausência do deslizamento do pulmão e a ausência de linhas B sugerem a presença de pneumotórax. O FAST entra no contexto da avaliação de líquido livre na cavidade.

Diferente de outros protocolos, aqui a veia cava inferior não será avaliada, uma vez que durante o atendimento pode existir a administração de fluidos, e esperamos que a cava seja distendida na maioria das PCRs porque há um fluxo limitado. A Figura 17.9 mostra de forma resumida o fluxograma a ser seguido para execução do protocolo CASA.

- **Primeira pausa/avaliação:** nessa etapa, o objetivo é descartar o derrame pericárdico. Antes da primeira pausa das compressões para avaliação, o ultrassonografista deverá posicionar o transdutor na janela subxifoide (idealmente setorial, aceitável o transdutor curvilinear) para quando as compressões forem interrompidas o avaliador realizar a melhor visualização possível e focar na identificação de sinais de tamponamento cardíaco, por meio da presença de líquido anecoico intrapericárdico. Caso seja identificado, a punção deverá ser realizada, lembrando que todo e qualquer procedimento será realizado em função da clínica e do achado na avaliação.

- **Segunda pausa/avaliação:** nessa etapa, o objetivo é descartar o tromboembolismo pulmonar e o probe será mantido na região da etapa anterior. Será realizada busca por algumas alterações como baixa contratilidade do ventrículo direito e a relação ventrículo direito maior que o ventrículo esquerdo, denotando a busca pela dilatação ventricular direita. Entretanto, a presença isolada desse último achado não deve ser tratada como TEP, uma vez que a diminuição do débito cardíaco e a infusão contínua de fluidos podem cursar com dilatação do VD devendo ser correlacionado com a clínica do paciente antes do evento. No entanto, existe um achado que torna o diagnóstico de TEP altamente sugestivo, que é a visualização de trombos intracardíacos em câmaras à direita. Na presença de sinais sugestivos de TEP, se houver indicação, a trombólise deverá ser realizada, lembrando que todo e qualquer procedimento será realizado em função da clínica e do achado na avaliação.

- **Terceira pausa/avaliação:** nessa etapa, o objetivo é avaliar a atividade elétrica do coração, na qual a baixa atividade cardíaca se correlaciona com mau prognóstico do paciente, ou seja, existe baixa chance de RCE.

Existe, ainda, a ferramenta eFAST para avaliar a presença de pneumotórax. Por meio dela, será identificada ausência do deslizamento da pleura e a depender do modelo do ultrassom; também será possível visualizar o sinal de código de barras no modo M.

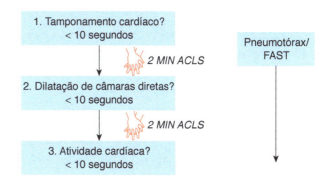

Figura 17.8 Fluxograma do protocolo CASA.
Fonte: Adaptada de Gardner et al. (2018).

Bibliografia recomendada

Moore CL, Copel JA. Point-of-care Ultrasonography. N Engl J Med. 2011;364(8):749-57.

Ultrasound Guidelines: Emergency, Point-of-care and Clinical Ultrasound Guidelines in Medicine. Ann Emerg Med. 2017;69(5):e27-54.

Lentz B, Fong T, Rhyne R, Risko N. A Systematic Review of the Cost-Effectiveness of Ultrasound in Emergency Care Settings. Ultrasound J. 2021;13(1):16.

Panchal AR, Bartos JA, Cabañas JG, Donnino MW, Drennan IR, Hirsch KG et al. Part 3: Adult Basic and Advanced Life Support: 2020 American Heart Association Guidelines for Cardiopulmonary Resuscitation and Emergency Cardiovascular Care. Circulation. 2020;142(16 Suppl 2):S366-468.

Soar J, Böttiger BW, Carli P, Couper K, Deakin CD, Djärv T et al. European Resuscitation Council Guidelines 2021: Adult Advanced Life Support. Resuscitation. 2021;161:115-51.

Wu C, Zheng Z, Jiang L, Gao Y, Xu J, Jin X et al. The Predictive Value of Bedside Ultrasound to Restore Spontaneous Circulation in Patients with Pulseless Electrical Activity: A Systematic Review and Meta-Analysis. PloS One. 2018;13(1):e0191636.

Alrajhi K, Woo MY, Vaillancourt C. Test Characteristics of Ultrasonography for the Detection of Pneumothorax. Chest. 2012;141(3):703-8.

Alerhand S, Carter JM. What Echocardiographic Findings Suggest a Pericardial Effusion is Causing Tamponade? Am J Emerg Med. 2019;37(2):321-6.

Perera P, Mailhot T, Riley D, Mandavia D. The RUSH Exam: Rapid Ultrasound in SHock in the Evaluation of the Critically Ill. Emerg Med Clin North Am. 2010;28(1):29-56.

Blanco P, Volpicelli G. Common Pitfalls in Point-of-care Ultrasound: A Practical Guide for Emergency and Critical Care Physicians. Crit Ultrasound J. 2016;8(1):15.

Aagaard R, Granfeldt A, Bøtker MT, Mygind-Klausen T, Kirkegaard H, Løfgren B. The Right Ventricle Is Dilated During Resuscitation from Cardiac Arrest Caused by Hypovolemia: A Porcine Ultrasound Study. Crit Care Med. 2017;45(9):e963-70.

Clattenburg EJ, Wroe P, Brown S, Gardner K, Losonczy L, Singh A et al. Point-of-care Ultrasound Use in Patients with Cardiac Arrest is Associated Prolonged Cardiopulmonary Resuscitation Pauses: A Prospective Cohort Study. Resuscitation. 2018;122:65-8.

Gardner KF, Clattenburg EJ, Wroe P, Singh A, Mantuani D, Nagdev A. The Cardiac Arrest Sonographic Assessment (CASA) Exam – A Standardized Approach to the Use of Ultrasound in PEA. Am J Emerg Med. 2018;36(4):729-31.

Clattenburg EJ, Wroe PC, Gardner K, Schultz C, Gelber J, Singh A et al. Implementation of the Cardiac Arrest Sonographic Assessment (CASA) Protocol for Patients with Cardiac Arrest is Associated with Shorter CPR Pulse Checks. Resuscitation. 2018;131:69-73.

Atkinson P, Bowra J, Milne J, Lewis D, Lambert M, Jarman B et al. International Federation for Emergency Medicine Consensus Statement: Sonography in Hypotension and Cardiac Arrest (SHoC): An International Consensus on the Use of Point-of-care Ultrasound for Undifferentiated Hypotension and During Cardiac Arrest. CJEM. 2017;19(6):459-70.

Hernandez C, Shuler K, Hannan H, Sonyika C, Likourezos A, Marshall J. C.A.U.S.E.: Cardiac Arrest Ultra-Sound Exam – A Better Approach to Managing Patients in Primary Non-Arrhythmogenic Cardiac Arrest. Resuscitation. 2008;76(2):198-206.

Smith DJ, Simard R, Chenkin J. Checking the Pulse in the 21st Century: Interobserver Reliability of Carotid Pulse Detection by Point-of-care Ultrasound. Am J Emerg Med. 2021;45:280-283.

Badra K, Coutin A, Simard R, Pinto R, Lee JS, Chenkin J. The POCUS pulse check: A Randomized Controlled Crossover Study Comparing Pulse Detection by Palpation Versus by Point-of-care Ultrasound. Resuscitation. 2019;139:17-23.

Long B, Alerhand S, Maliel K, Koyfman A. Echocardiography in Cardiac Arrest: An Emergency Medicine Review. Am J Emerg Med. 2018;36(3):488-93.

Soni NJ. Point-of-care Ultrasound. 2. ed. St. Louis, MO: Elsevier; 2019.

Malik SB, Chen N, Parker RA, Hsu JY. Transthoracic Echocardiography: Pitfalls and Limitations as Delineated at Cardiac CT and MR Imaging. RadioGraphics. 2017;37(2):383-406.

Accorsi T, Cardoso RG, Paixão MR, De Amicis K, Leão Júnior J. Uso do Ultrassom na Parada Cardiorrespiratória: Estado da Arte: Ultrassom na Parada Cardíaca. JBMEDE. 2021;1(2):e21015.

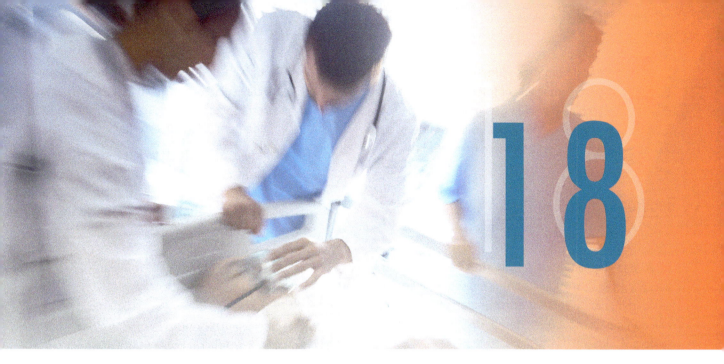

ACESSO VENOSO CENTRAL

PAULO CÉSAR MONTEIRO FLORÊNCIO | JOÃO VÍTOR PEIXOTO FROZI | NAGELE DE SOUSA LIMA

O acesso venoso central (AVC) é um procedimento imprescindível e muito corriqueiro no departamento de emergência. A canulação venosa central é definida pelo posicionamento de um dispositivo adequado de acesso vascular, com o objetivo dessa inserção alcançar a veia cava superior (VCS), o átrio direito e a veia cava inferior (VCI), apesar do sítio de introdução.

Os principais locais de inserção dos cateteres venosos centrais (CVC) são a veia jugular interna (VJI), veia subclávia (VSC) e a veia femoral comum (VFC). Esses cateteres podem ser classificados pelo tempo de permanência (curta, média ou longa duração), tipo de inserção (central ou periférica) e número de lúmens.

A seleção do sítio de punção, da técnica a ser aplicada e do cateter a ser utilizado devem-se fundamentar na condição clínica e anatomia do paciente, experiência do profissional que executará o procedimento e indicação e riscos relacionados à punção.

Por se tratar de um procedimento cirúrgico, o AVC requer uma paramentação completa. O método mais utilizado é a técnica de Seldinger, manuseada pelo fio-guia, por apresentar menores possibilidades de complicações e aumento da praticidade e hemostasia.

Reparos anatômicos

Veia jugular interna

A veia jugular interna (VJI) situa-se anterolateralmente à artéria carótida interna e em seu segmento distal no triângulo de Sedillot estruturado entre a clavícula e as porções clavicular e esternal do músculo esternocleidomastoideo (ECM) (Figura 18.1).

Passo a passo para punção da VJI

1) Reconheça o traçado que direciona do processo mastoide até a introdução esternal do músculo ECM.
2) Identifique o ápice do triângulo de Sedillot.
3) Palpe a pulsação da artéria carótida.
4) Para prevenir a punção acidental, identifique a posição da veia jugular externa por inspeção e/ou palpação.
5) A VJI pode ser puncionada por via anterior, central ou posterior:

   a) Disponha a agulha ao longo da borda medial do músculo ECM (abordagem anterior), afastando-se da clavícula, 2 a 3 dedos acima, para prevenir dano pleural, com angulação de 30° a 45° e norteada para o mamilo ipsilateral;
   b) Disponha a agulha na borda posterior da porção clavicular do músculo ECM (abordagem posterior), com angulação de entrada de 45°, dirigida para a fúrcula esternal;
   c) Disponha a agulha no ápice do triângulo formado pelas cabeças do músculo ECM e da clavícula (abordagem central), em angulação de 30°, e mire em referência ao mamilo ipsilateral.

Veia subclávia

A veia subclávia (VSC) situa-se mais inferior e anterior em relação à artéria subclávia (ASC), afastada dessa pelo músculo escaleno anterior (MEA). A VSC pode ser atingida por via supraclavicular ou infraclavicular, sendo mais frequente essa última.

Passo a passo para punção da VSC

1) Reconheça e demarque a linha coracoclavicular (traçado que se dirige da borda superior da cabeça medial da clavícula [M] à borda inferior do processo coracoide [C]).
2) Delimite a linha infraclavicular.
3) Identifique o ponto de intersecção da linha coracoclavicular com a linha infraclavicular e marque outro ponto de uma polpa digital externa da intersecção.

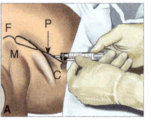
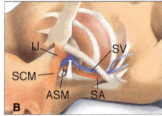

Figura 18.2 A) Punção da VSC por via infraclavicular. P: ponto indicado para a punção localiza-se cerca de 1,5 cm lateral ao cruzamento da linha coracoclavicular e a do bordo inferior da clavícula; C: bordo inferior do processo coracoide; M: bordo superior da cabeça medial da clavícula; F: fúrcula esternal.
B) Abordagem supraclavicular subclávia. VJI: veia jugular interna; VSC (SV): veia subclávia; ASC (SA): artéria subclávia; MEA (ASM): músculo escaleno anterior; ECM (SCM): músculo esternocleidomastoideo.

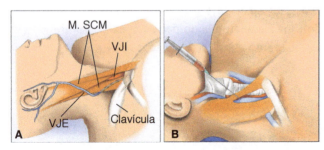

Figura 18.1 A) Anatomia das veias jugular interna (VJI) e externa (VJE). B) Abordagem central para a veia jugular interna.

Fonte: Acervo pessoal dos autores.

Fonte: Acervo pessoal dos autores.

4) A VSC encontra-se paralela à linha coracoclavicular, por baixo da clavícula, medial ao ponto hemiclavicular.

5) Disponha a agulha no terço da clavícula, com agulha horizontal, paralela à clavícula, com leve angulação em relação à pele, dirigida para o manúbrio.

Veia femoral comum

A veia femoral comum (VFC) situa-se no triângulo de Scarpa, estruturado pelo ligamento inguinal, o músculo sartório e o músculo adutor longo da coxa. Ela está posicionada medial à artéria femoral comum e deve ser puncionada distalmente ao ligamento inguinal.

Passo a passo para punção da VFC

1) Identifique o ligamento inguinal.
2) Palpe a artéria femoral abaixo do ligamento inguinal.
3) Puncione alguns centímetros distal ao ligamento, medialmente à artéria, com angulação de entrada de 45° em relação à pele, em direção da veia cava (sentido cranial).

Vantagens e desvantagens

Quadro 18.1 Vantagens e desvantagens com relação a cada sítio de punção.

Sítio	Vantagens	Desvantagens
VJI	1. Risco reduzido de complicações graves (pneumotórax) em relação à VSC. 2. Durante ressuscitação cardiorrespiratória (RCP), a VJI pode ser canulada por executor treinado. 3. Punção possível em discrasias sanguíneas de moderada gravidade; 4. Bons marcos externos e maior sucesso com ultrassonografia. 5. Raro mau posicionamento do cateter.	1. Pacientes obesos e/ou com pescoço curto apresentam maior dificuldade. 2. Fixação reduzida da anatomia da VJI. 3. Tendência de colabamento da VJI na hipovolemia. 4. Alta mobilidade do sítio de inserção. 5. Maior risco de infecção e trombose em relação à VSC.
VSC	1. Reparos anatômicos fixos. 2. Não há colabamento em estado de choque hipovolêmico,.. 3. Local sem mobilidade. 4. Associado a menor risco de infecção.	1. Risco de complicações graves (pneumotórax e hemotórax). 2. Sítio de punção não é compressível manualmente. 3. Requer alto grau de prática em punções venosas centrais. 4. Não deve ser tentado em crianças com menos de 2 anos.
VFC	1. Local de punção compressivo, preferido em caso de coagulopatia. 2. Sítio de acesso cirúrgico fácil. 3. Facilidade maior de posicionamento, útil em RCP e paciente não colaborativo.	1. Sítio móvel, úmido e com potencial de contaminação. 2. Maior índice de trombose venosa profunda (TVP) e maior risco de infecção. 3. Necessidade de cateteres mais longos.

VJI: veia jugular interna; VSC: veia subclávia; VFC: veia femoral comum.

Fonte: Acervo pessoal dos autores.

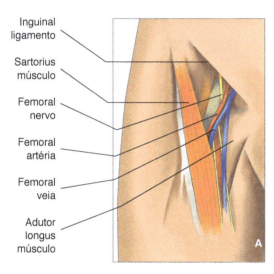
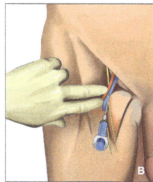

Figura 18.3 A) Anatomia da veia femoral e triângulo femoral: ligamento inguinal superiormente, músculo sartório lateralmente e músculo adutor longo medialmente. B) Abordagem femoral.

Fonte: Acervo pessoal dos autores.

Indicações do procedimento

São indicações do AVC.

- Uso de fármacos cáusticos, hiperosmolares ou vasoconstritores;
- Uso de medicamentos com potencial de causar flebite;
- Reanimação de grande volume/fluxo;
- Infusão rápida de fluidos ou sangue no trauma ou cirurgia;
- Necessidade de nutrição parenteral prolongada;
- Quimioterapia;
- Amostragem repetitiva de sangue;
- Realização de hemodiálise ou aféreses;
- Passagem de marca-passo transvenoso;
- Cateterização da artéria pulmonar;
- Realização de monitorização hemodinâmica invasiva e avançado;
- Realização de procedimentos radiológicos;
- Preparo pré-cirúrgico de pacientes de alto risco e/ou cirurgia de alta complexidade;
- Acesso venoso em paciente com impossibilidade de acesso periférico.

Contraindicações do procedimento

- São contraindicações gerais:
- Infecção ou queimaduras no sítio de punção;
- Deformação das referências anatômicas por trauma ou anomalias congênitas;
- Coagulopatias (anticoagulação e terapia trombolítica);
- Condições patológicas (p. ex., síndrome da veia cava superior);
- Trombose venosa atual no vaso alvo;
- Lesão pregressa no local de colocação;
- Obesidade mórbida;
- Pacientes não cooperativos;

Quadro 18.2 Contraindicações relacionada à particularidade de cada sítio de punção.

Sítio de inserção	Contraindicações
VJI	1. Discrasias sanguíneas graves.
	2. Anticoagulação terapêutica.
	3. Endarterectomia de carótida ipsilateral.
	4. Tumores cervicais.
	5. Tumores com acometimento intravascular para o átrio direito.
VSC	1. Discrasias sanguíneas de qualquer grau de gravidade.
	2. Uso de anticoagulantes.
	3. Pacientes com doença pulmonar obstrutiva crônica e/ou enfisema.
	4. Trauma de clavícula ou cirurgias prévias no sítio.
	5. Deformidades torácicas abundantes;.
	6. Durante a execução de manobras de RCP.
VFC	1. Discrasias sanguíneas graves.
	2. Uso de anticoagulantes.
	3. Infecção local no sítio.

VJI: veia jugular interna; VSC: veia subclávia; VFC: veia femoral comum.

Fonte: Acervo pessoal dos autores.

Complicações

As complicações dos cateteres venosos centrais diferenciam em incidência (0,3% a 10%) conforme o local de inserção (Quadro 18.3), aspectos relativos ao paciente e à experiência do profissional. E podem ser:

- Infecções;
- Embolia gasosa;
- Trombose venosa;
- Punção inadvertida de artéria;
- Pseudoaneurisma;
- Perfuração vascular e cardíaca;
- Arritmias cardíacas;
- Lesões de nervos, traqueia ou esôfago;
- Hematoma;
- Sangramento;
- Ruptura parcial ou completa do dispositivo;

- Colocação incorreta do cateter;
- Oclusão do cateter;
- Fístulas arteriovenosas;
- Hemotórax, quilotórax e/ou pneumotórax.

São complicações tardias: as infecções de corrente sanguínea relacionadas a cateter, trombose venosa, tromboflebite e embolia pulmonar.

Quadro 18.3 Complicações relacionada à cada sítio de punção.

Sítio de inserção	Taxa média de complicações	Complicações
VJI	6,3–11,8%	1. Punções arteriais (6,3–9,4%)
		2. Hematomas (0,1–2,2%)
		3. Infecção (8,6%)
		4. Trombose (1,2–3,0%)
		5. Pneumotórax (0,1–0,2%)
		6. Lesão de traqueia e/ou nervo laríngeo recorrente
		7. Embolia pulmonar
		8. Mal posicionamento ou lesão cardíaca pelo cateter
VSC	6,2–10,7%	1. Pneumotórax (1,5–3,1%)
		2. Hemotórax (0,4–0,6%)
		3. Punção acidental de artéria subclávia (31,0–4,9%)
		4. Hematomas e sangramentos (1,2–2,1%)
		5. Infecção (4,0%)
		6. Trombose (0–13,0%)
		7. Quilotórax (nas punções do lado esquerdo)
		8. Posicionamento incorreto do cateter ou lesão cardíaca
VFC	12,8–19,4%	1. Punções arteriais (9,0–15%)
		2. Hematomas (3,8–4,4%)
		3. Trombose (8–34%)
		4. Infecção (15,3%)

VJI: veia jugular interna; VSC: veia subclávia; VFC: veia femoral comum.
Fonte: Acervo pessoal dos autores.

Materiais e equipamentos

1) Material para limpeza e antissepsia local: gaze, pinças para assepsia, solução degermante e alcoólica (à base de clorexidina);
2) Equipamentos de proteção individual (gorro, máscara, óculos de proteção, luvas e aventais estéreis);
3) Campos cirúrgicos estéreis;
4) Anestésico local com lidocaína a 2% sem vasoconstritor;
5) Gazes, agulhas e seringas estéreis;
6) *Kit* de cateter venoso central (Figura 18.4): cateter venoso central (mono, duplo ou triplo lúmen), fio-guia metálico com extremidade em "J", seringa, agulha de punção (18 G de 8 cm); dilatador rígido do CVC correspondente, bisturi e peças para fixação (borboletas);
7) Material cirúrgico para fixação (porta-agulha, pinças e tesouras);
8) Fios de sutura (náilon 3.0 ou 4.0) para fixação;
9) Esparadrapos comuns, hipoalérgicos e cirúrgicos ou fixador de acesso;
10) Soro fisiológico para salinização do acesso;
11) Caixa para descarte de materiais perfurocortantes;
12) Se possível, aparelho de ultrassonografia com transdutor linear de alta frequência.
13) Se ultrassom presente: plástico estéril para transdutor.

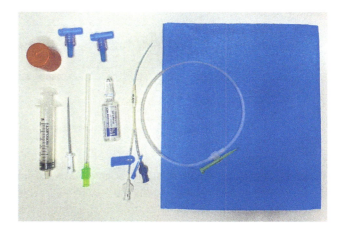

Figura 18.4 Equipamento típico de cateterismo venoso central (cortesia de Thiago Queiroz).
Fonte: Acervo pessoal dos autores.

Posicionamento

O posicionamento do paciente deve seguir apropriado a cada local de punção (Quadro 18.4),; da mesma maneira, o reconhecimento visual e tátil dos reparos anatômicos potencializa as possibilidades de êxito.

Nos acessos venosos centrais de punção das VJI ou VSC, dá-se predileção para o lado direito do paciente, considerando o declínio da cúpula pleural, o que reduz o risco de pneumotórax (principalmente na punção de VSC), considerando o caminho até o átrio direito ser mais retilíneo e o ducto torácico desembocar na VSC à esquerda. Ainda, nessas punções, é indicada a colocação do paciente em posição de Trendelenburg (Figura 18.5), viabilizando o ingurgitamento do vaso, favorecendo a punção e prevenindo o risco de embolia no procedimento.

Quadro 18.4 Posicionamento do paciente e do médico relacionado à cada sítio de punção

Sítio de inserção	Posicionamento
VJI	- Paciente em decúbito dorsal, em Trendelenburg. - Cabeça rotacionada para o lado contralateral ao lado da punção. - Posiciona um coxim na região interescapular. - Médico se posiciona atrás da cabeça do paciente, ipsilateral ao lado da punção.
VSC	- Paciente em decúbito dorsal, em Trendelenburg. - Médico se posiciona lateralmente à cabeça do paciente, ipsilateral ao lado da punção.
VFC	- Paciente em decúbito dorsal, com o membro inferior ipsilateral com leve rotação externa. - Médico se posiciona lateralmente ao paciente, ipsilateral ao lado da punção.

VJI: veia jugular interna; VSC: veia subclávia; VFC: veia femoral comum.

Fonte: Acervo pessoal dos autores.

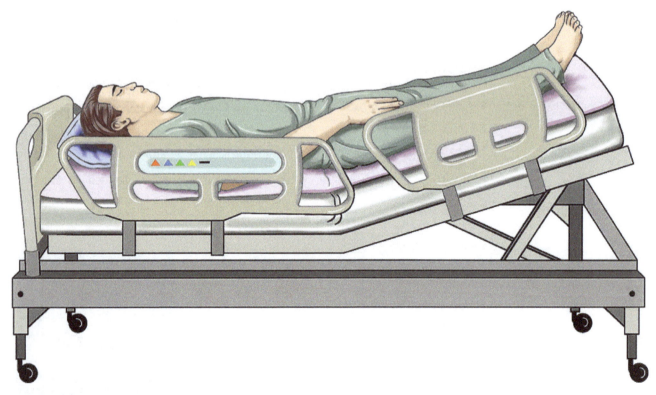

Figura 18.5 Posição de Trendelenburg. O paciente é disposto em posição supina e toda a mesa de operação é levemente inclinada para que a cabeça fique alguns graus mais baixa que os membros inferiores.

Fonte: Acervo pessoal dos autores.

Técnica do procedimento

Independentemente do sítio de punção, é valioso que o operador se prepare, identificando o paciente, explicando a ele (se consciente) e/ou ao responsável legal todo o seguimento do procedimento e que obtenha seu consentimento. Da mesma forma, toda punção intravascular é considerada um ato cirúrgico, devendo ser adotado as medidas de assepsia e antissepsia.

Todos os pacientes devem ser monitorizados durante a realização do cateterismo venoso com a avaliação do ritmo cardíaco contínuo e da oximetria de pulso. O oxigênio suplementar precisa estar à disposição, caso seja necessária sua administração.

Conhecendo essas informações, é possível prosseguir para a técnica do procedimento:

1) Preparação do paciente;
2) Posicionamento do paciente com base no sítio de punção;
3) Paramentação para procedimento;
4) Fazer limpeza do sítio de punção com solução degermante;
5) Escovar as mãos por pelo menos 5 minutos com solução degermante;
6) Colocar paramentação estéril;
7) Fazer limpeza do sítio de punção com solução alcoólica utilizando gazes e pinças para assepsia;
8) Posicionar campos estéreis, expondo apenas o sítio a ser puncionado;
9) Avaliar todo o material de punção;
10) Salinizar vias do acesso e testar todas as vias com solução salina estéril;
11) Aspirar anestésico local em uma seringa e conectar agulha de anestesia;
12) Realizar a punção, introduzir a agulha aspirando e injetar anestésico à medida que a agulha progredir no caminho a ser puncionado (injetar maior quantidade de anestésico);
13) Remover agulha de anestesia da pele;
14) Fazer punção com agulha e seringa de punção, introduzir agulha aspirando até refluxo de sangue;
15) Desconectar seringa da agulha, tampar rapidamente o canhão da agulha com o dedo e introduzir fio-guia através do lúmen da agulha, seguindo a técnica de Seldinger;
16) Após incorporar o fio-guia, remover a agulha. Cuidado para não soltar o fio-guia em nenhum estágio do procedimento;
17) Com o fio-guia posicionado, fazer uma pequena incisão (± 3 mm de extensão), com uma lâmina de bisturi, junto à sua entrada na pele, para facilitar a passagem do dilatador venoso;
18) Introduzir o dilatador pelo fio-guia e após introduzir todo ele através da pele;
19) Remover o dilatador;
20) Comprimir o orifício de entrada na pele para prevenir sangramentos;
21) Colocar o cateter venoso através do fio-guia até que saia por uma das vias do acesso (a depender do tipo de cateter);
22) Com o fio-guia em mãos, introduzir o cateter simultaneamente à retirada do fio-guia;
23) Com uma seringa com solução salina, avaliar o refluxo de sangue em todas as vias do acesso;
24) Realizar a fixação do cateter à pele utilizando as peças de fixação com pontos simples com fio de nylon. Dar ponto na pele passando por dentro do óstio das peças de fixação;
25) Fazer limpeza local e curativo;
26) Descartar materiais na caixa de perfurocortantes.

Acesse o vídeo com a demonstração do procedimento

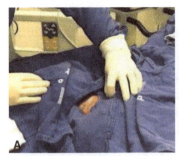
A Prepare a área realizando antissepsia do paciente e aplique os campos estéreis de forma ampla e campo fenestrado na área da punção.

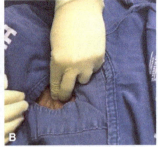
B Localize as estruturas anatômicas por palpação, identificando o ápice do triângulo de Sedillot.

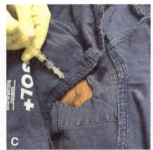
C Após anestesia dos tecidos, insira a seringa com a agulha lentamente e aplique pressão negativa no êmbolo.

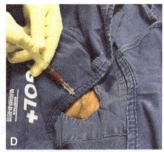
D Siga a trajetória da agulha até que a veia seja inserida e o sangue entre na seringa.

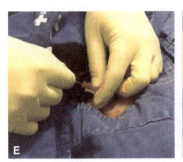
E Remova a seringa e avance o fio-guia pela agulha, seguindo a técnica de Seldinger. Sempre segure firme o fio-guia durante o procedimento.

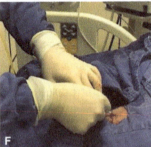
F Após incorporação do fio-guia, remova a agulha e faça uma incisão no local do fio na largura do cateter e estenda completamente por meio da derme.

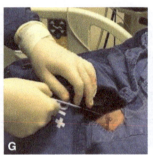
G Insira o dilatador sobre o fio-guia e avance-o vários centímetros no vaso e remova-o.

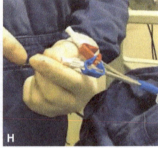
H Avance o cateter sobre o fio-guia e segure bem na extremidade do cateter à medida que é retirado o fio-guia até emergir da porta distal.

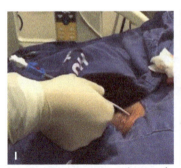
I Introduza o cateter por completo e após faça a remoção do fio-guia.

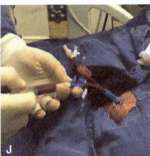
J Faça teste de fluxo e refluxo sanguíneo com uma seringa.

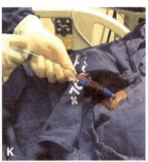
K Lave todas as portas com solução salina.

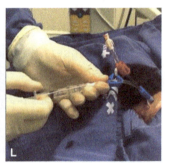
L Realize a heparinização de todas as vias do cateter com o objetivo de evitar trombose.

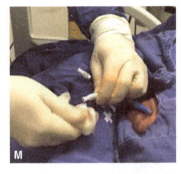
M Limpe bem as portas do cateter com solução alcoólica e tampe as extremidades com os protetores enroscando-os.

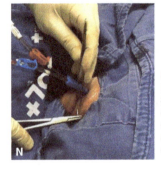
N Suture o cateter no lugar usando fio nylon 3.0, evite fazer nós que colocam pressão excessiva, após limpe ao redor e coloque curativo simples.

Figura 18.6 Técnica da cateterização venosa central por abordagem da VJI.
Fonte: Cortesia de Weber Tobias.

AVC guiado por ultrassom

O cateterismo venoso central guiado por ultrassonografia reduz a taxa de complicações, potencializa a taxa de êxito e minimiza o número de tentativas e tempo de realização. Tais evidências são mais representativas para as punções das VJI e VFC, se comparadas à punção da VSC e do acesso axilar.

Indicação e contraindicação

O acesso venoso central guiado por ultrassom está indicado a todos os pacientes que demandem essa intervenção, se existir disponibilidade do aparelho e equipe médica com experiência prévia.

Já as contraindicações são similares às do método guiado por referências e reparos anatômicos, no entanto, é necessária atenção aos seguintes casos:

1) Paciente com obesidade mórbida (interferência da composição da imagem na transmissão das ondas sonoras no tecido adiposo);
2) Diâmetro da secção transversa da veia for menor que 5 mm;
3) Inexistência de compressibilidade: sinal de trombose (independentemente da visualização de trombo – material hiperecogênico no vaso).

Técnica do procedimento

Inicialmente, o aparelho precisa estar configurado (*present*) no modo vascular. O transdutor de alta frequência para acesso vascular é o linear; por meio dele é possível obter uma resolução adequada dos tecidos superficiais e vasos, diferenciando-os.

Os vasos são visualizados como estruturas anecoicas (pretas). As veias são compressíveis com paredes finais e formato oval e ampliam de diâmetro com a manobra de Valsava ou posição de Trendelenburg, o Doppler, ainda, pode auxiliar na diferenciação (Figura 18.7).

A técnica utilizada pode ser estática, quando se localiza o vaso antes da punção, ou de maneira dinâmica, durante a execução de todo o procedimento. Esta última pode ser realizada pelo eixo curto com o transdutor de modo progressivo até 90° com o vaso (incidência longitudinal – Figura 18.7A) ou pelo eixo longo com transdutor de modo perpendicular ao sentido da veia (incidência transversal – Figura 18.7B). A técnica dinâmica, longitudinal ou transversal, é mais eficaz do que a estática. Dessa forma, todo AVC deve ser guiado em tempo real de acordo com a técnica dinâmica.

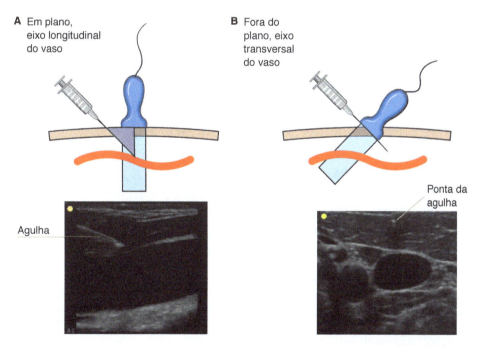

Figura 18.7 A) Visão em corte longitudinal do vaso e captura do ultrassom demostrando entrada da agulha em veia-alvo. B) Visão transversal da artéria e veia comprimida e captura do ultrassom em corte transversal e evidenciando ponta da agulha durante punção da veia-alvo.

Fonte: Adaptada de Borba, G.

Passo a passo da inserção do CVC guiado por ultrassom

1) Disponha o paciente em decúbito dorsal e com base no sítio de punção.
2) Certifique se a iluminação está adequada.
3) Realize a paramentação cirúrgica.
4) Faça a lavagem e a escovação cirúrgica das mãos.
5) Coloque avental e luvas estéreis.
6) Realize a assepsia do sítio de inserção.
7) Disponha os campos cirúrgicos estéreis.
8) Coloque um invólucro plástico estéril no transdutor linear do aparelho de ultrassom (na indisponibilidade, use luvas e aventais estéreis).
9) Aplique meio de condução estéril na superfície cutânea.
10) Identifique a veia e observe se existe colapsibilidade com compressão suave.
11) Faça a infiltração com anestésico local.
12) Preencha as vias do CVC com solução salina.
13) Encontre a veia com o ultrassom, novamente.
14) Se optar a técnica transversa, conserve a linha central do ultrassom perpendicular à veia, coloque a agulha pela pele a uma distância do transdutor igual à profundidade da região central da veia.
    a) Ao colocar a agulha, angule o transdutor de forma a acompanhar a ponta da agulha.
    b) Ao assistir à introdução da agulha na veia, aspire para confirmar.
15) Se optar pela técnica longitudinal, conserve a visualização longitudinal do vaso, coloque a agulha à 1 cm da lateral do transdutor, verifique a agulha em seu caminho até o vaso e, ao verificar a penetração na veia, aspire para confirmar.
16) Faça a punção venosa com agulha calibrosa vinculada à seringa, sustentando uma pressão negativa com o êmbolo da seringa.
17) Proceda à punção, acompanhando a ponta da agulha (técnica transversal) ou a sua trajetória (técnica longitudinal). Os demais passos são semelhantes aos descritos anteriormente.

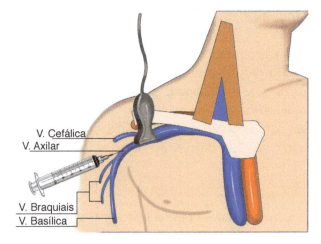

Figura 18.8 Desenho esquemático do cateterismo venoso central guiado por ultrassonografia.
Fonte: Adaptada de Borba, G.

Cuidados pós-procedimento

Após a realização do acesso venoso central, o correto posicionamento do trajeto como da extremidade distal, precisam ser investigados por meio da radiografia simples de tórax (Figura 18.9). A ausculta pulmonar possibilitará o diagnóstico de determinadas complicações, como por exemplo, hemotórax ou pneumotórax.

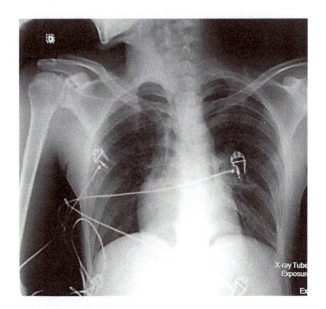

Figura 18.9 Radiografia de tórax obtida após a colocação de um CVC. As pontas dos CVC são colocadas na veia cava superior, tendo em vista que não devem ficar dentro do átrio direito ou do ventrículo direito.
Fonte: Acervo pessoal dos autores.

O manuseio do CVC precisa ser precedido pela lavagem das mãos e limpeza das vias com solução alcoólica.

Diariamente, deve ser realizada a troca do curativo e investigar a presença de sinais flogísticos de infecção local.

tos e, após, realizar curativo compressivo. Se necessário, corta-se 5 cm da extremidade distal do CVC, coloca-se no tubo de Falcon estéril e envia-se para cultura.

Retirada do AVC

A retirada do CVC deve ser realizada em paciente em posição de Trendelenburg sob técnica estéril. Após a antissepsia, traciona-se o cateter lentamente, com o objetivo de exteriorizá-lo. Depois da remoção, é necessário comprimir o local de implantação por no mínimo 3 minu-

AVC em crianças

Nos pacientes pediátricos, recomenda-se a colocação de cateteres centrais guiados por ultrassom. Dentre os sítios de punção, o cateterismo venoso femoral é, frequentemente, o mais empregado por apresentar baixos riscos de complicações mecânicas.

Bibliografia recomendada

Martins HS, Brandão Neto RA, Velasco IT. Medicina de Emergência: Abordagem Prática. 14. ed. Barueri: Manole, 2020:1509-1509.

Scalabrini Neto A, Dias RD, Velasco IT. Procedimentos em Emergências. 2. ed. Barueri: Manole, 2012.

Araújo S. Acessos Venosos Centrais e Arteriais Periféricos: Aspectos Técnicos e Práticos. Revista Brasileira Terapia Intensiva. 2003;15(2):70-82.

Roberts JR. Roberts and Hedges' Clinical Procedures in Emergency Medicine and Acute Care. 7. ed. Elsevier Health Sciences, 2017. E-book.

Higgs ZCJ, Macadee DAL, Braithwaite BD, Maxwell-Armstrong CA. The Seldinger Technique: 50 Years on. The Lancet. 2005;366(9494):1407-09.

Brewer JM, Puskarich, MA, Jones AE. Can Vasopressors Safely Be Administered Through Peripheral Intravenous Catheters Compared with Central Venous Catheters? Annals of Emergency Medicine. 2015;66(6):629-31.

Doniger SJ. Bedside Emergency Cardiac Ultrasound in Children. J Emerg Trauma Shock. 2010;3(3):282-91.

Karakitsos D, Labropoulos N, De Groot E, Patrianakos AP, Kouraklis G, Poularas J, Karabinis A. Real-Time Ultrasound-Guided Catheterisation of the Internal Jugular Vein: A Prospective Comparison with the Landmark Technique in Critical Care Patients. Critical Care. 2006;10(6):1-8.

Brass P, Hellmich M, Kolodziej L, Schick G, Smith AF. Ultrasound Guidance Versus Anatomical Landmarks for Internal Jugular Vein Catheterization. Cochrane Database of Systematic Reviews. 2015;1.

Stone MB, Nagdev A, Murphy MC, Sisson CA. Ultrasound Detection of Guidewire Position During Central Venous Catheterization. Am J Emerg Med. 2010 Jan;28(1):82-4.

Bailey PL, Whitaker EE, Palmer LS, Glance LG. The Accuracy of the Central Landmark Used for Central Venous Catheterization of the Internal Jugular Vein. Anesth Analg. 2006;102(5):1327-32.

Costello JM, Clapper TC, Wypij D. Minimizing Complications Associated with Percutaneous Central Venous Catheter Placement in Children: Recent Advances. Pediatr Crit Care Med. 2013;14(3):273-83.

Gallagher RA, Levy J, Vieira RL, Monuteaux MC, Stack AM. Ultrasound Assistance for Central Venous Catheter Placement in a Pediatric Emergency Department Improves Placement Success Rates. Acad Emerg Med. 2014;21(9):981-6.

Dexheimer Neto FL, Teixeira C, Oliveira RPD. Acesso Venoso Central Guiado por Ultrassom: Qual a Evidência? Rev Bras Ter Intensiva. 2011;23(2):217-21.

Petisco GM, Petisco ACGP, Fiato UAP, Santos FBD. Cateterização Venosa Guiada por Ultrassom: Relato de Caso e Revisão da Literatura. Rev Bras Ecocardiogr Imagem Cardiovasc. 2013;26(3):228-35.

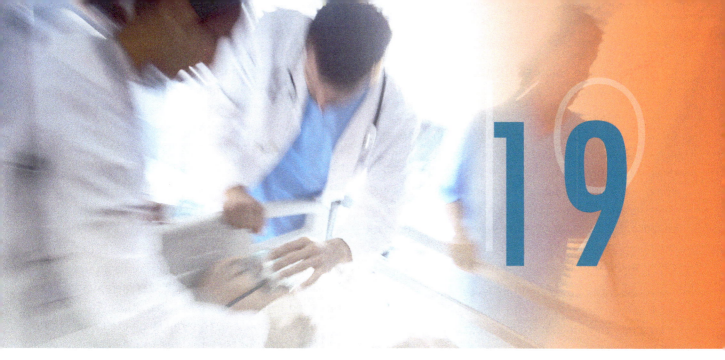

CATETERISMO VESICAL

NAIARA PATRÍCIA FAGUNDES BONARDI | DENNY FABRICIO MAGALHAES VELOSO

Um cateter é um tubo constituído de látex, silicone ou polivinil, usado para drenar ou injetar fluidos através de um orifício corporal. O cateterismo vesical, popularmente chamado sondagem vesical, é um procedimento invasivo que consiste na passagem de um cateter urinário até a bexiga, com a finalidade de drenar urina. A indicação do tipo de cateterismo, de alívio ou de demora, depende da finalidade da drenagem urinária. No primeiro, o cateter é retirado imediatamente após o esvaziamento vesical, em geral, com o uso de sistema aberto, o que pode ocorrer de maneira intermitente, por técnica asséptica, ou até mesmo com o autocateterismo limpo. Já o cateterismo de demora é indicado quando há a necessidade de permanência do cateter por mais tempo, com o uso de sistema fechado.

O esvaziamento vesical pode ocorrer pela uretra ou pela via suprapúbica, por meio de punção ou cistostomia. Neste capítulo serão abordados os procedimentos por via transuretral, o cateterismo vesical intermitente ou de alívio (CVA) e o de demora (CVD), com enfoque nas situações de urgência. Em ambiente hospitalar, habitualmente emprega-se a técnica asséptica, que será abordada aqui.

Grande parte das complicações relacionadas ao cateterismo vesical decorrem de indicações inapropriadas ou do uso por tempo superior ao necessário. O item "Indicações do procedimento" deve ser valorizado, assim como a retirada do cateter no menor tempo possível. Deve-se evitar a realização do procedimento como facilitador dos cuidados de enfermagem ou mesmo para coleta de urina para exames diagnósticos, quando o paciente puder urinar espontaneamente.

A prescrição do cateterismo vesical é realizada pelo médico assistente. Entretanto, sua execução por via uretral não constitui um ato médico, podendo também ser realizada pelo enfermeiro, conforme previsto na legislação. Em geral, é esse profissional quem realiza o procedimento na maioria das vezes. Entretanto, frente à dificuldade em sua realização, a equipe de enfermagem recorrerá ao médico. Em determinados casos, pode inclusive ser inviável a realização do cateterismo transuretral, sendo necessário o emprego de outro meio para esvaziamento vesical.

Os objetivos do procedimento podem ser terapêuticos ou diagnósticos. A medida do débito urinário (DU) é precisamente obtida pelo cateterismo vesical e é um dado importante no manejo do paciente crítico. Além disso, a coloração e o aspecto da urina drenada auxiliam na elaboração de hipóteses diagnósticas. Muitas das causas de coloração anormal da urina são benignas por efeito de fármacos ou alimentos. Para elucidar certas mudanças, uma boa anamnese e urinálise costumam ser suficientes.

Os princípios básicos subjacentes ao cateterismo uretral são neutros em relação ao sexo. Entretanto, é importante o conhecimento da anatomia do trato geniturinário (TGU) e das especificidades inerentes ao sexo masculino e feminino. Todo o trajeto do TGU é estéril, com exceção do terço terminal da uretra, que pode ser colonizado por bactérias. Por isso, é necessária uma abordagem assertiva desde a inserção do cateter urinário até sua retirada, sempre observando as medidas antissépticas adequadas.

A bexiga urinária é um órgão muscular oco e distensível localizado posteriormente à sínfise púbica, cuja finalidade é armazenar urina sob baixas pressões e esvaziamento espontâneo. No adulto, sua capacidade anatômica pode chegar a 500 mL, mas o primeiro desejo de micção ocorre a partir de 100 mL, com desejo imperioso

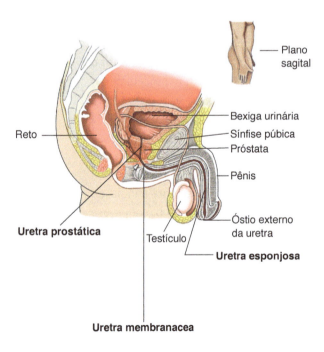
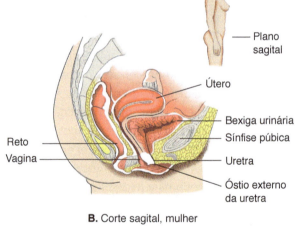

Figura 19.1 Anatomia da pelve masculina e feminina.
Fonte: Acervo pessoal dos autores.

ao atingir cerca de 350 mL, sua capacidade funcional. Sua conformação quando vazia é achatada e de localização pélvica e, quando cheia, adota um formato ovoide, fazendo saliência na parede anterior da cavidade abdominal, quando produz macicez à percussão e pode ser palpável acima da sínfise púbica, sendo um indício de retenção urinária, popularmente chamado de bexigoma. Dos ossos que compõe a pelve, o púbis, por ser o mais delgado, com frequência se fratura nos casos de trauma pélvico, podendo lesionar a bexiga e uretra adjacentes.

A uretra é um tubo mediano que começa na região do colo da bexiga urinária e estende-se até o óstio externo da uretra, e estabelece comunicação entre a bexiga urinária e o meio externo. Sua anatomia difere entre os sexos. No homem, ela apresenta maior comprimento, medindo até cerca de 20 cm e é uma via comum para a micção e ejaculação. Lesões uretrais são divididas em acima (posterior) e abaixo (anterior) do diafragma urogenital. A uretra posterior compreende o segmento prostático e o membranoso. Enquanto a anterior inclui a porção bulbar e a porção peniana (Figura 19.2). Já a uretra feminina tem apenas cerca de 3 a 4 cm de comprimento e está em íntima relação com a parede anterior da vagina, sua função é apenas a excreção urinária. O óstio externo da uretra feminina é uma abertura pequena situada anteriormente ao introito vaginal e posteriormente ao clitóris, algumas vezes envolto pelo prepúcio do clitóris ou mesmo confundido com as corrugações do introito vaginal. A localização do meato uretral na mulher pode ser o maior fator de dificuldade para o cateterismo vesical.

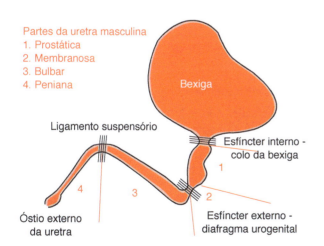

Figura 19.2 Uretra masculina. Partes da uretra masculina.
1 + 2: uretra posterior; 3 + 4: uretra anterior.

Fonte: Adaptada de https://epos.myesr.org/posterimage/esr/ecr2014/122411/mediagallery/543413?deliveroriginal=1.

O conhecimento anatômico e o treinamento da técnica são fatores importantes e reduzem as complicações de procedimentos invasivos como o cateterismo vesical. Encontre na sessão "Complicações" um aprofundamento nesse aspecto da discussão. O treinamento contínuo da equipe, a elaboração de protocolos que levem em conta a realidade de cada instituição e as orientações descritas neste Guia tendem a minimizar as principais complicações envolvidas, desde infecções urinárias a traumatismos uretrais iatrogênicos.

Indicações do procedimento

O cateterismo vesical tem diversas indicações em situações de urgência e emergência (UE). Uma delas, em que este é extremamente relevante, é frente à necessidade de medidas precisas do DU, que é um marcador fisiológico da volemia, da perfusão renal e do débito cardíaco adequados.

No adulto, cerca de 30% do débito cardíaco é direcionado aos rins com DU normal entre 30 e 50 mL/h, pouco mais de 0,5 mL/kg/h. Pacientes em estado clínico crítico demandam aferições precisas do DU para ajustes periódicos de reposição hídrica, com o objetivo de adequar o volume sanguíneo circulante, o débito cardíaco e a pressão arterial.

No politrauma, o CVD faz parte das medidas auxiliares à avaliação primária e à reanimação e constitui um importante passo a ser realizado assim que possível, seja durante ou logo após a avaliação primária. Após parada cardiorrespiratória (PCR), constitui um dos passos dos cuidados pós-ressuscitação, para monitorizar o balanço hídrico. No choque, é medida fundamental da fluido-responsividade.

Outras circunstâncias em que o cateterismo urinário, de demora ou intermitente, tem papel importante no manejo de pacientes no departamento de emergência incluem situações que predispõe um esvaziamento incompleto da bexiga, como em casos de obstrução mecânica ou distúrbios neurológicos. A retenção de urina pode resultar em insuficiência renal aguda, e sua estase facilita o crescimento de microrganismos. Se a obstrução for abaixo da bexiga, um CVD ou CVA pode resolver o problema temporariamente, até que a medida definitiva seja tomada, em função da causa específica. Um exemplo é a hiperplasia prostática benigna, causa mais comum de obstrução aguda do trato urinário, tratada com cateterismo vesical no evento agudo, e com trata-mento cirúrgico eletivo posterior.

Na vigência de retenção urinária aguda, surge a dúvida na escolha do tipo de cateterismo vesical a ser empregado: de demora ou de alívio? Sabe-se que a dis-tensão das fibras elásticas musculares faz com que estas percam sua força de contração, ao se ultrapassar certo limite. No caso da bexiga, esse limite é a própria capaci-dade anatômica vesical, de 500 mL. Assim, na retenção urinária aguda recomenda-se primeiro o CVA; caso o débito imediato de urina seja igual ou superior a 500 mL, recomenda-se a troca para o CVD.

Em algumas situações, há condutas e opções mais adequadas ao uso do CVD, como no caso de pacientes com bexiga neurogênica que necessitarão de cateteris-mo de longo prazo, como pode ocorrer em politrau-matizados com lesão medular traumática. Nesses casos, o manejo da via urinária é, em geral, feito com o uso de cateterismo urinário intermitente limpo, que pode ser realizado pelo próprio paciente. Se esse método for utilizado, ele deve ser feito em intervalos regulares para evitar a sobredistensão da bexiga. Embora a disponibili-dade seja restrita, a ultrassonografia (USG) pélvica pode ser empregada para avaliar o volume urinário e reduzir inserções desnecessárias de cateter.

O esvaziamento da bexiga muitas vezes deve ante-ceder certos procedimentos para evitar punção inad-vertida do órgão, como no caso da paracentese, ou do lavado peritoneal diagnóstico. Em pacientes com rebai-xamento do nível de consciência ou incapazes de urinar, deve-se realizar um cateterismo vesical para assegurar esse esvaziamento.

Tendo em vista essas e outras situações nas quais o cateterismo vesical está indicado, a Tabela 19.1 lista as principais indicações do procedimento, de alívio e de demora.

Tabela 19.1 Indicações do cateterismo vesical.

Cateterismo vesical de alívio	
Diagnóstico	**Terapêutico**
▪ Obter amostra de urina estéril em paciente que não o puder fazê-lo voluntariamente. ▪ Medição de resíduos de urina pós-esvaziamento para fins de diagnóstico. ▪ Instilação de um meio de contraste para exames (p. ex., cistografia). ▪ Esvaziamento vesical para realização de exames e procedimentos (p. ex., paracentese).	▪ Retenção urinária aguda ou obstrução da saída da bexiga em paciente com perspectiva de voltar a urinar espontaneamente. ▪ Irrigação da bexiga para remover hematúria macroscópica e coágulos/detritos. ▪ Instilação de fármacos. ▪ Descompressão vesical intermitente em bexiga neurogênica. ▪ Aquecer pacientes hipotérmicos.
Cateterismo vesical de demora	
Diagnóstico	**Terapêutico**
▪ Necessidade de medições precisas do débito urinário ou controle da diurese. ▪ Exames de imagem do trato urinário (p. ex., urografia retrógrada).	▪ Irrigação vesical contínua. ▪ Auxiliar na cicatrização de feridas abertas sacrais ou perineais em pacientes incontinentes. ▪ Pacientes requerendo imobilização prolongada (p. ex., coluna torácica ou lombar potencialmente instáveis, múltiplas lesões traumáticas). ▪ Cirurgias de emergência. ▪ Uso perioperatório para procedimentos cirúrgicos selecionados (p. ex., cirurgia urológica, cirurgias de longa duração).

Fonte: Acervo pessoal dos autores.

Contraindicações ao procedimento

O trauma uretral é uma contraindicação absoluta ao cateterismo vesical transuretral pelo risco de agravamento de possíveis lesões, o que pode provocar sequelas de incontinência urinária e disfunção sexual. O mecanismo de trauma, a presença de sangue no meato uretral (uretrorragia) ou de equimoses perineais (Figura 19.3) são os achados mais relevantes nesses casos.

As lesões de uretra posterior geralmente estão associadas a injúrias multissistêmicas e a fraturas ou luxações pélvicas, enquanto lesões de uretra anterior resultam, no caso do segmento bulbar, frequentemente de "quedas à cavaleiro", podendo inclusive se tratar de uma lesão isolada. Em ferimentos penetrantes, o segmento peniano é mais comumente afetado. Outras causas notáveis de lesões uretrais incluem casos de fratura peniana durante intercurso sexual, lesões associadas a corpo estranho, automutilação em pacientes psiquiátricos e iatrogenias.

Diante da suspeita clínica de lesão de uretra, sua integridade deve ser confirmada por meio de uretrografia retrógrada (Figura 19.4) antes da realização do cateterismo vesical. Caso seja confirmada a lesão, está indicada a cistostomia e a reconstrução da uretra em um segundo momento.

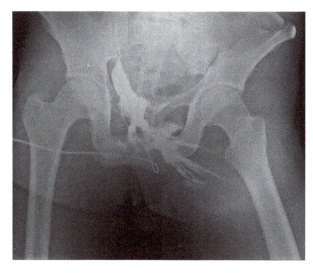

Figura 19.4 Uretrografia retrógrada revelando lesão uretral e extravasamento de contraste no contexto de uma fratura de pelve.

Fonte: Acervo pessoal dos autores.

As demais contraindicações são relativas e devem ser analisadas caso a caso. Na alergia ao látex, emprega-se o cateter de silicone. Paciente não cooperativo, cirurgia recente da bexiga ou uretral, estreitamento uretral e infecção do trato urinário em curso são outros exemplos que requerem melhor conhecimento do caso clínico. A Tabela 19.2 lista de maneira sintetizada as contraindicações.

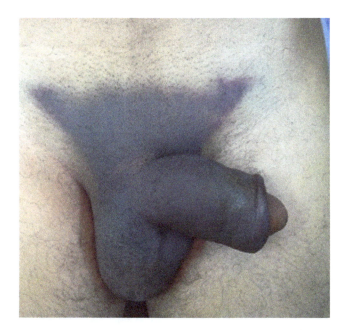

Figura 19.3 Equimose perineal em asa de borboleta.
Fonte: Reprodução de Hajji e Ameur, 2015.

Tabela 19.2 Contraindicações ao cateterismo vesical.

Contraindicações ao cateterismo vesical	
Absolutas	**Relativas**
▪ Trauma de uretra: uretrorragia e/ou equimose perineal.	▪ Alergia ao látex, borracha ou lubrificantes. ▪ Infecção do trato urinário em curso. ▪ Estenose uretral. ▪ Cirurgia recente do TGU (p. ex., reconstrução uretral, cirurgia vesical). ▪ Bexiga neurogênica: cateteres de demora.

Fonte: Acervo pessoal dos autores.

Materiais e equipamentos

A escolha de tamanho, tipo e material do cateter urinário utilizado depende de qual foi a indicação do procedimento, da idade do paciente e do tipo de líquido que se espera drenar. Atualmente, existe uma grande variedade de cateteres, que podem ser classificados de acordo com seu material, cobertura, tamanho e tipo, que varia de acordo com o número de canais e o formato da ponta. Este capítulo se concentrará em abordar os mais utilizados no Brasil.

Diversos materiais podem ser utilizados na confecção dos cateteres vesicais, como borracha, silicone, látex, policloreto de vinil (PVC), vidro, metal ou poliuretano. Uma variedade de alternativas aos cateteres de látex, comumente utilizados, tem sido investigada na tentativa de reduzir as taxas de infecções do trato urinário associadas a cateter (ITU-AC), como o uso de cateteres de silicone ou revestidos de silicone, impregnados com antimicrobianos, revestido com prata ou hidrogel. Entretanto, apenas evidências de baixa qualidade sugeriram um benefício do silicone em relação aos cateteres revestidos de látex em procedimentos de longo prazo.

A escolha do tipo de cateter vai ao encontro de sua indicação. O cateter de Nèlaton (Figura 19.5) é o mais usado no CVA, possui um único lúmen, com extremidade em fundo cego com ponta arredondada, que proporciona fácil inserção, além de dois orifícios laterais para drenagem ou irrigação ou instilação de fluidos e fármacos. Na extremidade oposta, apresenta uma peça de ligação que pode ser colocada em um coletor de urina tipo saco graduado, sobre uma cuba rim ou conectada em uma seringa, por exemplo. A maioria tem composição de PVC, um tubo translúcido, que apresenta certo grau de rigidez.

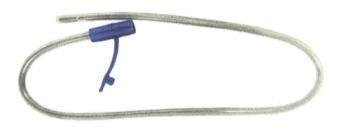

Figura 19.5 Cateter de Nèlaton.
Fonte: Acervo pessoal dos autores.

No CVD, normalmente, utiliza-se cateter do tipo Foley (Figura 19.6A), que possui duas vias, uma para a drenagem de urina e outra para inflar e desinflar o balonete. Pode-se utilizar também o cateter de Owen (Figura 19.6B), que apresenta três vias e é o mais usado para instilação de medicamentos ou lavagem vesical, com capacidade de instituir um fluxo bidirecional para irrigação vesical, com o objetivo de drenar fluidos espessos, como pus ou sangue da bexiga. Na rotina hospitalar, mais comumente, utilizam-se no CVD cateteres compostos de látex revestido por silicone, material mais maleável e menos traumático.

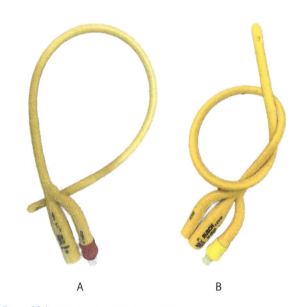

Figura 19.6 Cateter de A) Foley e B) Owen.
Fonte: Acervo pessoal dos autores.

O diâmetro do calibre externo dos cateteres é dado pela escala criada na França por Joseph Charrière, abreviada em Fr ou Ch, em que três unidades Fr equivalem a 1 mm. A medida indica a circunferência total do cateter e não o tamanho de seu lúmen. Assim, a adição de um cateter multicanal deve reduzir o diâmetro interno ou lúmen do canal de drenagem principal. Por exemplo, um cateter 24 Fr de três vias tem um diâmetro interno de drenagem menor do que um cateter 24 Fr de duas vias, cujo lúmen é mais estreito que o de um cateter de 24 Fr unidirecional.

No Brasil, os cateteres de Foley e Owen apresentam-se no padrão 06 a 26 Fr e geralmente com comprimento de 20 cm nos de menor calibre e de 40 cm a partir do calibre de 12 Fr. A maioria dos fabricantes segue um sistema universal de codificação por cores para rotular o diâmetro do cateter, conforme Tabela 19.3, além de indicar seu tamanho e sua capacidade volumétrica do balonete na embalagem externa e no próprio dispositivo. Para insuflar o balonete, recomenda-se principalmente o emprego de água bidestilada (ABD), pois a solução glicosada pode cristalizar e prejudicar sua desinsuflação. A quantidade de ABD a ser injetada depende da capacidade de cada cateter e vem indicada no dispositivo. Recomenda-se usar 5 mL no uso pediátrico e 10 a 30 mL para adultos. Os cateteres de Nèlaton não seguem padronização de cor e variam de 04 Fr até 24 Fr, com comprimento de 40 cm.

Tabela 19.3 Codificação por cores para identificação do calibre de cateteres Foley e Owen.

Tamanho – Escala francesa (Fr)	Diâmetro externo aproximado (mm)	Cor
12 Fr	3,96 mm	Branco
14 Fr	4,62 mm	Verde
16 Fr	5,28 mm	Laranja
18 Fr	5,94 mm	Vermelho
20 Fr	6,6 mm	Amarelo
22 Fr	7,26 mm	Roxo
24 Fr	7,92 mm	Azul

Fonte: Acervo pessoal dos autores.

Para a escolha do cateter, recomenda-se optar por aquele de menor diâmetro que possibilite um fluxo livre de urina e evite vazamentos, mas que ofereça segurança em sua inserção. O uso do menor calibre possível está associado a uma diminuição nas taxas de infecção do trato urinário (ITU). Um tamanho maior é requerido quando a urina é espessa, sanguinolenta ou contém sedimentos, como em casos de traumatismo renal com drenagem de coágulos sanguíneos, requerendo cateteres com mais de 20 Fr. Esses cateteres maiores têm inserção mais difícil e dolorosa, são mais propensos a danificar a uretra e a serem colonizados por bactérias. No uso corriqueiro em adultos, utiliza-se no CVD cateter Foley 16 Fr para mulheres e 18 Fr para homens, e no CVA, 12 Fr.

A maioria dos cateteres necessita do uso de algum tipo de lubrificante para facilitar a introdução uretral e reduzir o trauma decorrente do procedimento. O lubrificante pode ser aplicado diretamente sobre o cateter, quando realizado em pacientes do sexo feminino, ou introduzido na uretra, em homens. O recomendado é o uso de lubrificante de uso único estéril.

Além disso, é necessário o uso de bolsas coletoras para a urina. No CVA, em geral, utiliza-se um saco coletor de urina e secreção graduado ou apenas uma

cuba rim. No CVD, é utilizado o sistema fechado com uma bolsa coletora de urina (Figura 19.7), que também é graduada e deve ser hermeticamente conectada ao cateter. Outros materiais de uso indispensável envolvem solução degermante e outros itens para a realização da técnica de maneira asséptica sugerida a seguir, mas que pode ser adaptada à realidade de cada departamento de emergência. Por exemplo, na ausência de campo fenestrado, utilizam-se quatro compressas estéreis ou campos cirúrgicos. Em caso de uma equipe reduzida, sendo necessário realizar o procedimento sozinho, este é passível de modificações.

Tabela 19.4 Lista de materiais CVD e CVA – técnica asséptica.

Lista de materiais	
Cateterismo vesical de alívio ou intermitente	Cateterismo vesical de demora
Gorro, óculos, avental e máscara de proteção	
Mesa auxiliar (p. ex., mesa de Mayo)	
Biombo (se necessário)	
Foco de luz (se necessário)	
Clorexidina ou PVPI degermante	
Clorexidina ou PVPI tópico (opcional)	
Par de luvas de procedimento	
Kit de cateterismo vesical estéril: cuba rim, cuba redonda, pinça para degermação (p. ex., Cheron, Pean ou Kelly), campo fenestrado	
Gazes estéreis	
Par de luvas estéril	
Lubrificante anestésico estéril (lidocaína 2% gel)	
Cateter de Nèlaton: menor calibre possível de acordo com idade, sexo, tamanho do óstio urinário e tipo de material que se espera drenar	Cateter Foley ou Owen: menor calibre possível de acordo com idade, sexo, tamanho do óstio urinário e tipo de material que se espera drenar
Saco coletor de urina e secreção graduado (opcional)	Bolsa coletora de urina graduada
Uma seringa de 20 mL	Duas seringas de 20 mL
–	Uma agulha 40×12 (se necessário)
–	Água bidestilada (ABD)
Recipiente estéril para coleta de amostra para exame laboratorial (se necessário)	
Recipiente para descarte de material	

Fonte: Acervo pessoal dos autores.

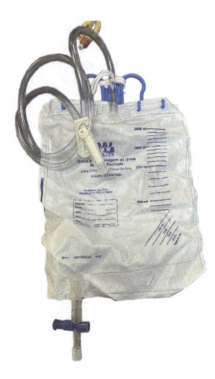

Figura 19.7 Bolsa coletora de urina graduada.
Fonte: Acervo pessoal dos autores.

Preparação do paciente/passo a passo do procedimento

O primeiro passo de todo e qualquer procedimento é revisar sua real indicação. Dessa forma, deve-se estar seguro da necessidade do cateterismo vesical. No caso do CVD, é importante ainda verificar se este não pode ser substituído pelo CVA ou pelo uso de dispositivos do tipo *condom*, por exemplo. Além disso, o períneo e a genitália do paciente devem ser examinados previamente, sobretudo para descartar a possibilidade de lesão de uretra.

Este Guia não recomenda a testagem do balão ou balonete de um cateter de demora, pois sua insuflação e desinsuflação prévia à inserção pode levar à formação de sulcos no material, aumentando as chances de traumatismo durante sua inserção. As instruções do fabricante devem ser checadas antes da realização do procedimento.

Quanto à antissepsia que precede a inserção do cateter, não há consenso na literatura quanto ao melhor método e parece não haver diferença estatisticamente significativa entre diferentes antissépticos tópicos; recomenda-se a escolha do agente com base na disponibilidade ou protocolo do local.

No CVD, para insuflar o balão ou balonete é necessário ter certeza de que ele está localizado dentro da bexiga, e não na uretra. Para isso, é importante que o cateter seja inserido em quase sua totalidade, no sexo masculino, e que não haja resistência durante sua inserção. A urina deverá fluir livremente após sua inserção. Caso contrário, pode-se realizar manobra de compressão suprapúbica, fazer o uso de USG pélvica, aspirar do portal da bolsa coletora com uma agulha ou, ainda, desconectar bolsa-cateter e instilar de ABD, com posterior aspiração do conteúdo. Em suma, só insufle o balonete após assegurar seu correto posicionamento.

Tanto o CVA quanto o CV seguem os mesmos passos iniciais, divergindo nas etapas finais e nas particularidades anatômicas dos sexos feminino e masculino. A Tabela 19.5 descreve um passo a passo do CVD e CVA e a Figura 19.8 exemplifica uma mesa com a organização prévia dos materiais.

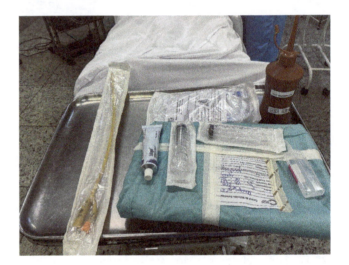

Figura 19.8 Mesa montada com materiais para CVD.
Fonte: Acervo pessoal dos autores.

Complicações

A maioria das complicações está ligada ao CVD e a infecção é a principal delas. São consideradas ITU-AC qualquer infecção sintomática do trato urinário em paciente em uso de cateter vesical há pelo menos 48 horas ou retirado nas últimas 48 horas. Essa complicação tem sido associada ao aumento da morbimortalidade, do custo hospitalar e do tempo de internação e representa cerca de 40% das infecções associadas aos cuidados de saúde. Os fatores de risco para a infecção são: sexo feminino, idade avançada, cateterismo prolongado,

Tabela 19.5 Passo a passo do CVD e CVA.

Cateterismo vesical de alívio (CVA)	Cateterismo vesical de demora (CVD)
1. Rever indicações, identificação do paciente, explicar ao paciente e/ou acompanhante sobre o procedimento que será realizado.	
2. Higienizar as mãos.	
3. Separar os materiais: escolher a sonda de menor calibre. Preparar o material junto ao paciente, sobre a mesa auxiliar (Figura 19.8).	
4. Assegurar privacidade: uso de biombo, cobrir partes expostas do paciente.	
5. Colocar o recipiente para os resíduos em local acessível. Abrir o *kit* de cateterismo vesical estéril usando técnica asséptica.	
6. Colocar o antisséptico tópico na cuba redonda (opcional).	
7. Colocar o cateter de Nèlaton escolhido, a seringa dentro do campo e um saco coletor de urina e secreção graduado ou uma cúpula.	7. Colocar o cateter de Foley ou Owen escolhido, as duas seringas de 20 mL e a bolsa coletora de urina graduada dentro do campo.
8. Calçar luvas de procedimento.	
9. Posicionar o paciente em decúbito dorsal horizontal: a. Sexo feminino: joelhos flexionados, pés sobre o leito mantendo os joelhos afastados. b. Sexo masculino: coxas levemente afastadas.	
3. Examinar região perineal em busca de sinais de trauma, infecções etc.	
11. Abrir e utilizar gazes e antisséptico degermante para higienizar toda a região perineal do paciente: a. Sexo feminino: afastar os grandes lábios com a mão não dominante utilizando uma gaze. b. Sexo masculino: fazer movimentos do sentido do prepúcio para a raiz do pênis, expor glande afastando o prepúcio com a mão não dominante utilizando uma gaze.	
12. Retirar as luvas de procedimento e descartá-las.	
13. Higienização das mãos e paramentação, conforme Capítulo 2.	
–	14. Pré-conectar o cateter na bolsa coletora de urina graduada, colocar ABD na seringa.
15. Com a pinça montada com a gaze embebida em antisséptico tópico, realizar antissepsia da região perineal com movimentos similares ao Passo 11, únicos e de proximal para distal (opcional). Não utilizar solução alcoólica.	
16. Colocar o campo estéril.	
17. Lubrificação, com o auxílio de um colega que portará o tubo do lubrificante: a. Sexo feminino: lubrificar a ponta da sonda com lidocaína gel 2%. b. Sexo masculino: elevar o pênis perpendicularmente, encaixar a ponta da seringa no óstio externo da uretra e injetar gradualmente 20 ml de lidocaína gel 2% na uretra.	
18. Pegar o cateter com a mão dominante, enrolando-o na palma da mão e deixando a extremidade a ser introduzida presa entre o dedo polegar e indicador.	
19. Inserir o cateter pelo óstio externo da uretra: a. Sexo feminino: afastar, com uma das mãos, os pequenos lábios, de modo que o meato uretral seja visualizado, e introduzir o cateter 5 a 8 cm ou até que a urina flua. b. Sexo masculino: elevar o pênis perpendicularmente ao corpo para colocar a uretra em linha reta e introduzir toda a sonda ou até que urina flua.	
20. Aguarde refluir urina ou aspire para certificar de que o cateter atingiu a bexiga.	20. Aguarde refluir urina ou realize os procedimentos descritos anteriormente para assegurar o correto posicionamento do balonete.
21. Deixar toda a urina escoar dentro da cuba rim ou do saco coletor. Em caso de exames, colocar a urina diretamente no frasco coletor estéril.	21. Insuflar o balonete: se cateter inserido sem resistências e após refluir urina.
22. Fazer manobra de esforço ou compressão suprapúbica afim de esvaziar completamente a bexiga.	22. Tracionar o cateter levemente para se certificar que ele está fixo à bexiga: a. Sexo masculino: voltar o prepúcio e cobrir a glande.
23. Retirar o cateter, as luvas e descartar os materiais.	23. Fixar o cateter: a. Sexo feminino: na face interna da coxa. b. Sexo masculino: coxa, região inguinal ou hipogástrica.
24. Observar e anotar aspecto e quantidade da diurese.	24. Descartar os materiais.
	25. Prender o coletor de urina graduado à lateral da maca em nível abaixo da bexiga.
	26. Anotar o diâmetro do cateter introduzido, a quantidade de ABD usada para insuflar o balonete, a quantidade e aspecto da urina drenada.

Fonte: Acervo pessoal dos autores.

imunidade prejudicada, ausência de antibióticos sistêmicos e rompimento do sistema fechado de drenagem do cateter, como ao trocar desnecessariamente o dispositivo.

Um ponto importante a ser observado é que a bacteriúria assintomática não deve ser rastreada, nem constitui uma indicação de antibioticoterapia ou antibioticoprofilaxia em pacientes cateterizados. A exposição a antimicrobianos leva a mudanças na epidemiologia da flora bacteriana da urina. O uso desnecessário de antimicrobianos contribui para que os sistemas de drenagem urinária sejam reservatórios para bactérias multirresistentes e uma fonte de transmissão para outros pacientes, além dos riscos inerentes a esses fármacos.

Em pacientes com rebaixamento do nível de consciência, a solicitação de exames propedêuticos e o diagnóstico de ITU exigem alto grau de suspeição, pois não é possível o relato de sintomas típicos. Nesses casos, a presença de febre ou piora hemodinâmica orientam a pesquisa de ITU, somente após eliminar as hipóteses de outras fontes potenciais de infecção.

A prioridade é prevenir as ITU-AC e a principal estratégia para prevenção é a inserção de cateteres apenas quando bem indicados, limitar o tempo de cateterismo urinário, usar cateter de menor calibre possível e seguir rigorosamente a técnica asséptica. Nos casos sintomáticos, deve-se considerar o início de antibioticoterapia empírica, após a coleta de exames para cultura, e a retirada do cateter, caso seja possível. Caso contrário, se o cateter tiver sido inserido há mais de duas semanas e ainda estiver indicado, ele deve ser substituído.

Uma complicação relativamente comum e muitas vezes evitável é o trauma de uretra iatrogênico, que ocorre mais comumente no sexo masculino, por conta de suas particularidades anatômicas. As principais causas são a má lubrificação durante o procedimento, levando a um atrito excessivo entre o dispositivo e a uretra do paciente; utilização de cateter com calibre inadequado e maior que o necessário; insuflação do balonete dentro da uretra; fixação inadequada ou não fixação do cateter ou sua manipulação excessiva durante mobilização do paciente, por exemplo. Tais lesões da mucosa uretral podem levar à estenose de uretra, abertura ventral da uretra no uso crônico de CVD ou a formação de falso trajeto.

Outras complicações podem envolver hematúria em razão de sangramento uretral, o que pode levar a obstrução do cateter, injúrias locais, como maceração cutânea ou fimose, epididimite, orquite, dentre outras.

Complicações como hidronefrose, refluxo vésico-ureteral e neoplasia de bexiga têm maior relação com alterações da estrutura da parede vesical, infecção urinária de repetição, elevada pressão detrusora e afecção neurológica de base, do que com o cateterismo em si.

No CVA, além do traumatismo da uretra, também pode haver a formação de cálculos de bexiga por inoculação de corpos estranhos, como pelos pubianos ou fragmentos da embalagem do cateter, além de perfuração da bexiga.

Cuidados pós-procedimento – CVD

- Rever continuamente a necessidade de permanência do cateter.

- Após a inserção, fixar o cateter de modo seguro e que não permita tração ou movimentação.

- Realizar higiene das mãos imediatamente antes e após a inserção ou qualquer manipulação do local ou dispositivo do cateter.

- Manter a bolsa coletora abaixo do nível da bexiga continuamente. Não colocar a bolsa no chão.

- Manter o fluxo de urina desobstruído e sem dobras.

- Manter o sistema de drenagem fechado e estéril.

- Caso ocorra quebra na técnica asséptica, desconexão ou vazamento, substitua o cateter e o sistema de coleta usando técnica asséptica e equipamento esterilizado.

- Esvaziar a bolsa coletora regularmente usando um recipiente coletor limpo e separado para cada paciente, evitando respingos e contato da torneira de drenagem com o recipiente coletor não estéril.

- Não se recomenda o uso de antissépticos tópicos ou antibióticos aplicados ao cateter, uretra ou meato uretral.

- A troca do cateter em intervalos fixos não é recomendada. Em vez disso, sugere-se a troca de cateteres e bolsas de drenagem com base nas indicações clínicas, como infecção, obstrução ou quando o sistema fechado está comprometido.

- Realizar higiene de rotina com limpeza do meato e da região geniturinária durante o banho ou ducha diário com água e sabão.

- A menos que a obstrução seja prevista (p. ex., sangramento após cirurgia da próstata ou da bexiga), a irrigação da bexiga não é recomendada. Se a obstrução for prevista, a irrigação contínua fechada é sugerida para prevenir a obstrução.

- Não é necessário fechar a drenagem do cateter antes da remoção.

- Para se obter amostras de urina de forma asséptica, após desinfecção do dispositivo de coleta, aspirar usando agulha estéril.

- Anotar as medições de diurese com horários e aspecto da urina.

- Implementar medidas de treinamento da equipe, desempenho e vigilância.

Acesse o vídeo com a demonstração do procedimento

Bibliografia recomendada

Sorrentino SA, Remmert L, Wilk MJ. Urinary Elimination. In: Sorrentino's Canadian Textbook for the Support Worker – Elsevier eBook. 5nd ed. Milton: Elsevier Health Sciences; 2021.

Sociedade Brasileira de Urologia. Recomendações SBU 2016: Cateterismo Vesical Intermitente. Clinical Infectious Diseases. 2010;50(5):625-63. Disponível em: https://www.idsociety.org/practice-guideline/catheter-associated-urinary-tract-infection/. Acesso em: 2 abr. 2021.

Centers for Disease Control and Prevention. Healthcare Infection Control Practices Advisory Committee (HICPAC). Guidelines for Prevention of Catheter – Associated Urinary Tract Infections. 2009. Disponível em: https://www.cdc.gov/infectioncontrol/guidelines/cauti/index.html. Acesso em: 10 abr. 2021.

Sousa Filho OA, Albuquerque GL. Resolução Cofen nº 0450/2013. Disponível em: http://www.cofen.gov.br/resolucao-cofen-no-04502013-4_23266.html. Acesso em: 10 abr. 2021.

Brasil. Casa Civil. Subchefia para Assuntos Jurídicos. Lei nº 12.842, de 10 de julho de 2013. Disponível em: http://www.planalto.gov.br/ccivil_03/_ato2011-2014/2013/lei/l12842.htm. Acesso em: 10 abr. 2021.

Aycock RD, Kass DA. Abnormal Urine Color. South Med J. 2012;105(1):43-7.

Vallverdú Vidal M, Barcenilla Gaite F. Antisepsia en el Sondaje Urinario y en el Mantenimiento de la Sonda Vesical. Med Intensiva. 2019;43(S1):48-52.

Wein AJ. Campbell-Walsh Urology. 12nd ed. Elsevier; 2020; 640 p.

Coccolini F, Stahel PF, Montori G, Biffl W, Horer TM, Catena F et al. Pelvic Trauma: WSES Classification and Guidelines. World J Emerg Surg. 2017;12(1):5.

ACS American College of Surgeons. ATLS Advanced Trauma Life Support. 10nd ed. Edition Student Course Manual; 2018; 391 p.

Stranding S. Section 8 – Abdomen and Pelvis. In: Gray's Anatomy: The Anatomical Basis of Clinical Practice. 41nd ed. New York: Elsevier; 2015.

de Groat WC, Yoshimura N. Anatomy and Physiology of the Lower Urinary Tract. Handb Clin Neurol. 2015;130:61-108.

Abelson B, Sun D, Que L, Nebel RA, Baker D, Popiel P et al. Sex Differences in Lower Urinary Tract Biology and Physiology. Biol Sex Differ. 2018;9(1):45.

Rhodes A, Evans LE, Alhazzani W, Levy MM, Antonelli M, Ferrer R et al. Surviving Sepsis Campaign: International Guidelines for Management of Sepsis and Septic Shock: 2016. Intensive Care Med. 2017;43(3):304-77.

American Heart Association. ACLS Suporte Avançado de Vida Cardiovascular: Manual para Profissionais de Saúde. 5nd ed.2015.

Billet M, Windsor TA. Urinary Retention. Emerg Med Clin North Am. 2019;37(4):649-60.

Romo PGB, Smith CP, Cox A, Averbeck MA, Dowling C, Beckford C et al. Non-Surgical Urologic Management of Neurogenic Bladder After Spinal Cord Injury. World J Urol. 2018;36(10):1555-68.

Kelley K, Johnson T, Burgess J, Novosel TJ, Weireter L, Collins JN. Effect of Implementation of Intermittent Straight Catheter Protocol on Rate of Urinary Tract Infections in a Trauma Population. Am Surg. 2017;83(7):747-9.

Santos EV, Menezes MAJ, Saleh CMR, Martins M, Francisco MCPB. Cateterismo. *In*: Neto AS, Dias RD, Velasco IT, editors. Procedimentos em Emergências. 2nd ed. Barueri: Manole; 2016.

Shewakramani SN. Genitourinary System. *In*: MD RW, Hockberger R, Gausche-Hill M, editors. Rosen's Emergency Medicine: Concepts and Clinical Practice. Philadelphia: Elsevier; 2017:419-34.

Leslie SW, Nelson Q, Baker J. Urethral Injury. StatPearls; 2021.

Mota ÉC, Oliveira AC. Biofilme em Cateter Vesical de Demora e a Segurança do Paciente: Uma Revisão da Literatura. Vigilância Sanitária em Debate. 2017;5(3):116-22.

Sabnis RB. Urology Instrumentation – A Comprehensive Guide. Illustrated ed. Índia: Jaypee Brothers Medical Publisher; 2015, 184 p.

Haque M, Sartelli M, McKimm J, Abu Bakar M. Health Care-Associated Infections – An Overview. Infect Drug Resist. 2018;11:2321-33.

Thompson DL. Eliminação Urinária. In: Perry AG, Potter PA, Elkin MK, editors. Procedimentos e Intervenções de Enfermagem. 5nd ed. Rio de Janeiro: Elsevier; 2013:424-54.

Clark M, Wright MD. Antisepsis for Urinary Catheter Insertion: A Review of Clinical Effectiveness and Guidelines. Ottawa (ON): Canadian Agency for Drugs and Technologies in Health; 2019.

Brasil. Agência Nacional de Vigilância Sanitária (Anvisa). Infeções do Trato Urinário e Outras Infecções do Sistema Urinário. Medidas de Prevenção de Infecções Relacionadas à Assistência à Saúde. Disponível em: https://arquivos.sbn.org.br/uploads/Manual-de-preven%C3%A7%C3%A3o-ITU.pdf. Acesso em: 17 abr. 2021.

Hooton TM, Bradley SF, Cardenas DD, Colgan R, Geerlings SE, Rice JC et al. Diagnosis, Prevention, and Treatment of Catheter-Associated Urinary Tract Infection in Adults: 2009 International Clinical Practice Guidelines from the Infectious Diseases Society of America. Clin Infect Dis. 2010;50(5):625-63.

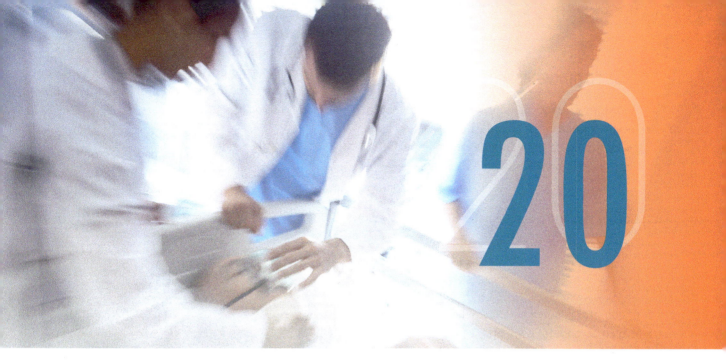

ULTRASSONOGRAFIA NO TRAUMA

JOÃO VÍTOR PEIXOTO FROZI | HENRIQUE HERPICH | ANA CLAUDIA TONELLI DE OLIVEIRA

Dentre as principais causas de morte no mundo, o trauma merece grande destaque. Sendo o principal responsável pela morbidade e mortalidade prematura em adultos jovens, as lesões traumáticas precisam ser identificadas precocemente para intervenções e manejo adequado.

Um grande aliado na avaliação primária desses pacientes é a ultrassonografia. Especificamente, o *extended Focused Assessment with Sonography in Trauma* (eFAST) tornou-se um adjunto muito bem aceito para o atendimento dos pacientes traumatizados que chegam ao departamento de emergência. O eFAST é uma extensão do clássico e já conhecido FAST e tem, cada vez mais, ganhado espaço nos nossos departamentos de emergência.

Indicações do procedimento

O ultrassom é usado para avaliação de hipotensão a esclarecer em quadros de trauma, penetrante ou contundente, por meio da varredura de janelas específicas. Dentre os principais achados do eFAST, estão:

1) Pneumotórax;
2) Líquido livre intra-abdominal;
3) Derrame pericárdico.

Pneumotórax

O pneumotórax se caracteriza pela presença de ar entre as pleuras parietal e visceral, condição responsável por alterações nos níveis pressóricos intratorácicos e, consequentemente, colapso pulmonar e ausência de deslizamento pleural ao exame ultrassonográfico.

A ausência de deslizamento pleural nas áreas mais anteriores e superiores em um paciente em supina é sugestiva e apresenta uma sensibilidade de 95%, porém não é específica de pneumotórax. Ao modo M (*Motion*), a imobilidade das pleuras se apresenta com uma imagem estratificada e padronizada, presente acima e abaixo da linha pleural: o "sinal da estratosfera" ou do "código de barras", ambos achados diferentes do esperado "sinal da praia" que indica deslizamento normal (Figura 20.1). Além disso, a ausência de pulso pulmonar corrobora que não há deslizamento pleural. Entretanto, alterações no deslizamento da pleura podem estar presentes em inúmeras condições clínicas e, por isso, precisamos atentar para mais critérios de avaliação.

Um grande aliado nesses casos, apresentando uma especificidade de 100%, é o chamado ponto pulmonar (Figura 20.2). Ele se caracteriza pela transição exata em que as pleuras se separam, representando o ponto de origem do pneumotórax.

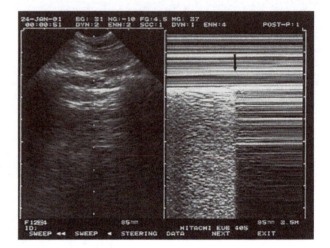

Figura 20.2 Pneumotórax e ponto pulmonar. Nesta imagem, podemos verificar a presença do ponto pulmonar (seta) ao modo M, indicando a presença de pneumotórax. À esquerda da seta, podemos verificar o sinal da praia (deslizamento preservado); à direita da seta, vemos o sinal da estratosfera (ausência de deslizamento pleural).

Fonte: Reprodução de Lichtenstein, 2014.

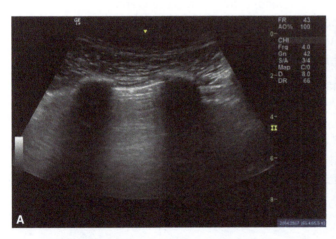

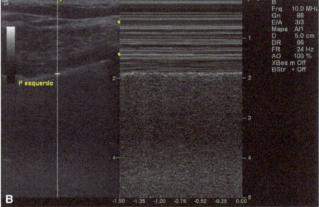

Figura 20.1 Exame pulmonar normal. A) Janela pulmonar padrão. B) Análise da linha pleural com auxílio do modo M. Nesta imagem, podemos ver a presença de deslizamento pleural devido à presença do "sinal da praia" e do pulso pulmonar.

Fonte: Acervo pessoal dos autores.

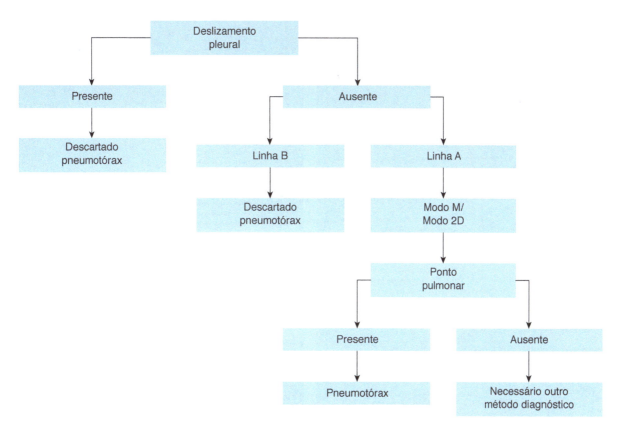

Figura 20.3 Fluxograma para interpretação. Principais achados e suas correlações com a presença de pneumotórax.
Fonte: Adaptada de Lichtenstein, 2014.

Líquido livre intra-abdominal

Os principais sítios de pesquisa de líquido livre no abdome são os mais dependentes estando o paciente em posição supina. São eles: o espaço hepatorrenal, esplenorrenal e retrovesical. Portanto, essas topografias devem passar por uma minuciosa varredura em busca de possíveis focos de líquido.

Tendo em vista que esses são os locais clássicos de pesquisa de líquido intra-abdominal, devemos investigar a presença de qualquer fluido anecoico entre o fígado e o rim direito (Espaço de Morison), entre o baço e o rim esquerdo e, por fim, em torno da bexiga.

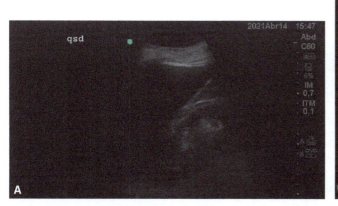
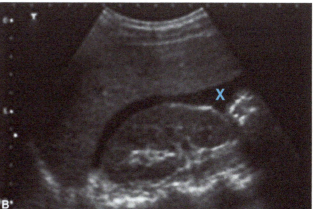

Figura 20.4 Espaço hepatorrenal. A) Espaço hepatorrenal normal. B) Presença de líquido livre (X) no espaço de Morison.
Fonte: A) Acervo pessoal dos autores. B) Flato et al. 2010.

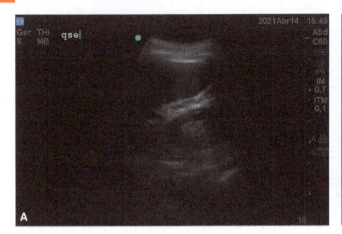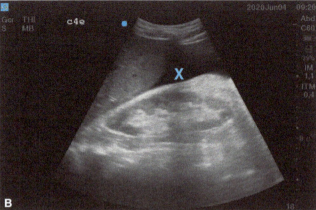

Figura 20.5 Espaço esplenorrenal. A) Espaço esplenorrenal normal. B) Presença de líquido livre (X) no espaço peri-esplênico.

Fonte: Acervo pessoal dos autores.

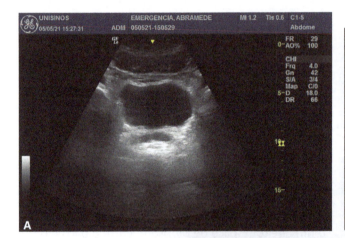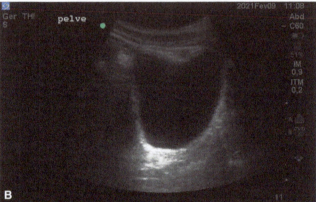

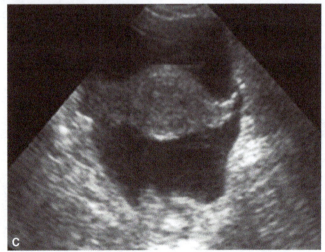

Figura 20.6 Espaço retrovesical. A) Bexiga e próstata em um corte transversal sem líquido livre. B) Bexiga em um corte longitudinal sem líquido livre. C) Líquido livre entre a bexiga e o reto.

Fonte: A e B Acervo pessoal dos autores. C) Flato et al. 2010.

Derrame pericárdico

A busca por líquido intrapericárdico e, consequentemente, por sinais de tamponamento cardíaco se baseia na obtenção da janela subxifoide. Essa janela permite que observemos o espaço pericárdico por meio da cavidade abdominal. É importante lembrarmos que a busca por líquido livre intra-abdominal associada com a busca por líquido no saco pericárdico compõe o exame FAST, o qual apresenta sensibilidade de 92,1% e especificidade de 98,7%.

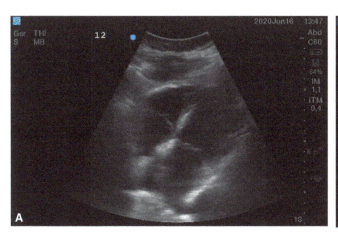 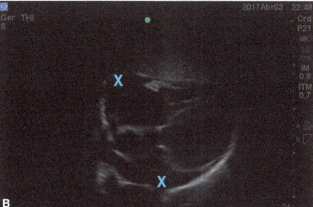

Figura 20.7 Espaço pericárdico A) Janela subxifoide normal. B) Presença de líquido livre (X) no espaço pericárdico.
Fonte: Acervo pessoal dos autores.

Contraindicações do procedimento

As contraindicações da realização do eFAST se resumem a condições que atrasem intervenções imediatamente necessárias, como a necessidade de reanimação cardiopulmonar, por exemplo. Portanto, não há contraindicações absolutas ao procedimento, mas devemos atentar para não postergar procedimentos imediatos.

Materiais e equipamentos

1) Luvas de procedimento;
2) Equipamento de ultrassonografia com probe (transdutor) convexo (baixa frequência 2-6MHz) (Figura 20.8);
3) Gel condutor;
4) Solução desinfetante recomendada pelo fabricante do equipamento para limpeza do aparelho ao final do exame.

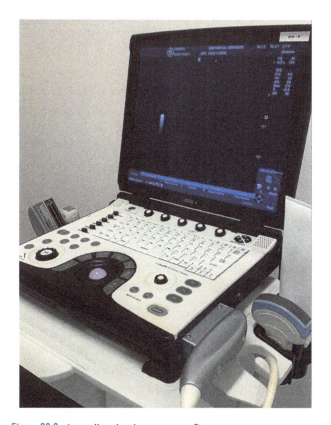

Figura 20.8 Aparelho de ultrassonografia.
Fonte: Acervo pessoal dos autores.

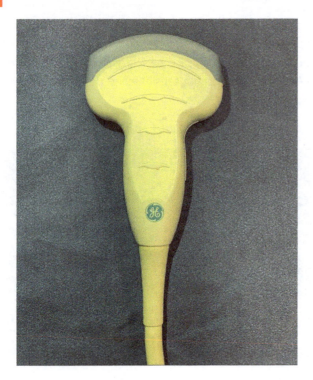

Figura 20.9 Probe convexo.
Fonte: Acervo pessoal dos autores.

Preparação do paciente/passo a passo do procedimento

O examinador deve se apresentar e explicar para o paciente qual é o objetivo do exame. Após isso, é importante lembrarmos de que um posicionamento adequado e confortável, à beira do leito, é fundamental para a aquisição das janelas com qualidade suficiente para a análise dos achados.

Depois, devemos selecionar o transdutor convexo (3,5 MHz a 5 MHz), para que possamos, com um único probe, examinar tanto as regiões mais superficiais (pleura) quanto às mais profundas (cavidade abdominal) e, consequentemente, reduzir o tempo de exame.

Para a realização do exame, é importante que o examinador utilize a convenção radiológica, na qual o marcador do probe aponta para a direita do paciente no plano axial ou transversal, assim, por convenção, a direita do paciente aparecerá à esquerda da tela. O marcador do probe também pode apontar cranialmente no plano sagital ou no coronal; nesse caso, a esquerda da tela mostrará estruturas craniais e a direita da tela, estruturas caudais.

O passo a passo para a realização do exame baseia-se, principalmente, na topografia dos pontos em que se localizarão as principais indicações ao procedimento:

1) **Tórax anterior:** é sabido que o ar tende a subir e permanecer nas regiões mais anteriores e apicais do tórax. Visto isso, para a investigação da presença de deslizamento pleural, a técnica de obtenção da imagem deve envolver a realização de um corte longitudinal, no qual o marcador se mantenha no sentido cranial do paciente, na linha hemiclavicular, entre o 2° e o 4° espaços intercostal bilateralmente no tórax.

2) **Quadrante abdominal superior direito:** para a avaliação de líquido livre no espaço hepatorrenal (Morison), devemos posicionar o probe na linha axilar média, em um corte coronal, com o marcador cranial ao paciente e localizar a transição toracoabdominal (7ª a 9ª costelas). Nessa imagem, devemos fazer uma varredura completa em busca de líquido e identificar diafragma, fígado e polo inferior do rim direito.

3) **Quadrante abdominal superior esquerdo:** essa janela deve ser feita em um corte coronal, com o marcador cranial ao paciente. Para a obtenção da imagem, devemos posicionar o probe inicialmente na linha axilar posterior e deslizarmos anteriormente até encontrarmos o espaço esplenorrenal. Nessa topografia, devemos fazer uma varredura completa em busca de líquido livre, a partir da identificação do diafragma, do espaço esplenorrenal e da ponta posterior do baço.

4) **Subxifoide:** para a obtenção dessa janela, devemos realizar um corte transversal, com o marcador apontado para a direita do paciente, na região subxifoide com o probe direcionado para o ombro esquerdo. Nessa imagem, utilizamos o lobo hepático esquerdo como janela acústica para a análise da presença de líquido no espaço pericárdico por meio da cavidade abdominal.

5) **Pelve:** o espaço pélvico merece importante atenção no exame abdominal por se tratar da localização onde mais frequentemente se observa líquido livre. Para a obtenção dessa janela, devemos posicionar nosso probe tanto em um corte transversal (varredura completa) quanto longitudinal, e também fazer uma varredura completa das estruturas da pelve nos dois planos, identificando bexiga, útero, fundo de saco de Douglas (retouterino), na mulher; e bexiga, próstata e fundo de saco retovesical, no homem. Importante salientar que a bexiga cheia auxilia a visualização dos achados no exame dessa região.

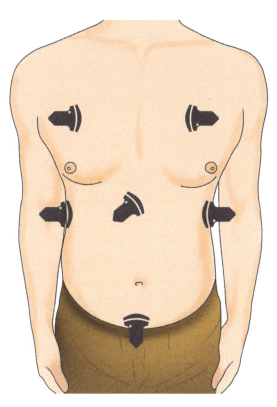

Figura 20.10 Regiões examinadas. Topografia de posicionamento do probe para a obtenção das janelas do exame de eFAST. Os pontos verdes nas regiões correspondem à direção do marcador do probe.
Fonte: Acervo pessoal dos autores.

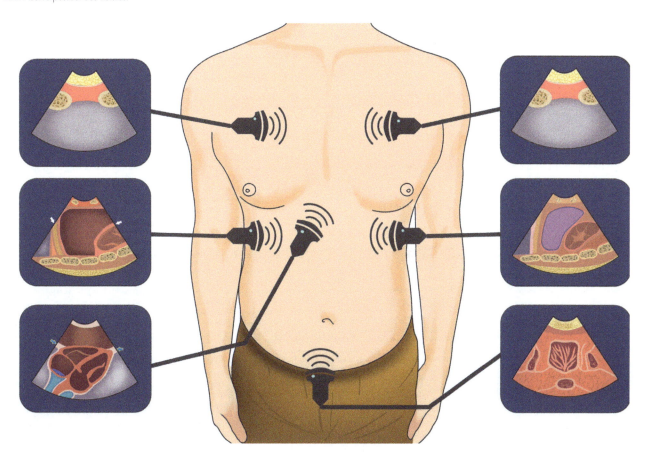

Figura 20.11 Topografia e correlação anatômica.
Fonte: Acervo pessoal dos autores.; ilustrações anatômicas: cortesia de Jonny Wilkison.

Limitações

A principal limitação relacionada à realização do eFAST está intimamente relacionada ao fato de, em consequência de ser um procedimento examinador-dependente, apresentar possibilidade de falsos negativos ou positivos durante a interpretação dos resultados por meio da obtenção das imagens. Por isso, é importante a identificação de critérios mínimos para cada uma das janelas, além do registro das imagens com os referenciais anatômicos.

Cuidados pós-procedimento

Dentre os cuidados pós-realização do exame de ultrassonografia à beira do leito em pacientes graves no departamento de emergência, é importante atentarmos para a importância da comunicação dos achados de imagem entre a equipe, sejam eles positivos, negativos e, principalmente, aqueles que gerem dúvidas de interpretação.

É de extrema importância atentarmos para o fato de que o trauma é um processo dinâmico, sendo um primeiro exame negativo não exclui lesões ameaçadoras à vida. Sabendo que as lesões traumáticas são evolutivas, a repetição do exame de eFAST é essencial para minimizarmos as chances de falsos negativos presentes em uma única abordagem e essa é uma grande vantagem do método, pois pode ser utilizado para monitorar e acompanhar a evolução de quadros duvidosos, sendo seguro e sem emissão de radiação para o paciente.

Acesse o vídeo com a demonstração do procedimento

Acesse o vídeo com a demonstração do procedimento

Bibliografia recomendada

Netherton S, Milenkovic V, Taylor M, Davis PJ. Diagnostic Accuracy of eFAST in the Trauma Patient: A Systematic Review and Meta-Analysis. Can J Emerg Med. 2019;21(6):727-38.

Wongwaisayawan S, Suwannanon R, Prachanukool T, Sricharoen P, Saksobhavivat N, Kaewlai R. Trauma Ultrasound. Ultrasound Med Biol. 2015;41(10):2543-61.

Imran JB, Eastman AL. A Pneumothorax (Collapsed Lung, Dropped Lung) is the Entry of Air into the Pleural Space (the Space Between the Lungs and Chest Wall). JAMA. 2017;318(10):974.

Lichtenstein D. Lung Ultrasound in the Critically Ill. Curr Opin Crit Care. 2014;20(3):315-22.

Kirkpatrick AW. Clinician-Performed Focused Sonography for the Resuscitation of Trauma. Crit Care Med. 2007;35(5 SUPPL.):S162-72.

Guideline AP. AIUM Practice Guideline for the Performance of the Focused Assessment with Sonography for Trauma (FAST) Examination. J Ultrasound Med. 2014;33(11):2047-56.

Lee C, Balk D, Schafer J, Welwarth J, Hardin J, Yarza S et al. Accuracy of Focused Assessment with Sonography for Trauma (FAST) in Disaster Settings: A Meta-Analysis and Systematic Review. Disaster Med Public Health Prep. 2019 Dec;13(5-6):1059-64.

Patel NY, Riherd JM. Focused Assessment with Sonography for Trauma: Methods, Accuracy, and Indications. Surg Clin North Am. 2011;91(1):195-207.

Flato UAP, Guimarães HP, Lopes RD, Valiatti JL, Flato EMS, Lorenzo RG. Usefulness of Extended-FAST (eFAST-Extended Focused Assessment with Sonography for Trauma) in Critical Care Setting. Rev Bras Ter Intensiva. 2010;22(3):291-9.

Porter RS, Nester BA, Dalsey WC, O'Mara M, Gleeson T, Pennell R et al. Use of Ultrasound to Determine Need for Laparotomy in Trauma Patients. Ann Emerg Med. 1997;29(3):323-30.

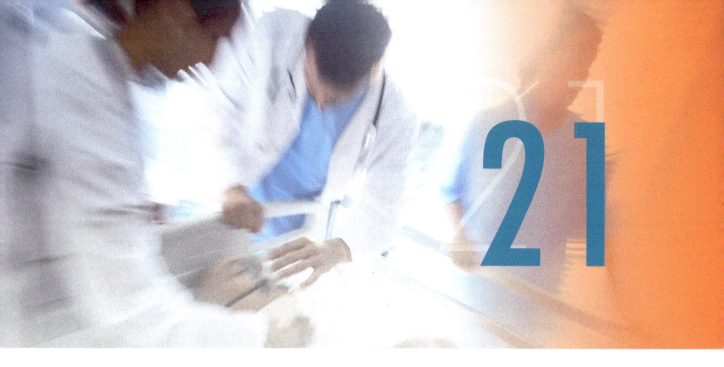

RESTRIÇÃO DO MOVIMENTO DA COLUNA

PATRICK CAVALCANTI SIQUEIRA | LUCAS CERTAIN

As consequências da lesão da medula espinhal por trauma podem ser devastadoras, embora a ocorrência dessas lesões seja pouco frequente, correspondendo a menos de 2% dos casos. Dados brasileiros, por exemplo, evidenciam 21 casos de trauma raquimedular a cada milhão de habitantes ao ano.

Existe uma preocupação significativa de que uma lesão primária possa se agravar e tornar-se debilitante durante o processo de atendimento e movimentação do paciente. Historicamente, a estabilização pré-hospitalar da coluna vertebral com o uso de colares cervicais, pranchas longas e curtas rígidas e tirantes foi considerada o procedimento mais adequado para se prevenir lesões secundárias da medula espinhal, tornando-se uma prática rotineira, universal e até robotizada, para fins de "garantia de segurança".

A despeito do manejo da potencial lesão medular ser crítico, as intervenções realizadas não devem causar eventos adversos e deterioração adicional da condição do doente. Dessa forma, pacientes com trauma devem ser avaliados adequadamente a partir de ferramentas de triagem, como NEXUS ou *Canadian C-spine rule* (CCR), validadas cientificamente, baseadas em achados clínicos, para auxiliar na identificação daqueles de alto risco que exigem estabilização da coluna e os de baixo risco, que, por sua vez, não a requerem. Do mesmo modo, a correta técnica de restrição de movimento deve ser selecionada para se adequar à situação da vítima.

Em verdade, o propósito do cuidado é reduzir a mobilidade excessiva da coluna vertebral, o que pode exacerbar o trauma raquimedular e o déficit neurológico existentes. Uma vez que a limitação total do movimento é impossível de se alcançar com as técnicas atuais, o termo "imobilização" é ilusório, devendo-se utilizar o conceito atual de "restrição do movimento" da coluna espinhal.

Indicações para RMC

Trauma contuso no adulto

Vítimas de trauma contuso instáveis devem receber restrição do movimento da coluna minimalista e transporte imediato ao hospital adequado. Para doentes estáveis, as primeiras considerações a serem feitas são em relação à idade do paciente e se ele pode ser avaliado e examinado adequadamente, ou seja, se é uma vítima confiável.

Estudos mostram que os pacientes geriátricos são mais propensos a sofrer fraturas cervicais superiores do que os não geriátricos. Por essa razão, em pacientes com idade acima de 65 anos, a RMC está indicada.

Uma análise adequada não é possível se houver barreiras linguísticas ou outras dificuldades relativas à comunicação clara, como intoxicação exógena ou alteração do nível ou do conteúdo de consciência, traduzida por Escala de Coma de Glasgow (ECG) < 15. Podemos suspeitar de possível quadro de intoxicação quando há o relato, mesmo que por testemunhas, do uso recente de álcool ou drogas pela vítima, presença de odor etílico, fala empastada, incoordenação motora ou alteração do equilíbrio, alteração de comportamento, demonstrando quadro agressivo ou de agitação psicomotora. Se a avaliação for imprecisa, há indicação de restrição do movimento.

Situações que desviam a atenção do paciente, como lesões que geram dor importante, estados de ansiedade, parentes gravemente feridos ou falecidos em um acidente estão todas incluídas no termo "distrações graves". Nesses casos, a avaliação também se torna inadequada e pouco confiável, sendo indicada, portanto, a RMC. Algumas lesões que podem comprometer essa análise são a presença de fraturas de ossos longos, desluvamentos ou lesões por esmagamento, grandes queimaduras, angústia emocional, entre outros.

Da mesma forma, a observação da cinemática é de extrema importância, dependendo da energia envolvida no evento, a restrição é mandatória. Está indicada a RMC, por exemplo, quando ocorre um acidente em alta velocidade (> 100 km/h), capotamento, ejeção do veículo, carga axial para a cabeça, queda ≥ 1 m ou 5 degraus, colisão de quadriciclo ou bicicleta.

Em termos do exame físico da vítima, deve-se palpar todos os processos espinhosos vertebrais, com a finalidade de se encontrar pontos dolorosos e/ou sensíveis e deformidade anatômica na linha média cervical e dorsal. A palpação deve ser realizada com o paciente em posição neutra. O socorrista deverá posicionar seu dedo indicador sobre o processo espinhoso e palpar as

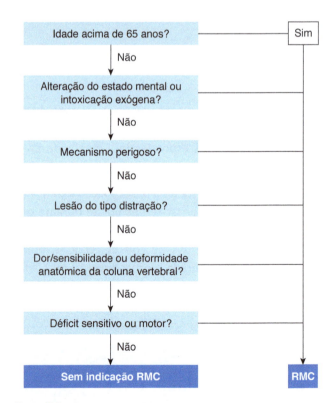

Figura 21.1 Evolução temporal da avaliação do paciente.
Fonte: Protocolo SAMU.

vértebras individualmente no sentido craniocaudal a partir da base do crânio até a parte inferior do cóccix. É de suma importância a interpretação da expressão facial do paciente como um marcador de dor, devendo ser feito também o questionamento direto ao paciente. Se presentes, a técnica está indicada.

Por fim, sinais e/ou sintomas neurológicos sensitivos ou motores são imperativos de RMC, como dormência ou fraqueza muscular. Esses sinais podem ser avaliados a partir da diminuição ou ausência da capacidade de aperto de mão e/ou flexão dorsal e extensão dos pés ou, então, sensibilidade diminuída ou parestesias dos braços, pernas e/ou tronco.

Trauma contuso em crianças

A idade por si só não deve ser um fator na tomada de decisão para proteção da coluna vertebral, tanto para a criança pequena quanto para a criança que pode fornecer uma história confiável. Crianças pequenas podem apresentar barreiras de comunicação, mas isso não deve exigir RMC puramente pela idade. Com base na melhor evidência pediátrica disponível, de estudos que foram conduzidos por meio da Rede de Pesquisa Aplicada em Atendimento de Emergência Pediátrica (PECARN), RMC deve ser aplicada, se o paciente apresentar qualquer um dos seguintes:

- Estado mental alterado, incluindo ECG < 15, intoxicação e outros sinais (agitação, apneia, hipopneia, sonolência).
- Envolvimento em colisão de veículo motorizado de alto risco, lesão por mergulho de alto impacto ou lesão substancial do torso.
- Queixa de dor no pescoço.
- Torcicolo.
- Presença de déficit neurológico sensitivo e/ou motor.

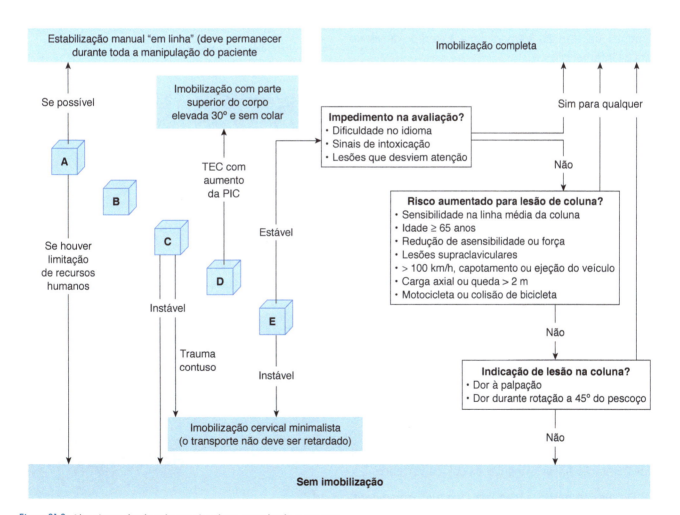

Figura 21.2 Algoritmo de abordagem à coluna vertebral no trauma.

Fonte: Procedimento Operacional Padrão (POP).

Contraindicações

Vítimas de lesão penetrante isolada não devem ser imobilizadas. Assim como na vítima instável, a prioridade é o deslocamento imediato ao hospital apropriado, sem demora no atendimento pré-hospitalar. Vítimas de trauma penetrante possuem alto risco para choque hemorrágico e obstrutivo, apresentando aumento de mortalidade com a estabilização espinhal de rotina.

A estabilização da coluna com equipamentos nunca deve atrasar ou impedir intervenções que salvam vidas na vítima de trauma gravemente ferida, nem deve causar ou agravar lesões críticas. O uso de dispositivos pode impedir ou atrasar o manejo eficaz de insultos reversíveis com risco de vida, como hemorragias, comprometimento das vias aéreas, hipoxemia, pneumotórax hipertensivo, tamponamento cardíaco ou trauma cranioencefálico (TCE) que podem exigir intervenções pré-hospitalares ou hospitalares emergenciais. A estabilização espinhal universal tem sido associada ao manejo difícil das vias aéreas, função toracopulmonar restrita, aumento da pressão intracraniana e tempo atrasado para as intervenções.

Materiais e equipamentos

A RMC, quando apropriadamente indicada, deve ser aplicada a toda a coluna vertebral por conta do risco de lesões não contíguas. Em relação aos materiais disponíveis para restrição, o colar cervical semirrígido não deve ser utilizado habitualmente, uma abordagem seletiva para o uso do mesmo deve ser empregada. As pranchas longas e curtas rígidas e as macas "*scoop*" não são recomendadas como intervenção terapêutica ou medida de precaução dentro ou fora do hospital ou ainda para transferências inter-hospitalares, assim, atualmente, são consideradas itens próprios para a extricação da vítima da cena, não sendo recomendadas para o transporte prolongado nem para manter o doente dentro do hospital.

Para o correto transporte, estão indicadas a própria maca da ambulância ou a maca à vácuo, que produzem à luz da ciência melhor amortecimento, acoplamento e aderência ao dorso do indivíduo e, portanto, menor movimentação linear e angular da coluna vertebral.

Do mesmo modo, a manobra "*log roll*" (rolamento) não é aconselhada de rotina no ambiente pré-hospitalar. É um procedimento potencialmente perigoso, podendo causar deslocamento de fraturas, dor ou ruptura do tamponamento de sangramentos em pacientes com fraturas pélvicas ou outras lesões. Logo, para pacientes em posição supina, indica-se a utilização como primeira opção da maca "*scoop*", seguida da técnica à cavaleira com 5 a 6 socorristas e só então a manobra "*log roll*" com a prancha longa rígida. Adicionalmente, para adultos, não se recomenda o emprego do "Kendrick *Extrication Device*" (KED), por ser de difícil aplicabilidade e conferir uma falsa sensação de restrição da coluna.

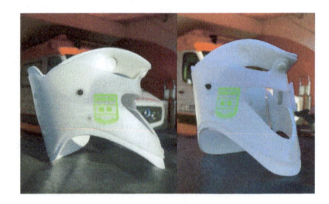

Figura 21.3 Colar cervical semirrígido.
Fonte: Acervo pessoal dos autores.

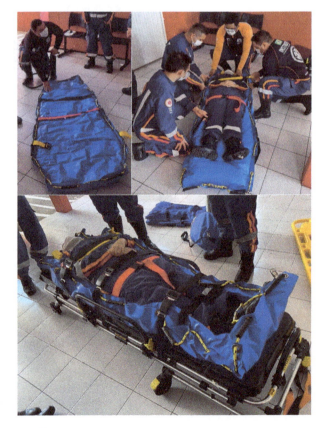

Figura 21.4 Maca à vácuo.
Fonte: Cortesia de Francisco das Chagas Lima Junior e Jonas Alisson Mendes Araújo.

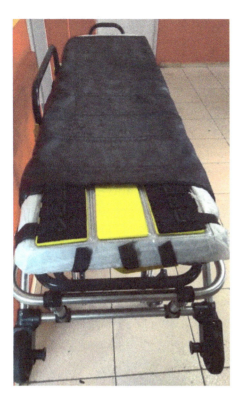

Figura 21.5 Maca convencional da ambulância.
Fonte: Acervo pessoal dos autores.

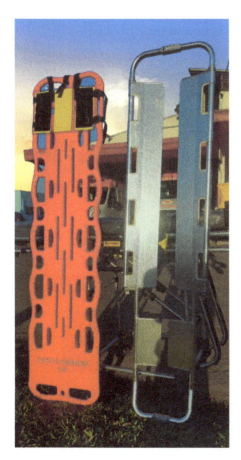

Figura 21.6 Prancha longa rígida e maca *"scoop"*.
Fonte: Acervo pessoal dos autores.

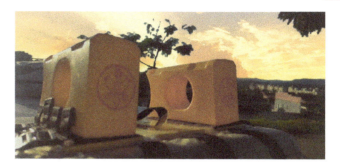

Figura 21.7 *"Head block"*.
Fonte: Acervo pessoal dos autores.

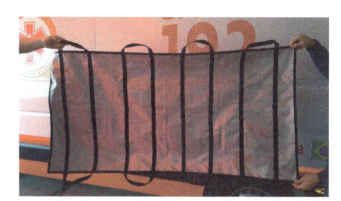

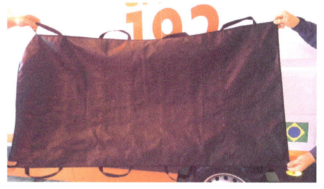

Figura 21.8 Passantes.
Fonte: Acervo pessoal dos autores.

Passo a passo do procedimento

Pacientes críticos

O paciente crítico é aquele no qual se encontram alterações no X-ABCDE ou na avaliação primária. Comprometimento das vias aéreas, frequência respiratória < 10 ou > 30 respirações por minuto, frequência de pulso acima de 120 batimentos por minuto, hipotensão arterial, pulsos radiais ausentes ou nenhuma resposta motora a comandos verbais são sinais sugestivos de lesão crítica de tempo. A vítima deve ser rapidamente extricada, estabilizada e transportada ao hospital, devendo ser utilizada uma restrição minimalista, dando-se preferência por técnicas manuais.

Pacientes estáveis, sem sinais de alarme e sem indicação de RMC

Pacientes alertas e estáveis no X-ABCDE procurarão estabilizar sua coluna eles próprios e na posição mais confortável possível automaticamente. Recomenda-se que esses pacientes conscientes caminhem no plano até a ambulância e posicionem-se na maca, para que assim possam ser avaliados. Se sentirem dor, devem ser instruídos a parar e a sua retirada da cena concluída pela equipe.

Observação: há pouco valor no pranchamento em pé. Recomenda-se que os pacientes que circulam no local possam propriamente caminhar e deitar-se na maca da ambulância.

Pacientes estáveis com indicação de RMC

Se há indicação de RMC, deve-se realizar a restrição de acordo com a situação da vítima, se em pé, sentada, no solo ou no interior do veículo.

RMC em TCE moderado e grave

Pelo risco de incremento na pressão intracraniana, podendo gerar quadros de hipertensão ou até herniação cerebral, pacientes que sofreram TCE moderado e grave (ECG $\leq$ 12) não devem receber o colar cervical semirrígido. Indica-se o decúbito elevado (máximo de 30°) de todo o tronco, segmento cervical e cefálico, permanecendo a cabeceira centrada, com o emprego de blocos laterais e tirantes.

Autoextração controlada

O pré-requisito para a autoextração é que seja feita em condições seguras. Se houver preocupações com a segurança, a estratégia retorna às técnicas tradicionais de salvamento veicular. Para a realização da autoextração, as plantas dos pés da vítima devem ficar firmes no pavimento, o indivíduo, portanto, precisa ser encontrado sentado em um automóvel de passeio com as 4 rodas no solo, com acesso direto à saída do veículo. É essencial que o paciente esteja consciente, colaborativo, sem intoxicação exógena (deve compreender orientações e obedecer a comandos), estar estável do ponto de vista hemodinâmico e respiratório, sem fraturas ou contusões importantes em membros inferiores e pelve.

Técnicas sequenciais após a decisão pela RMC

Abordagem em pé

1) Abordar a vítima e estabilizar manualmente a coluna vertebral.
2) Medir o colar cervical.
3) Colocar o colar cervical no antebraço do socorrista.
4) Trocar o socorrista na estabilização manual da coluna vertebral.
5) Posicionar o colar cervical.
6) Solicitar para o paciente manter sua cabeça o mais parada possível. Controladamente, o paciente deve assumir a posição sentada na maca. Socorristas auxiliam a vítima.
7) Fazer a rotação controlada do paciente na maca, colocando-o em decúbito dorsal.
8) Fazer um leve aumento de decúbito, para conforto do paciente.

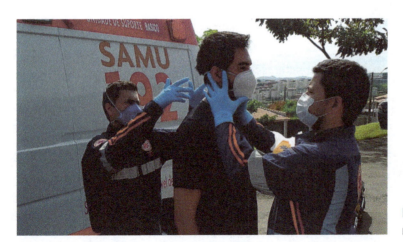

Acesse o vídeo com demonstração do procedimento

Figura 21.9 RMC com o paciente em pé.
Fonte: Acervo pessoal dos autores.

Abordagem sentado (acima do nível da maca)

1) Abordar a vítima e estabilizar manualmente a coluna vertebral.
2) Medir o colar cervical.
3) Colocar o colar cervical no antebraço do socorrista.
4) Trocar o socorrista na estabilização manual da coluna vertebral.
5) Posicionar o colar cervical.
6) Solicitar para o paciente manter sua cabeça o mais parada possível. Controladamente, o paciente deve assumir a posição ortostática. Socorristas auxiliam a vítima.
7) Retirar a cadeira ou solicitar para o paciente dar dois passos, afastando-se do objeto.
8) Colocar a maca da ambulância atrás da vítima. Controladamente, o paciente deve assumir a posição sentada na maca. Socorristas auxiliam a vítima.
9) Fazer a rotação controlada do paciente na maca, colocando-o em decúbito dorsal.
10) Fazer um leve aumento de decúbito, para conforto do paciente.

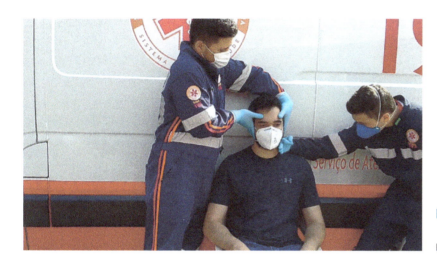

Acesse o vídeo com demonstração do procedimento

Figura 21.10 RMC com o paciente sentado (acima do nível da maca).

Fonte: Acervo pessoal dos autores.

Abordagem em decúbito (dorsal, ventral, lateral) ou sentado em solo (abaixo do nível da maca)

É essencial o uso de dispositivos de extricação. O padrão-ouro é a maca "*scoop*". Se ela não estiver disponível, fazer técnica à cavaleira com 5 a 6 socorristas ou rolamento com prancha longa rígida.

Atenção: se a RMC é indicada, paciente não pode subir ou descer degraus, se elevar sozinho do solo, subir na ambulância ou ir sentado na maca ou no banco da ambulância, salvo incidentes com múltiplas vítimas (IMV).

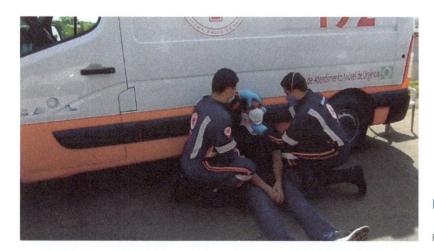

Acesse o vídeo com demonstração do procedimento

Figura 21.11 RMC com o paciente sentado no solo.

Fonte: Acervo pessoal dos autores.

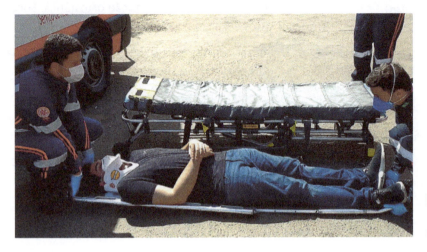

Acesse o vídeo com demonstração do procedimento

Figura 21.12 Utilização da maca "scoop" com o paciente em supina no solo.
Fonte: Acervo pessoal dos autores.

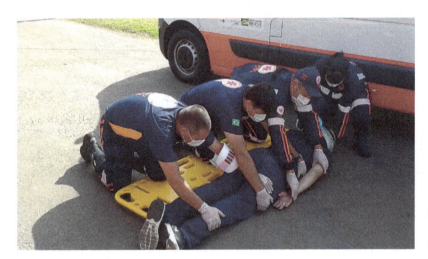

Acesse o vídeo com demonstração do procedimento

Figura 21.13 Abordagem com o paciente em decúbito ventral no solo.
Fonte: Acervo pessoal dos autores.

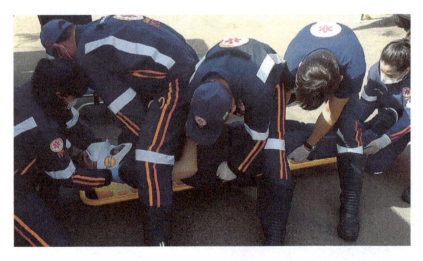

Acesse o vídeo com demonstração do procedimento

Figura 21.14 Utilização da técnica à cavaleira com 5 a 6 socorristas.
Fonte: Acervo pessoal dos autores.

Autoextração (por ex., condutor)

Perguntar à vítima: "Você entende o que eu estou pedindo para você fazer?"

Orientar 7 comandos para a vítima:

1) Tente manter a cabeça o mais parada possível. Pare a qualquer momento se você sentir dor ou sensações estranhas no corpo. Pode ser utilizado ou não o colar cervical, sem diferença estatística pelos estudos.
2) Vagarosamente, movimente seu pé esquerdo e ponha-o no chão, fora do carro.
3) Use o volante como apoio e puxe-se para frente.
4) Mantenha sua mão direita no volante e ponha sua mão esquerda no canto do banco, atrás de você.
5) Vire-se lentamente no banco para o lado de fora. Sua perna direita deve seguir o movimento, mas se mantenha sentado.
6) Com ambas as plantas dos pés firmes no chão, levante-se. Use os braços para manter o equilíbrio.
7) Dê dois passos, afastando-se do carro.

Após esses passos, com o auxílio dos socorristas, controladamente, o paciente deve assumir a posição sentada na maca. Fazer a rotação controlada do paciente na maca, colocando-o em decúbito dorsal. Um leve aumento de decúbito deve ser realizado para conforto do paciente.

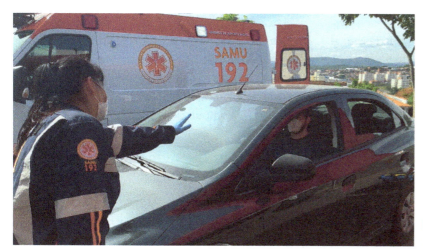

Acesse o vídeo com demonstração do procedimento

Figura 21.15 Abordagem da autoextração.
Fonte: Acervo pessoal dos autores.

Outras técnicas

Se a autoextração não for indicada, o paciente pode ser retirado por meio das técnicas a 0°, 20°, 30°, 50°, 60° e 90° a depender de sua posição no interior do veículo. É fundamental que equipe de resgate portando equipamentos de proteção individual e de desencarceramento esteja presente na cena para auxílio da vítima quando necessário.

Retirada em ângulo 0°

A extração em ângulo zero é uma técnica pela qual a vítima é retirada do veículo em busca do menor ângulo de movimento do acidentado e de sua coluna vertebral, a fim de se evitar mais danos. Nessa técnica, o ângulo de extração deve estar relacionado ao próprio corpo da vítima e não ao veículo, ou seja, deve ser retirado em direção à cabeça da vítima. Em alguns casos, ele pode ser removido na direção apontada por seu pé.

Retirada rápida a 90°

A estratégia de extração rápida foi projetada para permitir que pacientes nas situações mais críticas se movam rapidamente da posição sentada para a posição deitada em uma prancha longa rígida, em uma série de movimentos coordenados, sempre mantendo a estabilidade e apoiando a cabeça/pescoço, tronco e pelve.

Complicações

- O manejo adequado das vias aéreas é impedido em pacientes imobilizados.
- Efeitos restritivos sobre a função pulmonar.
- Compressão das veias jugulares, levando a um aumento significativo na pressão intracraniana, média de 4 mmHg a 5 mmHg. Fator importante especialmente em vítimas com trauma cranioencefálico moderado ou grave.
- Deterioração medular grave em pacientes com espondilite anquilosante.
- Agravamento de lesão cervical existente, especialmente aumento da angulação das primeiras vértebras cervicais em relação à base do crânio.
- Desenvolvimento de lesão de pressão além de 30 minutos sobre o dispositivo rígido.
- Não colaboração, agitação e até aumento da movimentação da coluna por conta de ansiedade, dor e desconforto. Pode-se confundir o examinador, por exemplo, se a algia é decorrente do trauma primário ou induzida pela presença do dispositivo.
- Aumento no número de solicitações médicas de exames radiológicos.
- Incremento no tempo dos pacientes no departamento de emergência e dos custos para os sistemas de saúde público e privado.

Cuidados pós-procedimentos

É importante ressaltar que deve ser feita a reavaliação constante do X-ABCDE durante o transporte e cuidado definitivo da vítima.

Os pacientes devem ser removidos de uma prancha longa rígida ou maca "*scoop*", quando utilizadas, o mais brevemente possível, principalmente após a chegada ao pronto-socorro.

É importante salientar que a retirada da prancha longa rígida ou maca "*scoop*" não envolve a avaliação do paciente para se necessidade de RMC ou não. A função moderna desses equipamentos é apenas de extricação da cena ou transporte curto e não de verdadeira RMC. Equipes treinadas, mesmo não médicas, podem remover esses dispositivos durante o atendimento pré ou intra-hospitalar, devendo manter os princípios da RMC sobre toda a coluna vertebral.

No departamento de emergência, nova avaliação global deve ser realizada com a solicitação de exames radiológicos direcionados à coluna espinhal apenas para os pacientes com indicação de RMC, preferencialmente a tomografia computadorizada.

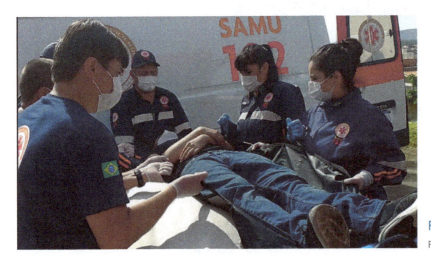

Acesse o vídeo com demonstração do procedimento

Figura 21.16 Passagem de maca a maca.
Fonte: Acervo pessoal dos autores.

Bibliografia recomendada

Certain L, Ferraz RRN. Restrição do Movimento da Coluna: Um Novo Paradigma de Atendimento às Vítimas de Trauma. Rev UNILUS Ensino Pesq. 2020;17(48):51-9.

Stanton D, Hardcastle T, Muhlbauer D, van Zyl D. Cervical Collars and Immobilisation: A South African Best Practice Recommendation. Afr J Emerg Med. 2017;7(1):4-8.

Kornhall DK, Jørgensen JJ, Brommeland T, Hyldmo PK, Asbjørnsen H, Dolven T et al. The Norwegian Guidelines for the Prehospital Management of Adult Trauma Patients with Potential Spinal Injury. Scand J Trauma Resusc Emerg Med. 2017;25(1):2.

Kreinest M, Gliwitzky B, Schüler S, Grützner PA, Münzberg M. Development of a New Emergency Medicine Spinal Immobilization Protocol for Trauma Patients and a Test of Applicability by German Emergency Care Providers. Scand J Trauma Resusc Emerg Med. 2016;24:71.

Fischer PE, Perina DG, Delbridge TR, Fallat ME, Salomone JP, Dodd J et al. Spinal Motion Restriction in the Trauma Patient – a Joint Position Statement. Prehosp Emerg Care. 2018;22(6):659-61.

Maschmann C, Jeppesen E, Rubin MA, Barfod C. New Clinical Guidelines on the Spinal Stabilisation of Adult Trauma Patients – Consensus and Evidence Based. Scand J Trauma Resusc Emerg Med. 2019;27:77.

Kane E, Braithwaite S. Spinal Motion Restriction. In: StatPearlsTreasure Island (FL): StatPearls Publishing; 2021. Disponível em: https://www.ncbi.nlm.nih.gov/books/NBK557714/. Acesso em: 17 maio 2021.

Brasil. Ministério da Saúde. Protocolo SAMU 192. Emergências Traumáticas. Suporte Avançado e Intermediário de Vida. Protocolo de Restrição de Movimento da Coluna Vertebral (RMC). versão set. 2019. Disponível em: https://bvsms.saude.gov.br/bvs/publicacoes/protocolo_suporte_basico_vida.pdf. Acesso em: 17 maio 2021.

Rio de Janeiro (Estado). Secretaria de Estado de Defesa Civil. Corpo de Bombeiros Militar do Estado do Rio de Janeiro Estado Maior Geral. Abordagem à Coluna Vertebral em Vítimas de Trauma. Procedimento Operacional Padrão POP 2018. Disponível em: http://pop.cbmerj.rj.gov.br/arquivos/04%20-%20POP%20Abordagem%20a%20coluna%20vertebral-1.pdf. Acesso em: 17 maio 2021.